内经理论与妇科疾病

药膳调治

NEIJING LILUN YU FUKE JIBING
YAOSHAN TIAOZHI

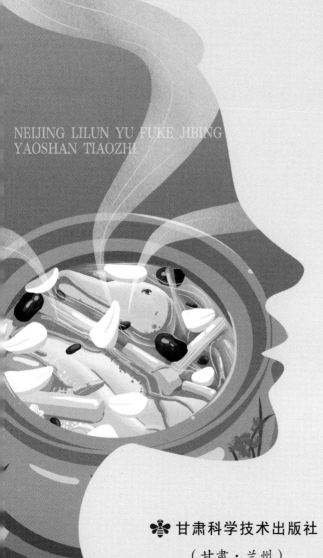

主审　王淑斌

主编　冯亚宏　张晓静　王鹏达

甘肃科学技术出版社

（甘肃·兰州）

图书在版编目（CIP）数据

内经理论与妇科疾病药膳调治 / 冯亚宏，张晓静，
王鹏达主编. -- 兰州：甘肃科学技术出版社，2024.1
ISBN 978-7-5424-3166-0

Ⅰ．①内… Ⅱ．①冯… ②张… ③王… Ⅲ．①《内经
》－研究②妇科病－食物疗法 Ⅳ．①R221②R247.1

中国国家版本馆CIP数据核字(2024)第005240号

内经理论与妇科疾病药膳调治

冯亚宏　张晓静　王鹏达　主编

责任编辑　陈学祥
封面设计　麦朵设计

出　版　甘肃科学技术出版社
社　址　兰州市城关区曹家巷1号　730030
电　话　0931-2131572(编辑部)　0931-8773237(发行部)

发　行　甘肃科学技术出版社　　印　刷　兰州新华印刷厂
开　本　880毫米×1230毫米　1/32　印　张　9.375　插　页　2　字　数　230千
版　次　2024年1月第1版
印　次　2024年1月第1次印刷
印　数　1~2500
书　号　ISBN 978-7-5424-3166-0　　　定　价　72.00元

图书若有破损、缺页可随时与本社联系:0931-8773237
本书所有内容经作者同意授权,并许可使用
未经同意,不得以任何形式复制转载

编　委　会

前　言

　　中医经典承载着中医药博大精深的理论和先贤大医宝贵的诊疗经验，对于坚定中医药自信、建立中医思维、指导临床实践、提高临床疗效具有重要意义。人体气血生命赖于饮食，饮食对人体非常重要。《黄帝内经》非常强调多样化饮食，极力反对偏食、偏嗜五味，主张人体生命必须以"五谷为养，五果为助，五畜为益，五菜为充，气味合而服之，以补益精气"。

　　俗话说："药食同源。"食疗最显著的特点之一，就是"有病治病，无病强身"，对人体基本上无毒副作用。它取药物之性，用食物之味，对于无病之人，可达到保健、强身的作用；对于身患疾病之人，可选择适当的食疗方，对身体加以调养，增强体质，辅助药物发挥其药效，从而达到辅助治病的作用。药膳发源于我国传统中医药文化和烹饪饮食文化，它是在中医药理论的指导下，将中药与适宜的食物相配伍，经加工烹制而成的膳食，可以"寓医于食"，使"药借食味，食助药性"，在人类的养生保健、防病治病史上起到了重要的作用。

本书基于《黄帝内经》的理论基础，以月经病、带下病、妊娠病、产后病、杂病、乳房疾病、术后康复等妇科疾病的食疗药膳调养为主要内容，详细论述了妇科疾病调养的中药方剂、药茶、药粥、药汤、保健菜肴和药浴疗法等，对其中的原料及方法进行了详细介绍说明。

由于受水平所限，书中不足之处在所难免，敬请批评指正。

编者

2023 年 10 月

目　录

第一章 《黄帝内经》之膳食

第一节 概　　述

　　《黄帝内经》是我国现存最早的医学典籍、中医学界的百科全书，同时也是中医养生学的源头，书中强调注重天人合一整体观念的养生思想，提出"谨察阴阳之所在而调之，以平为期"的理念，同时提出固本培元、强健体魄、预防疾病以及"正气存内，邪不可干"的内外因决定论。它的问世不仅奠定了中医学的理论基础，并且对饮食养生和饮食治疗也做了较为详细的阐述，《黄帝内经》中涉及有关饮食方面理论阐述有 40 余篇，为中国传统饮食营养学的发展奠定了基础。通过对这一古老经典的研究，使我们能够更好地理解生命的规律，掌握健康和福祉的基本原则。中医养生学的历史源远流长，包含饮食养生、起居养生、导引养生、精神养生、药物养生等多种方法。《素问·平人气象论》："人以水谷为本，故绝水谷而死。"饮食水谷是人类维持生命健康的根本，自古以来上至王公，下至平民，都将饮食水谷视为生命的根本。因此，注重饮食养生尤为重要。中国传统思想中就有"民以食为天"，它不仅仅体现了饮食文化，更体现了饮食在中国老百姓心中的重要地位。随着国民生活水平和生活条件的日益提高，怎么能吃的又好又健康便成了人们越来越关注的话题。而现今诸多生活中常用的中医饮食养生方都来源于《黄帝内经》，书中还记载了很多关于饮食对健康和疾病影响的篇章，值得后世研读、传承与发扬。因此，对《黄帝内经》中饮食养生的理论和方法进行系统梳理分析，探究《黄帝内经》对后世饮食养生理论与实践的发展所产生的深远影响，意义重大。

一、饮食与健康的关系

《黄帝内经》极为注重人的饮食习惯，正确的饮食起居习惯对饮食调摄养生起到很好的指导作用。《素问·上古天真论》指出"法于阴阳，和于术数，食饮有节，起居有常，不妄作劳"的原则，《素问·五常政大论》提示"谷肉果菜，食养尽之，无使过之，伤其正也"，均提示要遵守自然阴阳法则，养成良好的饮食起居习惯，每日有节制地、定时定量地选择适合的食物，方能"形与神俱，而尽终其天年，度百岁乃去"。如果不懂得加以节制，"以酒为浆，以妄为常，醉以入房，以欲竭其精，以耗散其真，不知持满，不时御神，务快其心，逆于生乐，起居无节"（《素问·上古天真论》）则疾病多发，"半百而衰"。又有"饮食自倍，肠胃乃伤"（《素问·痹论》）者，"谷不入，半日则气衰，一日则气少"（《灵枢·五味》）者。由于长期无节制的饮食，饮食过量或过少就会损伤其消化传导功能形成疾病，甚至减损寿命。而《灵枢·师传》指出："食饮者，热无灼灼，寒无沧沧。"提示寒热对脾胃过度刺激会影响水谷运化、吸收，影响气血生成甚至引发疾病。寒温适度，也是饮食养生的准则之一。因此，按照固定的时间有规律地进食，饮食适量，不过饥过饱、温度适宜是饮食养生的基本原则，是维持身体健康的必要条件之一。

二、饮食养生的原则

1."谨和五味"，以衡为要

"谨和五味"的原则首载于《素问·生气通天论》，原文指出："阴之所生，本在五味……是故谨和五味，骨正筋柔，气血以流，腠理以密，如是则骨气以精，谨道如法，长有天命。"《素问·六节藏象论》中亦指出："天食人以五气，地食人以五味。五气入鼻，藏于心肺，上使五色修明，音声能彰；五味入口，藏于肠胃，味有所藏，以养五气，气和而生，津液相成，神乃自生。"饮食经口摄入人体肠胃，若酸苦甘辛咸五味调和，可以保证五脏六腑功能正常，气血充足顺畅进而维持人体健康，以此来平衡人体的阴阳关系。《素问·脏气法时论》中提到的"辛散，酸收，甘缓，苦坚，咸软"，进一步明确了五味各自的特性，分别对酸苦甘辛咸五味各自的性质、功效进行了归纳总结。《素问·脏气法时论》中"肝色青，宜食甘，粳米、牛肉、枣、葵皆甘。心色赤，宜食酸，小豆、犬肉、李、韭皆酸。肺色白，宜食苦，麦、羊肉、杏、薤皆苦。脾色黄，宜食咸，大豆、猪肉、栗、藿皆咸。肾色黑，宜食辛，黄黍、鸡肉、桃、葱皆辛"。《素问·金匮真言论》中"东方青色，入通于肝……其味酸，其类草木，其畜鸡，其谷麦"；"南方赤色，入通于心……其味苦，其类火，其畜羊，其谷黍"；"中央黄色，入通于脾……其味甘，其类土，其畜牛，其谷稷"；"西方白色，入通于肺……其味辛，其类金，其畜马，其谷稻"；"北方黑色，入通于肾……其味咸，其类水，其畜彘，其谷豆"。《灵枢·五味》中"五谷：秔米甘，麻酸，大豆咸，麦苦，黄黍辛。五果：枣甘，李酸，栗咸，杏苦，桃辛。五畜：牛甘，犬酸，猪咸，羊苦，鸡辛。五菜：葵甘，韭酸，藿咸，薤苦，葱辛"则分别依据五行学说，对谷肉果菜等各类具体食材的性味功用、所归脏腑进行了详述，确定了不同食物与五脏的对应关系，并借此举例说明依据五行学说，五脏患病者分别适宜摄取的具体食材。另外，《素问·生气通天论》中"是故味过于酸，肝气以津，脾气乃绝；味过于咸，大骨气劳……味过于辛，筋脉沮弛，精神乃央"，阐述了五味的偏嗜也会对相应脏腑和整个机体造成损伤，反映了古人"过犹不及"的中和思想。综上，饮食五味具有双重作用，既可以养生，但偏嗜五味又会对机体产生损害。因此日常饮食上应遵循"谨和五味"的原则，合理搭配，以衡为要，以达到养生、防病的目的。

2. 有节有忌，适时适量

食饮有节，此处的"节"包括了节制、节律两层含义。一是节制，即不可过饱过饥；二是节律，即进食时间要有节律，不可时间过长或过短，以免损伤脾胃。

以下将从节饥饱、节寒热以及饮食禁忌三方面论述。

首先，关于节饥饱。《素问·痹论》中有"饮食自倍，胃肠乃伤"；《素问·生气通天论篇》中说"因而饱食，筋脉横解，肠澼为痔"。这些都说明了若饮食过量肠胃就要受到损伤，阻碍升降的气机，胃气阻滞、食积内停，损伤脾胃。而《灵枢·五味篇》中又言："谷不入，半日则气衰，一日则气少矣。"指出饮食过少对机体的伤害，饮食过少则造成脾胃化源不足、气血亏虚，所以一日三餐定时摄入才能维持气血的正常化生和运行。"食入则胃实而肠虚，食下则肠实而胃虚"（《素问·五脏别论》），说明肠胃在不断虚实更替地运动着。所以饮食应有规律有节制，这样才能保障和维持脾胃功能的正常活动。脾为气血生化之源，为后天之本，脾胃运化功能是否正常对身体机能都有十分重要的意义。

其次，关于节寒热。食物的冷热可以调整体内阴阳平衡，对于养生有重要意义。关于食物适宜的温度论述，《灵枢·师传》有相关记载："食饮者，热无灼灼，寒无沧沧。寒温中适，故气将持，乃不致邪澼也。"食物过热过凉都是致病因素，寒温适中才是符合人体脏腑需求的温度，无损脏腑且助养气血。食物的寒热也要与季节相应，《素问·六元正纪大论篇》云"用热远热，用凉远凉，用寒远寒，用温远温，食宜同法"，这段论述指明使用寒凉的药物要远离寒凉季节或寒证，使用温热的药物要远离温热的季节或热证，食物和药物的使用原则是相同的，即"食宜同法"。《内经》强调根据季节和疾病的寒热性质选择寒热适宜的食物，是避忌邪气颐养天年的重要食养方法。冷热失于常度，如食用火热炙烤的食物易助热损伤阴液；食用寒凉冰冻的食物易形成寒凝损伤阳气，寒热失调日久则易导致脏腑阴阳失调引发各种变症。六腑是水谷受纳、腐熟、吸收的重要场所，寒热失宜的饮食首先会损伤六腑。正如《素问·阴阳应象大论篇》云："水谷之寒热，感则害于六腑。"寒热扰乱六腑气机，影响六腑传送功能，"寒气生浊，热气生清。清气在下则生飧泄，浊气在上，则生膜胀"（《素问·阴阳应象大论篇》）。寒热失宜的饮食也会影响五脏发生诸多病症，《素问·咳论篇》云："其寒饮食入胃，从肺脉上至于肺则肺寒，肺寒则外内合邪，因而客之，则为肺咳。"寒饮入胃，通过肺的经脉上入于肺，伤及肺的阳气，造成肺寒而生咳嗽。《内经》寒热养生理论强调饮食必须寒温适中，"食饮衣服亦欲适寒温，寒无凄怆，暑无出汗"，这样方能真气内守，抵御邪气侵袭。

另外，饮食禁忌是中医养生学的重要内容。《内经》以五行学说为基础，重视疾病状态下依据病变部位的不同，实施饮食五味禁忌，明确提出"五禁""五裁"等禁忌方法，适用于五脏、五体等病变在饮食五味方面宜忌。"五禁"即《灵枢·五味》记载："肝病禁辛，心病禁咸，脾病禁酸，肾病禁甘，肺病禁苦"。"五裁"为《灵枢·九针论》提出："病在筋，无食酸；病在气，无食辛；病在骨，无食咸；病在血，无食苦；病在肉，无食甘。口嗜而欲食之，不可多也，必自裁也，命曰五裁。"《内经》中多篇提及饮食禁忌，且对饮食禁忌的程度有不同区分，如"禁""无食""无多食"等，这些关于病家在饮食方面的禁忌，对于疾病护理及养生保健有着重要的指导意义。《内经》还提出的脾病禁"温食"，《素问·脏气法时论篇》曰："病在脾……禁温食饱食湿地濡衣。"饮食寒温与脾胃之间紧密相关，脾病"禁温食"有助于脾胃功能正常运行，以达到人体正气充足、防御外邪、促进疾病痊愈的目的。此外，《内经》根据疾病的寒热性质也有相应的饮食禁忌，热病过程中饮食要清淡，少食肉类，不宜饱食，否则会导致热病复发。正如《素问·热论篇》说："病热当何禁之？岐伯曰：病热少愈，食肉则复，多食则遗，此其禁也。"《内经》限定的饮食禁忌，在维护健康、预防疾病等方面有积极作用。

3. 顺应四时，天人合一

《内经》以"天人合一"思想为指导，提出顺应四时的养生原则。饮食养生也应该遵循季节的变化选择适宜的食物，"春夏养阳，秋冬养阴"，以食物助养五脏，保持人体阴阳平衡。《素问·宝命全形论篇》中言："人以天地之气生，四时之法成。"饮食养生也以此为本，四气五味都须顺应四季时令特点，通过增减四气五味调整脏腑功能，才能享尽天年。恪守顺应四时变化来调整饮食，遵循生命基本规律，就能像自然万物一样生、长、化、收、藏，在春夏保养阳气以适应生长的需要，在秋冬保养阴气来适应收藏的需要。

"春三月，此谓发陈，天地俱生，万物以荣。"春季宿根发芽，万物复苏，也正是人体阳气生发之时。饮食养生当以顺应肝气、调畅气机为主。《素问·脏气法时论篇》云："肝色青，宜食甘，粳米、牛肉、枣、葵皆甘。"甘生补阳气，滋补脾气，同时饮食须避免酸涩凝滞之物，有碍肝气疏泄。春季饮食不当，违逆春生之气则损伤肝脏，至夏季就易生寒冷之病变，只因阳气当生而不生，即"逆之则伤肝，夏为寒变，奉长者少"。

"夏三月，此谓蕃秀，天地气交，万物华实。"夏季是自然界万物生长繁盛、生机盎然的时令，正是人体阳气最盛之时。饮食养生当以顺势而养，"心色赤，宜食酸。小豆、犬肉、李、韭皆酸"。酸性收敛涵养心阳，保养夏长之气。违逆夏长之气就会损伤心脏，因夏之不长而欠长，秋天容易发生疟疾，冬天可能引发重疾，即"逆之则伤心，秋为痎疟，奉收者少，冬至重病"。

"秋三月，此谓容平，天气以急，地气以明。"秋季自然界景象因万物成熟而平定收敛。天高风急，地气清肃，此时阳气渐敛，阴气始生。人体逐渐收敛阳气，以适应秋令特点，保持肺气的清肃功能。秋令宜食苦以坚肺，"肺色白，宜食苦。麦、羊肉、杏、薤皆苦"。"味苦者坚"，能强肺之宣降，防燥气伤肺。若违逆了秋收之气就会伤及肺脏，至冬天阳气当藏而不能藏，就要发生飧泄等病，即"逆之则伤肺，冬为飧泄，奉藏者少"。

"冬三月，此谓闭藏，水冰地坼，无扰乎阳。"冬季是阳气深藏，阴寒之气大盛，万物蛰藏，为生机潜伏的时令。人体阴气至盛，阳气紧闭坚藏不宜扰动，勿使皮肤开泄而令阳气损失，冬季饮食以护阴潜阳为原则，顺应冬之闭藏特性，"肾色黑，宜食辛，黄黍、鸡肉、桃、葱皆辛"，违逆了冬令闭藏之气，则肾脏易招损伤，至次年春季阳气当生而不能生，会发生痿厥之疾，即"逆之则伤肾，春为痿厥，奉生者少"。《内经》五味增减方法是以五行学说为基础，现代应用还须全面考虑饮食营养均衡、体质等多种因素，但是饮食须顺应四时助养五脏的观点，对当今民众的饮食生活仍有指导意义。

综上所述，《内经》以"天人相应"思想为主导，以四时五脏阴阳为理论基础，从饮食调摄、嗜欲致病、相关脏腑疾病治疗、预防、病后调养等方面全面系统地论述了饮食养生的相关理论、原则和方法，奠定了中医营养学的理论基础，其中的许多思想与现代营养学的平衡膳食理念不谋而合，对其丰富的理论体系进行系统深入地总结和研究，可为现代中医营养学临床实践应用提供理论依据及进一步研究可能，对于继承和发扬中医这一财富宝库具有非常重要深远的意义。中医关于养生的观念已得到了人们的广泛认同，在我们的日常生活中如果能够按照《内经》中所建议的理论去做都会使人们延年益寿，并且也进将一步促进中医饮食营养学的发展。

第二节　食　疗

一、食疗的概念

食疗，顾名思义，即以膳食作为治疗疾病的手段，即饮食疗法。中医食疗学，是在中医药理论指导下研究饮食治疗疾病的一门学科。它是中医临床医学的重要组成部分，在预防医学、康复医学、老年医学等领域也占有极其重要的地位。

"药食同源"，1400 年前的《备急千金要方》一书就有"食疗"篇，之后有《食疗本草》等饮食疗法专著相继问世。食疗，历史文献中多以"食养""食治""食疗"等名称出现。"食疗"与"食养"的含义并非完全等同。"食养"重在"养"，主要应用于健康人群以达到养生的目的，或应用于疾病恢复期的人群以促进健康的重新获得。而"食疗"主要应用于患病人群，以达到治疗疾病的目的。

中医食疗方的作用机理与药物疗法基本一致，主要表现在扶正和祛邪两方面。正如唐代孙思邈所说："食能排邪而安脏腑，悦神爽志以资气血。"同时他还指出药疗不同于食疗之处："药性刚烈，犹如御兵。"

二、食疗的发展

（一）远古至周代

远古时期人类在生存与繁衍的过程中发现并总结出许多既可饱腹充饥，又能治疗疾病的食物，并将食物中具有显著治疗作用者分离出来，称为药物，故有"药食同源"之说。殷商时代，宰相伊尹著有《汤液经》一书，记录了采用烹调技术制药疗疾的过程。《山海经》一书中，载有药品110余种，其中不少既是药物也是食物。在湖南马王堆三号汉墓出土的《五十二病方》中，食物类药品占1/4，书中所载50余种疾病，有一半左右可行食疗。周代生产力得到较快发展，各行各业的分工更加细，据《周礼·天官》记载，医生又称医工，分为四种，即食医、疾医、疡医、兽医。

（二）秦汉时期

战国至秦汉时期，人们对应用食疗有了较为广泛的研究，包括食疗配伍规律、饮食禁忌以及中药联合治疗等。

张仲景所著的《伤寒杂病论》所述食疗内容主要有三个方面：一是确定食疗的原则，即辨证择方、辨证配膳，书中确立的辨证论治原则对食疗的具体运用有重要的指导价值；二是选用不少食疗方剂，如桂枝汤、百合鸡子黄汤、当归生姜羊肉汤等；三是比较详细地论述了食禁问题，如肝病禁辛、心病禁咸等，并指出应注意食物相克。

（三）隋唐时代

东汉末年三国分裂的局面结束以后，晋王朝建立，政治趋于稳定，经济繁荣，食疗学呈现了较快的发展。葛洪的《肘后备急方》中，食疗应用不仅广泛，而且记载有不少具有较高科学价值的内容，同时书中还载有 3 个"食禁"专篇，即"治食中诸毒方""治防避饮食诸毒方""治卒饮酒大醉诸病方"。唐代的中医食疗学有了长足的发展，如孙思邈著《备急千金要方》中已有"食治"专篇，他把食疗作为治疗疾病的首选方法，详细介绍了谷、肉、果、菜等食物的治病作用，提出了"以脏补脏"的原则。孟诜在孙思邈《备急千金要方·食治》的基础上，广搜民间之所传、医家之所创，加以己见，著成《食疗本草》，为我国第一部食疗专著，该书不仅重视食物的营养价值，而且特别重视食物的治疗作用，详细分析了食物的性味、配伍、功效、禁忌等，对食物的加工、烹调皆有阐明。

（四）宋元时代

宋代用饮食治病防病已很普遍，《太平圣惠方》中将食疗保健的作用总结为"病时治病，平时养身"，即具有食疗与食养两方面作用，并且列举了多种保健食品。该书所载的食用方和食膳类型对后世食疗学发展影响很大。

元代时期中医学在食疗方面有了相当大的发展。饮膳太医忽思慧著《饮膳正要》是我国第一部营养学专著，它超越了食疗的旧概念，从营养的观点出发，认为病后服药不如在未病前注意营养以预防疾病。《饮膳正要》全书共三卷，它继承了食、药、医结合的传统，对每一种食品都同时注意它的养生和医疗效果。因此该书所记载的基本上都是保健食品，且对所载的各种食品均详述其制作方法、烹调细则。该书民族特色十分突出，记有西域及少数民族的食品。《饮膳正要》将我国食物本草研究从着重于"食治"推进到着重于"食补"的新阶段，可以说是中医食疗学发展史上的一块里程碑，它标志着中医食疗学的日趋成熟和高度发展。

（五）明清时代

食疗学的发展到明清时期趋于成熟，一方面名医辈出，另一方面出现了不少医学名著和食疗专著。李时珍的《本草纲目》在食疗学方面有突出贡献，一是收集的食物资料丰富；二是保存了不少有关食疗内容的轶文；三是收集了大量的食疗方法。明清时代食疗学的发展从理论到实践已经形成了一门独立的学科。《本草纲目》就是食疗学科形成的代表性著作。它以"药食同源"为根据，在阴阳五行学说的指导下，从整体观念出发，详细记述了食物的效用。同时，王孟英的《随息居饮食谱》的问世，进一步说明辨证论治在食疗方面得到了很好地应用，也标志着明清时期食疗学已经走向了成熟。

三、《黄帝内经》中的食疗

《黄帝内经》为食疗学的发展奠定了理论基础，并指出了饮食过量或偏嗜可以致病，如《素问·痹论》谓之"饮食自倍，肠胃乃伤"。食物的五味对人的生理病理均有一定的影响。《素问·宣明五气》指出："辛走气，气病无多食辛；咸走血，血病无多食咸；苦走骨，骨病无多食苦；甘走肉，肉病无多食甘；酸走筋，筋病无多食酸。"《灵枢·五味论》说："酸走筋，多食之令人癃；咸走血，多食之令人渴；辛走气，多食之令人洞心；苦走骨，多食之令人变呕；甘走肉，多食之令人悗心。"《灵枢·五味》："脾病者，宜食粳米饭、牛肉、枣、葵；心病者，宜食麦、羊肉、杏、薤；肾病者，宜食大豆黄卷、猪肉、栗、藿；肝病者，宜食麻、犬肉、李、韭；肺病者，宜食黄黍、鸡肉、桃、葱。"

同时强调食物必须要合理调和，配伍恰当，食物的选用与五脏相应，亦常以五味分类，如《素问·脏气法时论》说："五谷为养，五果为助，五畜为益，五菜为充，气味合而服之，以补精益气。"《灵枢·五味》说："五味各走其所喜，谷味酸，先走肝；谷味苦，先走心；谷味甘，先走脾；谷味辛，先走肺；谷味咸，先走肾。"另外，在药治与食疗的关系上，指出食疗更倾向于调养，如《素问·五常政大论》说："大毒治病，十去其六；常毒治病，十去其七；小毒治病，十去其八；无毒治病，十去其九。谷肉果菜，食养尽之，无使过之，伤其正也。"《黄帝内经》共载有 13 首治疗方剂，其中食疗方占 6 首。

四、中医食疗学的基本特点

(一) 整体观念

1. 人体是有机的整体

人体是由若干组织和器官组成的，各个组织或器官，都有着各自不同的功能，这些不同的功能又是整体活动的组成部分，决定了机体的整体统一性。机体整体统一性的形成，是以五脏为中心，配以六腑，通过经络系统"内属于脏腑，外络于肢节"的作用而实现的。

2. 人与自然界的统一性

人生活在自然界中，自然界的变化可以直接或间接地影响人体，而人体则相应地产生反应，属于生理范围内的，为生理的适应性，超越了这个范围，则为病理性反应。自然界季节气候的变化、昼夜晨昏的运转、地方区域的不同，都对人体有不同的影响。

3. 饮食是整体协调的重要因素

饮食是协调机体自身整体性及其与自然界统一性的重要因素。饮食对人体的作用是整体、综合的作用，中医食疗学十分注重饮食对人体的整体作用。

(二) 辨体、辨证施膳

1. 辨体施食

所谓辨体，就是将四诊所收集的人的一般身体信息资料，通过分析其气血阴阳本质，概括、判断为某种性质的体。施食，则是根据辨体的结果，确定相应的食养方法。辨体是决定食养的前提和依据，施食是饮食养生的手段和方法。辨体施食是指导日常饮食养生的基本原则。饮食养生的保健效果直接取决于辨体的正确与否。

2. 辨证施食

证，即证候，是机体在疾病发展过程中的某一阶段的病理概括。辨证是决定食疗的前提和依据，施食是治疗疾病的手段和方法之一。辨证施食是饮食治疗的基本原则。辨证施食能辨证地看待病和证的关系，既可看到一种病的几种不同的证，又可看到不同的病在其发展过程中可以出现同一种证，因此在实际应用时，可相应采取"同病异食"或"异病同食"的方法来处理。

（三）首重脾胃

1. 脾胃保健的先行性

脾胃为后天之本，人自母体分娩后，生长发育以及维持日常生理活动的能源由外界饮食提供，脾胃直接受纳饮食物，进行腐熟，使对人体有用的水谷精微（食气）发散到人体的各脏腑组织，成为各脏腑组织器官运动的能源（脏腑之气）。脾胃消化吸收的水精微首先濡养脾胃，这是脾胃对营养物质应用的直接优先性，也是人体特殊的生理需要。只有脾胃得到了充分的滋养，才能进一步使饮食变化精微，以滋气血津液。另外，人体的摄食与消化吸收会引起额外的能量消耗，这种额外消耗的能量来自脾胃优先吸收的物质。脾胃在饮食活动中的先行性，以及脾胃对水谷精微应用的优先性决定了饮食保健在脾胃系统的先行性。所以一般在进行食养食疗时，首先要以健脾益气行气的食物来调理脾胃，使之健运通畅，然后再投以食养食疗之品。

2. 饮食不节首伤脾胃

饮食不节是人体发病原因之一，饮食物主要依靠脾胃消化，故饮食不节首先损伤脾胃，导致脾胃升降失常，从而聚湿生痰化热或变生他病。饮食不节包括饥饱失常、饮食不洁、饮食偏嗜等方面。饥饱失常是饮食量的失调，饮食不洁指进食不清洁的食物，饮食偏嗜是指人们对于某些食物的片面爱好。

3. 饮食保健首重脾胃

基于脾胃保健的先行性以及饮食不节首伤脾胃的特点，饮食保健必须首先注重脾胃的保健，做到处处以脾胃健运为先，时时以饮食有节为重，食物烹调必须以利于消化吸收为要。

五、食疗禁忌

(一) 食物禁忌

1. 配伍禁忌

有些食物不宜在一起配合应用，即所谓配伍禁忌。如柿子忌螃蟹、葱忌蜂蜜、鳖鱼忌苋菜等。

2. 胎产禁忌

妇女胎前产后饮食应有不同。妊娠期由于胎儿生长发育的需要，机体的阴血相对不足，而阳气则偏盛，因此凡辛热温燥之物不宜食用，即所谓"产前宜凉"。产后随着胎儿的娩出，气血均受到不同程度的损伤，机体常呈虚寒状态，同时多兼瘀血内停，此时凡属寒凉、辛酸、发散之品均应忌食，故有"产后宜温"之说。

3. 偏食当忌

五味各有所偏，适时适量搭配食物益于身体，过食易致弊。

(二) 药食同用禁忌

部分食物与药物同用会降低中药原有的疗效（如人参与萝卜、茶叶），甚至产生毒副作用（如海藻与甘草等）。

(三) 四时进食禁忌

早春时节，乍暖还寒，要少吃黄瓜、冬瓜、茄子、绿豆芽等寒性食物，多吃些葱、姜、蒜、韭菜、芥菜等温性食物，以祛阴散寒，使春阳上升。暮春气温日渐升高，应以清淡饮食为主，在适当进食优质蛋白类食物及蔬果之外，可饮用绿豆汤、酸梅汤、绿茶等；不宜进食羊肉、狗肉、麻辣火锅以及辣椒、花椒、胡椒等大辛大热之品，以防邪热化火，变生疮、痈、疔肿等疾病。

夏日炎热，忌食狗肉、羊肉、辣椒等辛温之品，宜食用绿豆、金银花、西瓜、梨等清热养阴之品。

秋天气候干燥，易伤肺金，故忌辛辣、干燥的食物以及炒货等，宜进食梨、蜂蜜、芝麻等滋润之品。

冬天气候寒冷，寒邪易伤肾阳，因此不宜过食生冷瓜果及偏寒凉性的食物，宜进食温热性的食物如核桃、羊肉等。

（四）病中禁忌

病中禁忌是指在患病的过程中不宜食用或禁用某些食物。阳虚忌寒凉，阴虚忌温燥。如失眠患者，忌喝浓茶、咖啡类易兴奋的饮品；水肿患者，忌咸食；皮肤病患者，应忌食鱼、虾、蟹等腥膻发物及辛辣刺激性食物等；动脉硬化、高血压患者，忌食人参；慢性支气管炎、支气管哮喘、肺气肿患者尤其是肺功能不全者，切忌睡前喝酒，否则会在睡眠中出现呼吸不规则甚至呼吸停止等，严重时可危及生命，眼疾者忌食大蒜等。

六、辨体施膳

（一）阳虚体质

【体质机理】

阳虚往往以气虚为前提，气虚与阳虚的区别在于阳虚时不仅脏腑功能减退，而且伴有寒象。先天不足、久病体虚、寒邪伤阳，均可使脏腑出现阳虚征象。

【症状】

阳虚体质者在倦怠无力、气短懒言、脉弱无力等气虚症状的基础上，还常见畏寒喜暖、四肢不温、脘腹冷痛、小便清长、舌淡体胖、体温偏低等征象。

心阳虚者，除心气虚等基本症状外，还兼见四肢不温、冷汗、脉微欲绝等征象；脾阳虚者，兼见久泻不止、四肢发冷、肢体浮肿、小便不利等征象；肾阳虚者，兼畏寒肢冷、腰酸腿痛、遗精滑精、阳痿早泄、夜尿频多等。

【食养方法】

1. 阳虚体质者应用性味甘温的温补之品以补养，但要缓补，就是使用性能比较温和的食物缓慢地补益。同时要注意养阴。脾阳虚者应用温运脾阳法、温胃祛寒法，消除中焦之虚寒；心阳虚者应用温补心阳法治疗，肾阳虚者应用温肾助阳法。

2. 禁生冷寒凉饮食。阳虚体质者食生冷食物或性寒凉的食物可进一步损伤阳气，使寒邪益盛，往往积"寒"成疾，使脏腑功能更为低下。

【推荐食材】

1. 常用补阳食物：肉桂、花椒、丁香、虾、核桃仁、狗肉、羊肉、韭菜、鹿肉、牛鞭、狗鞭、鹿鞭、辣椒、黄鳝等。

2. 常用温补食物：粳米、小麦、高粱、洋葱、大蒜、鸡肉、海参、淡菜、带鱼、糯米、扁豆、刀豆、大枣、杨梅、杏子、樱桃、龙眼、荔枝、栗子、猪肚、赤砂糖、饴糖、酒、生姜、茴香等。

【推荐食养方】

1. 山药肉桂粥：鲜山药 150g，肉桂 5g，粳米 100g。山药去皮洗净切丁，肉桂洗净布包，粳米淘洗干净备用。三味入砂锅，加水适量煮成粥，常食之。

2. 韭菜炒鲜虾仁：韭菜 250g，鲜虾 400g。韭菜洗净，切段，鲜虾剥去壳洗净，葱切成段，姜切成末备用。烧热锅，入植物油，先将葱下锅炒香，再放虾和韭菜，烹黄酒，连续翻炒至虾熟透，起锅装盘即可。佐餐食用。

3. 龙眼蛋汤：鲜龙眼肉 50g（或干龙眼肉 25g），鸡蛋 2 个，干大枣 15 个，红糖适量。大枣、龙眼肉洗净，加水适量煮至枣烂熟，将鸡蛋打散冲入汤内稍煮，加糖。作点心服用。

（二）阴虚体质

【体质机理】

阴虚体质往往由慢性消耗性疾病，或热病后期，或房劳内伤，或失血耗液而出现阴液亏损、功能虚亢的征象。

【症状】

低热潮热，手足心热，口干唇红，便燥便秘，尿黄且少，舌红绛干，苔少，脉细数；或经期提前，色暗量少，盗汗遗精等。

心阴虚以心悸健忘，惊悸不安，失眠多梦，脉细为主；兼见低热心烦，潮热盗汗，口干舌燥，舌红且干，脉细数。肝阴虚可见头昏胀痛，目眩，耳鸣耳聋，眼干咽干，两胁隐痛，躁恐不安，舌红苔少，脉弦细数；兼见面热颧红，午后更盛，失眠多梦等阴虚阳亢征象。脾阴不足可见便秘，口干，呃逆，恶心，舌干苔薄，食少乏力，脉弱而数等。肺阴虚可见干咳少痰，潮热盗汗，咽燥声嘶，手足心热，舌红少苔，脉细数，甚者可见痰中夹带血丝。肾阴虚可见头昏耳鸣，口干咽痛，腰酸乏力，遗精早泄，手足心热，颧红潮热，脉细。

【食养方法】

1. 滋阴与清热兼顾，宜用清补之品。

2. 脏腑阴虚之中常以某一脏腑虚亏为主，应辨明阴虚病位以补之。心阴虚者应养心阴，滋肝肾；肝阴虚者宜育阴潜阳，滋养肝阴，平肝息风；脾阴虚者应滋养脾阴，益胃生津；肺阴虚者可滋阴润肺，常用润燥生津法；肾阴虚者予以滋阴补肾。

3. 真阴不足可涉及精、血、津、液的亏损。因此，在调治阴虚的同时，注意结合填精、养血、滋阴等法。

4. 养阴兼顾理气健脾。滋阴食物多性柔而腻，久服易伤脾阳，引起胃纳呆滞、腹胀腹泻等，故可在滋阴方中加一些陈皮之类的理气健脾之品。

5. 忌油腻厚味、辛辣、温热之品，以免燥热损伤阴液。

6. 戒烟。

【推荐食材】

1. 常用补阴食物：蜂蜜、猪脑、猪肺、猪肉、豆腐、芝麻、燕窝、鸭肉、松子、银耳、黑豆、黑芝麻、麦冬、桑椹、鹅肉、鸭蛋、牛乳、豆浆、甘蔗、梨、番茄等。

2. 常用养阴生津食物：番茄、甜菜、西瓜、甜瓜、枇杷、杧果、桑椹、梨、柿子、菠萝、椰子、甘蔗、百合、麦冬、葛根、玉竹等。

【推荐食养方】

1. 秋梨白藕汁饮：梨 500g，藕 500g，白砂糖适量。取鲜藕、梨洗净，压榨取汁，加白砂糖少许即可。经常饮服。

2. 百合粥：鲜百合 50g（或干百合 30g），粳米 100g，冰糖（或白糖）适量。鲜百合洗净（或干百合泡发），将洗净的粳米放锅内，加水适量，先用武火煮沸，再用文火煮至半熟，将百合放入同煮成粥，加糖。佐餐食用。

3. 黑芝麻粥：黑芝麻 15g，粳米 100g，蜂蜜少许。黑芝麻洗净，晒干炒熟磨粉。将洗净的粳米放锅内，加水适量，先用武火煮沸，再用文火煮至粥成时放入黑芝麻、蜂蜜即可。佐餐食用，大便溏泄者慎用。

（三）气虚体质

【体质机理】

气虚体质是指人一身之气不足，以气息低弱、脏腑功能状态低下为主要特征。

【症状】

倦怠无力，气短懒言，声音低微，多汗自汗，心悸怔忡，头晕耳鸣，食欲不振，腹胀便清。舌淡苔白，脉弱无力。

心气虚者常见惊悸不安，气短且活动时加重，期前收缩等；肺气虚者见咳嗽无力，气短懒言，声微自汗等；脾气虚者常见食少厌言，消瘦，腹胀，大便溏薄，面色萎黄等；肾气虚者可见腰腿酸软，小便频数且清长，下肢浮肿，性欲低下等。

【食养方法】

1. 补益脾肺，兼顾心肾。气虚证多与肺、脾、心、肾虚损有关，食养应以分别补其脏虚为原则。由于"气之根在肾"，因此，补气时可酌加枸杞子、桑椹、蜂蜜等益肾填精之品。

2. 食性平和，宜为平补。气虚表现多为脏腑功能减退，尚未出现寒象，宜用营养丰富易于消化的食物。

3. 气血两虚者治宜益气生血、益气活血、益气摄血。

4. 忌寒湿、油腻、厚味食物。

【推荐食材】

1. 补气类食物：糯米、粳米、小米、粟米、荞麦、栗子、花生、榛子仁、刀豆、白扁豆、山药、香菇、猴头菇、大枣、猪肚、羊肚、牛肉、鸡肉、乳鸽、鲫鱼、泥鳅、带鱼、鲈鱼、黄花鱼、红糖、饴糖等。

2. 平补类食物：豆制品、墨鱼、蛋、猪肉、猪肾、黑鱼、淡菜、山药、米、大枣、茯苓等。

3. 温补类食物：冬虫夏草、核桃仁、羊肉、肉桂、干姜等。

【推荐食养方】

1. 黄芪炖鸡：生黄芪 30g，母鸡 1 只。将母鸡去毛及内脏，洗净，再将黄芪放入母鸡腹中缝合，置锅中加水及姜、葱、大料、盐等佐料炖煮至鸡烂熟。佐餐食用。

2. 白扁豆粥：白扁豆 60g，粳米 100g。白扁豆、粳米洗净，放入锅内，加水适量，先用武火煮沸，再用文火煮至粥成。佐餐食用。

（四）血虚体质

【体质机理】

血虚体质是指营血不足、濡养功能减弱。常因失血过多或生血不足而致。

【症状】

主要表现为面色苍白或萎黄，心悸失眠，头晕眼花，肢端麻木，月经量少且色淡，颜面、眼睑、唇甲缺乏血色。舌淡，脉细无力。

心血虚者，主要有心悸怔忡，头晕健忘，面色苍白，舌淡，脉细等；肝血虚者可见面色萎黄，头昏眼花，肢端麻木，爪甲淡白，视力减退，月经色淡、量少、延期，失眠多梦，脉弦细等。

【食养方法】

1. 多食含铁食物。铁是组成血红蛋白的主要成分，应补充含铁较多的食物，如动物肝脏、黑木耳、芝麻酱、蛋黄等。

2. 选择优质蛋白。蛋白质是供给人体生长、更新和修补组织的重要物质，蛋白质含量高的食物可促进铁的吸收，有利于血红蛋白的合成。血虚者应采用高蛋白食物，如肉、蛋、鱼、虾、豆类等。

3. 禁食油腻厚味及油炸香燥之物。

【推荐食材】

1. 常用补血食物：龙眼肉、荔枝、胡萝卜、羊肝、猪肝、牛肝、兔肝、鸡肝、鸡肉、猪心、葡萄、红糖、大枣、阿胶、枸杞、五味子等。

2. 含铁较多食物：动物肝脏、黑木耳、海带、虾、南瓜子、芝麻酱、紫菜、黄豆、黑豆、菠菜、芹菜、番茄、油菜、动物血液等。

3. 高蛋白质食物：虾米、海参、鱿鱼、鱼肚、带鱼、黄鱼、干贝、牛乳、蛋、兔肉、猪肝、猪肉、牛肉、豆类及其制品等。

【推荐食养方】

1. 龙眼桑椹汤：龙眼肉 15g，桑椹 300g，蜂蜜适量。将龙眼肉及桑椹放锅内水煮，至龙眼肉膨胀后倒出，待凉后加入适量蜂蜜。可经常食用。

2. 糯米阿胶粥：阿胶 30g，糯米 30g，红糖适量。将阿胶捣碎，放铁锅内炒至黄色，研为细末。将糯米洗净，放置锅内，加水适量，先用武火煮沸，再用文火煮至将熟时加入阿胶和红糖，搅拌至胶化粥成。佐餐食用。

（五）痰湿体质

【体质机理】

痰湿质，亦称为"腻滞质"。肥胖、好酒、喜甜食者多为此种体质类型。肺主气，肺金受伤则气滞，无法推动津液输布而为痰；脾主湿，脾土不运则湿停而为痰；肾主水，肾阳不足则水泛而为痰。肺脾肾为"统痰之要"，痰湿属阴，易伤气伤阳。

【症状】

体形多肥胖，身重如裹，口甜而黏，口干不饮，大便不实，中脘易痞满。苔多腻，脉或滑。

【食养方法】

1. 健脾利湿、化痰泄浊。饮食上应注意掌握低脂低糖、清淡少盐，即性质平和、热量较低、营养丰富、容易消化的平衡膳食。忌各种易于留湿的食物，如面食类、甜食、酒、冷饮、竹笋、蚕豆等。

2. 适当通利，消脂利湿。痰湿质多与饮食膏粱厚味及环境洼地多湿等有关，故饮食宜萝卜、冬瓜、芹菜、赤小豆等消滞通利之品。

3. 禁食油腻厚味、辛辣食物或发物。

4. 力戒烟酒。烟为辛热秽浊之物，易生热助湿。酒性热而质湿，饮酒无度，必助热生痰，酿成湿热。

【推荐食材】

薏苡仁、竹笋、黄瓜、葫芦、佛手、海带、海藻、玉米、赤小豆、绿豆、豌豆、蚕豆、扁豆、地瓜、茯苓、冬瓜、荷叶、草果等。

【推荐食养方】

1. 扁豆薏苡仁粥：扁豆 30g，薏苡仁 15g，粳米 60g。将扁豆、薏苡仁、粳米洗净，加水煮成粥。佐餐食用。

2. 荷叶米粉肉：新鲜荷叶 5 张，瘦猪肉 250g，大米粉 250g，调料适量。猪肉切成厚片，加入酱油、精盐、食油、淀粉等搅拌均匀备用。将荷叶洗净裁成方块，把肉和米粉包入荷叶内，卷成长方形，放蒸笼中蒸 30min，取出即可食用。佐餐食用。

（六）瘀血体质

【体质机理】

引起血瘀的常见原因有寒凝、气滞、气虚、外伤等。

【症状】

面色黧黑，肌肤甲错，口唇爪甲紫黯，或皮下紫斑，妇女常见经闭。舌质紫黯，或见瘀斑、瘀点，脉象细涩。

【食养方法】

活血祛瘀，疏利通络。

【推荐食材】

山楂、黑豆、黄豆、香菇、茄子、油菜、羊血、杜果、当归、红花、红糖、洋葱、黄酒、葡萄酒等。

【推荐食养方】

1. 山楂粥：山楂 20g，粳米 60g，红糖适量。将山楂洗净，与粳米一起入锅，加适量水，小火煮成稠粥，红糖调味即可。经常食用。

2. 蒜泥茄子：茄子 250g，蒜头 1 个，调料少许。茄子洗净下水焯熟，撕成细条状，加入捣成泥的蒜头，再加上精盐、味精、少量麻油，拌匀即可。佐餐食用。

（七）气郁体质

【体质机理】

引起气郁的常见原因有病邪内阻，或七情郁结，或阳气虚弱、温运无力等。

【症状】

易失眠，抑郁脆弱，敏感多疑，易患梅核气等。

【食养方法】

健脾理气，疏肝解郁。

【推荐食材】

柑橘、玫瑰花、豆豉、高粱、刀豆、蘑菇、萝卜、洋葱、苦瓜、丝瓜、海带等。

【推荐食养方】

1. 三花茶：玫瑰花 7 朵，玳玳花 3 朵，绿萼梅 3 朵。将上三花放入杯中，用沸水冲泡即可。代茶饮。

2. 佛手陈皮茶：佛手柑 3g，陈皮 3g，绿茶 3g。将上三味放入杯中，用沸水冲泡。代茶饮。

（八）湿热体质

【体质机理】

引起湿热的常见原因有先天遗传，或长期居住在低洼潮湿处，或嗜食油腻、甜食，或长年饮酒等。

【症状】

形体偏胖，面部油亮，口苦口干，口气重，神倦困，烦躁易怒，男子阴囊潮湿，女子带下量多，大便干或黏滞，小便短赤。脉滑数。湿热体质人群易患疮疖、黄疸、火热病证等。

【食养方法】

1. 清热化湿。

2. 忌辛辣燥烈、温热大补的食物。如辣椒、生姜、大葱、大蒜、狗肉、羊肉、牛肉、鹿肉等。

3. 戒烟、酒。烟草为辛热秽浊之物，易于生热助湿。酒性热而质湿，堪称湿热之最。

【推荐食材】

薏苡仁、莲子、赤小豆、绿豆、冬瓜、丝瓜、葫芦、苦瓜、黄瓜、西瓜、白菜、芹菜、卷心菜、莲藕、空心菜、鸭肉等。

【推荐食养方】

1. 凉拌二瓜：黄瓜、西瓜皮各适量。将黄瓜洗净切条，西瓜皮去翠衣切成条，加盐、味精等调料腌制 10min，淋上麻油即可。佐餐食用。

2. 薏苡仁二豆粥：薏苡仁、赤小豆、绿豆各 50g。将上三味洗净入锅，加适量水，小火煮至粥成即可。佐餐食用。

第三节　药　　膳

一、药膳的基本概念

药膳是将烹饪和营养的基础知识与中医学理论相结合，药食结合，取药物之性，有食物之味，产生色、香、味、效，且有保健、防病、治病等作用的特殊食品，它既能满足人们对美味食品的追求，同时又能发挥保持人体健康、调节生理功能、增强机体素质、预防疾病发生、辅助疾病治疗及促进机体康复等重要作用，满足了人们"厌于药，喜于食"的天性。

随着生活水平的提高和饮食结构的改变，人们对健康日益重视，对食物提出了更高要求。药膳不仅可以作为治疗手段应用于临床，而且还能作为一种防病治病、延年益寿的养生保健食品，是一种可以接受和坚持的治疗方式。

二、《黄帝内经》中的药膳

《黄帝内经》是一本综合性的医书，奠定了人体生理、病理、诊断以及治疗的认识基础，是中国影响极大的一部医学著作，被称为医之始祖，也是一部养生宝典。《内经》中记载了13首方剂，其中6首就属于药膳配方，可见食疗药膳在《内经》时期有一定的地位。其中最典型的当属治疗"血枯"的四乌贼骨一蘆茹丸。《素问·五常政大论》指出："大毒治病，十去其六；常毒治病，十去其七；小毒治病，十去其八；无毒治病，十去其九，谷肉果菜，食养尽之，无使过之，伤其正也。"这既提出了食疗药膳的概念，同时又精辟地论述了药物疗法与食疗药膳的关系。之后，孙思邈在《备急千金要方》明确提出"夫为医者，当须先洞晓病源，知其所犯，以食治之，食疗不愈，然后命药"，把食疗提到了非常重要的地位。

三、药膳的色味、烹饪方法及种类

（一）食物的五色与五味

1. 食物的五色

食物的颜色多种多样，这里所说的五色主要是指黄、红、绿、黑、白五种颜色，它们分别对应人体不同的脏腑，即黄色养脾、红色养心、绿色养肝、黑色养肾、白色养肺。

（1）黄色食物：主要作用于脾，能使人心情开朗，还能让人精神集中。

功效详解

有些黄色食物含有大量植物蛋白和不饱和脂肪酸，属于高蛋白低脂食物，非常适宜高脂血症、高血压患者食用。

黄色食物大多富含胡萝卜素和维生素C，这两种食物有很好的营养价值，能抗氧化、提高免疫力，还能护肤美容。

黄色食物还含有丰富的膳食纤维，与胡萝卜素和维生素C共同发挥作用，对感冒、动脉硬化有很好的预防作用。

代表食物

玉米、菠萝、木瓜、香蕉、南瓜、胡萝卜。

（2）红色食物：能给人以醒目、兴奋的感觉，可以增强食欲，还有助于减轻疲劳。

功效详解

这类食物大多富含具有抗氧化作用的类胡萝卜素，能清除自由基、抗衰老和抑制癌细胞生成。

红色食物含有番茄红素，具有抗氧化功能，可有效预防前列腺癌。

红色食物大多热量较低，因此常吃能令人身体健康。

代表食物

樱桃、番茄、草莓、西瓜、苹果、石榴。

(3) 绿色食物：帮助人舒缓压力，调节肝胆功能，全面调理五脏。

功效详解 ——————————————

绿色食物中富含丰富的维生素、矿物质和膳食纤维，可全面调理人体。

有些绿色食物中富含叶黄素和玉米黄质，这些物质具有很强的抗氧化作用，能使视网膜免遭损伤，具有保护视力的作用，可预防白内障和色素性视网膜炎等眼部疾病。

代表食物 ——————

菠菜、猕猴桃、豌豆、芹菜、油麦菜、西兰花。

(4) 黑色食物：大多具有补肾、利尿消水、养血补血的功效。

功效详解 ——————————————

黑色食物通常富含氨基酸和矿物质，有补肾、养血、润肤的作用。

黑色食物中还含有微量元素、维生素和亚油酸等营养物质，可以防治便秘、提高免疫力、美容养颜、抗衰老。

一些黑色水果中还含有能消除眼睛疲劳的花青素，这种物质可以增强血管弹性、清除胆固醇，是抗动脉硬化的有效成分。

代表食物 ——————

黑芝麻、黑木耳、黑桑椹、黑豆、乌骨鸡。

(5) 白色食物：具有防燥滋阴、润肺祛痰的功效。

功效详解 ——————————————

白色食物多富含碳水化合物、蛋白质和维生素等营养成分，具有祛火消痰、润肺止咳功效。

白色食物一般性平味甘，四季都可食用，禁忌较少，尤其适合用于平补。

一些白色食物还具有安定情绪的作用，有益于防治高血压，预防高脂血症。

代表食物 ——————

梨、冬瓜、白萝卜、茭白、山药、百合。

2. 食物的五味

食物的五味是指酸、苦、甘、辛、咸五种味道。中医认为不同味道的食物有着不同的食疗功效，同时它们分别作用于人体不同的脏腑，即酸入肝、苦入心、甘入脾、辛入肺、咸入肾。

酸味食物

功效详解 ——————

　　酸味食物有生津养阴、收敛止汗、开胃助消化的功效，适宜胃酸不足、皮肤干燥的人食用。酸味食物能增强肝脏功能，提高身体对钙、磷等矿物质的吸收。

代表食物 ——————

　　橙子、李子、番茄、柠檬、山楂、柚子等。

禁忌 ——————

　　食用过多会使皮肤无光泽，引起胃肠道痉挛，甚至消化功能紊乱。

苦味食物

功效详解 ——————

　　苦味食物能清热泻火、燥湿通便，适用于热结便秘、热盛心烦等症的人。苦味食物还有利尿作用，适用于潮湿的夏季食用，能够清热、降火。

代表食物 ——————

　　生菜、苦瓜、西兰花、白果、杏仁。

禁忌 ——————

　　不能过多食用，否则容易引起消化不良。

甘味食物

功效详解 ——————

　　甘味食物有滋养、补虚、止痛效果，可健脾生肌、强身健体，能解除肌肉紧张、解除疲劳。甜食还能中和食物中的毒性物质，具有解毒功能。

代表食物 ——————

　　大部分的谷物和豆类、花生、白菜、南瓜、胡萝卜。

禁忌 ——————

　　糖尿病患者要少食用。

辛味食物

功效详解 ——————→

　　辛味食物具有舒筋活血、发散风寒的功效，能促进新陈代谢和血液循环。辛味食物能增强消化液的分泌，有助于增进食欲、促进消化。

代表食物 ——————→

　　茴香、辣椒、胡椒、葱、姜、蒜。

禁忌 ——————→

　　过多食用会损耗元气、伤及津液，导致上火。

咸味食物

功效详解

咸味食物有润肠通便、补肾强身的功效。有些咸味食物还含碘及无机盐类，可补充身体里的矿物质。

代表食物

海带、海参、鱼类、蛤蜊、海藻等。

禁忌

过多食用可导致高血压、血液凝滞等病症。

（二）药膳的烹饪方法

炖

将药物和食物一起放入砂锅中，加入适量水，用大火烧沸（如果烹饪肉类，还要去浮沫），再用小火慢慢炖烂而制成。

时间	火候	器具
20~40min	大火–小火	砂锅

特点

以喝汤为特点，汤色澄清爽口，原料烂熟入味，滋味鲜浓，香气醇厚。

烹饪要领

隔水炖是将原料装入容器内，置于锅中或盆中加汤水，用开水或蒸汽加热炖制。不隔水炖是将原料直接放入锅中，加入汤水炖制而成。

焖

先将原料放入烧至六七成热的油锅中，油焆之后，再加入药物、调料和汤汁，盖上锅盖，用小火焖至熟烂。

时间	火候	器具
20~40min	小火	砂锅

特点

食品的特点是酥烂、汁浓、味厚，口感以柔软酥嫩为主。

烹饪要领

加入汤汁后要用小火慢炖；在原料酥软入味后，留少量味汁以保持滑嫩的口感。

煨

把药物与焯烫过的原料放在锅里，加入汤汁、调料，大火烧开后转至小火进行煨制而成。

时间	火候	器具
30~90min	大火–小火	瓦罐、砂锅

特点

属于半汤菜，是火力最小、加热时间最长的烹饪方法之一。以酥软为主，不需要勾芡。

烹饪要领

原料可切成大块或整料，煨前不腌制，开水焯烫肉类时撇净浮沫即可。注意保持水面微沸而不沸腾。

蒸	把药膳的原料用调料拌好，做成包子，或馅料卷等，装入碗或盘中，置蒸笼内，蒸半个小时后大火改成小火，用蒸汽蒸熟。	**特点** 营养成分不受破坏，香味不流失；菜的形状完整，质地细嫩，口感软滑。 **烹饪要领** 不易熟的菜肴应放在上面，这样利于菜肴蒸透；一定要等蒸锅中的水沸后再放入原料；停火后不要马上出锅，再用余温蒸一会更好。

时间	火候	器具
30~90min	大火-小火	瓦罐、砂锅

煮	将药物与食物放在锅内，加入水和调料，置大火上烧沸，再用小火保持锅内温度，直到食材煮熟。	**特点** 菜肴多以鲜嫩为主，也有软嫩和酥软的，带有一定汤液，属于半汤菜，口味以鲜香为主，浓汤则滋味浓厚。 **烹饪要领** 煮的时间比炖的时间短，为防治原料过度软散失味，一般先用大火烧开，再改用小火加热。

时间	火候	器具
30~90min	大火-小火	瓦罐、砂锅

炒	先用大火将锅烧干、烧热，再加油，油热后再下药膳原料，翻炒加热至原料熟。	**特点** 因为加热时间短，在很大程度上保持了原料的营养成分不被破坏，对原料的味道保持较好。 **烹饪要领** 原料以质地细嫩、无筋骨为宜；要求火旺、油热，操作迅速；一般不用淀粉勾芡。

时间	火候	器具
5~10min	大火	锅

熘	将原料用调料腌制入味，经油、水或蒸汽加工至熟后，再淋上调制好的卤汁或将加工的原料投入卤汁中翻拌成菜。	**特点** 滑熘以洁白滑嫩、口味咸鲜为主；软熘在口味上有咸鲜味的，也有微酸或兼具辣味的。 **烹饪要领** 掌握好煮或者蒸的火候，一般以断生为好，时间过短不易熟，过长则失去软嫩的特点。

时间	火候	器具
5~10min	大火-中火	砂锅

卤	将原料焯熟后，放入卤汁中，用中火缓慢加热，使其渗透卤汁，烹至原料入味。

时间	火候	器具
15~25min	中火	瓦罐、砂锅

特点

口感丰富，可软可脆，香味浓重，润而不腻，是佐酒的上乘佳肴。

烹饪要领

卤汁不宜事先熬煮，应现配制现食用；香料、盐、酱油的用量要适当，避免味道或颜色过重，影响卤菜的口味和色泽。

烧	将食物经煸、煎等方法处理后，再调味、调色，然后加入药物、汤汁和适量水，用大火煮沸，再调小火焖至卤汁浓稠即成。

时间	火候	器具
20~40min	大火-小火	铁锅、砂锅

特点

勾芡或不勾芡，菜品饱满光亮，入口软糯，食材充分入味，香味浓郁。

烹饪要领

原料经过油炸煎炒或蒸煮等熟处理；火力先大后小为主，加热时间的长短根据原料而定；汤汁一般为原料的1/4左右。

炸	将药膳原料裹糊，经调味汁腌制，或者制成丸子等，再放入锅中炸熟。

时间	火候	器具
5~10min	大火-中火	铁锅

特点

水分含量低，香味浓郁，口感酥脆；软炸则口感酥软，或者外焦里嫩。

烹饪要领

油炸是油温不宜过高，防止焦糊。软炸要热油下锅，断生即出锅；干炸是在油六七成热时就下锅慢慢炸熟。

三、药膳的种类

1. 菜肴类

以蔬菜、肉、蛋、鱼、虾等为原料，搭配一定比例的药物制成的菜肴。这类药膳可以制成冷菜、蒸菜、炖菜、炒菜、卤菜等。

2. 米面食类

这类药膳是以米、面粉为基本原料，加入一定的补益药物或性味平和的药物制成的馒头、汤圆、包子等各种食物。

3. 粥食类

这类药膳是以米、麦等为基本原料，加入一定的补益药物煮成的半流质食物；可以用具有药用价值的粮食制成，也可以由药物和粮食合制而成。

4. 糕点类

此类药膳按糕点的制法制成，花样繁多，一般由专业厂家制作。

5. 汤羹类

此类药膳是以肉、蛋、奶、海味品等原料为主，加入药物后煎煮而成的较稠厚的汤液。

6. 精汁类

此类药膳是将药物原料用一定的方法提取、分离后制成的有效成分含量较高的液体。

7. 饮料类

此类药膳是将药物和食物浸泡和压榨，煎煮或蒸馏制成的专供饮用的液体。

8. 罐头类

此类药膳将药膳原料，按制造罐头的工艺进行加工而成。

第二章 月 经 病

第一节 月 经 先 期

【概念】

月经周期提前 7d 以上，甚至 10 余天 1 行，连续 2 个周期以上者，称为"月经先期"，亦称"经期超前""经行先期""经早""经水不及期"等。

西医学月经频发（周期<21d）可参照本病辨证治疗。

【病因病机】

本病的病因病机主要是气虚和血热。气虚则统摄无权，冲任不固；血热则热扰冲任，伤及胞宫，血海不宁，均可使月经先期而至。

1. 气虚

可分为脾气虚和肾气虚。

（1）脾气虚。体质素弱，或饮食失节，或劳倦思虑过度，损伤脾气，脾伤则中气虚弱，冲任不固，经血失统，以致月经先期来潮。脾为心之子，脾气既虚，则赖心气以补济，久则累及心气，致使心脾气虚，统摄无权，月经提前。

（2）肾气虚。年少肾气未充，或绝经前肾气渐虚，或多产房劳，或久病伤肾，肾气虚弱，冲任不固，不能约制经血，遂致月经提前而至。

2. 血热

常分为阳盛血热、阴虚血热、肝郁血热。

（1）阳盛血热。素体阳盛，或过食辛燥助阳之品，或感受热邪，热扰冲任、胞宫，迫血下行，以致月经提前。

（2）阴虚血热。素体阴虚，或失血伤阴，或久病阴亏，或多产房劳耗伤精血，以致阴液亏损，虚热内生，热伏冲任，血海不宁，则月经先期而下。

（3）肝郁血热。素性抑郁，或情志内伤，肝气郁结，郁久化热，热扰冲任，迫血下行，遂致月经提前。

【临床表现】

月经提前来潮，周期不足 21d，且连续出现 2 个月经周期及以上，经期基本正常，可伴有月经过多或月经过少。

【诊断】

1. 病史

平素饮食不节，或不妄寒凉，或嗜食辛辣，或有伤阴伤血病史，或有情志内伤等病史。

2. 症状

月经提前来潮，周期不足 21d，且连续出现 2 个月经周期及以上，经期基本正常，可伴有月经过多或月经过少。

3. 检查

（1）妇科检查要排除盆腔器质性病变。

（2）辅助检查。基础体温（BBT）监测呈双相型，但高温相少于 11d，或排卵后体温上升缓慢，上升幅度<0.3℃；月经来潮 12h 内诊断性刮宫，子宫内膜呈分泌反应不良。

【辨证施膳】

1. 气虚证

1）脾气虚证

（1）证候：经来先期，或经量多，色淡红，质清稀；神疲肢倦，气短懒言，小腹空坠，纳少便溏。舌淡红，苔薄白，脉细弱。

（2）证候分析：脾主中气而统血，脾气虚弱，统血无权，冲任不固，故月经提前而量多；气虚火衰，血失温煦，则经色淡，质清稀；脾虚中气不足，故神疲肢倦，气短懒言，小腹空坠；运化失职，则纳少便溏。舌淡红，苔薄白，脉细弱，均为脾虚之征。

（3）治法：补脾益气，摄血调经。

（4）主方：参芪白莲粥。

原料：党参 6g，黄芪 30g，大枣 15 枚，白莲子（去心）、粳米各 60g。

制作：先将党参、黄芪切片，并用清水 300ml，文火煮取 200ml，去渣；加入大枣（去核）、莲子、粳米，共煮为粥。

用法：每日服 1 次，可连续服食 7d。

方义：有补中益气、止渴、健脾益肺、养血生津的功效；黄芪有补气升阳、益卫固表、托毒生肌的功效；莲子具有补脾止泻、益肾固精、养心安神的功效；大枣补中益气、养血安神；粳米性平和，能够增强脾胃功能，脾气健运后气血得以化生，故有健脾补气的作用。全方具有补气摄血调经的作用，对于脾虚所致的月经先期伴量多具有良好的作用。

（5）备选方：参果炖瘦肉（猪瘦肉 25g，太子参 20g，无花果 50g，盐 2g）。

（6）推荐食材：山药、南瓜、红薯、玉米、马铃薯、粳米等。

(7) 施膳中应注意的问题：热证、实证者忌服，服药粥期间勿与萝卜和茶同服。

2) 肾气虚证

(1) 证候：经来先期，经量或多或少，色淡暗，质清稀；腰膝酸软，头晕耳鸣，面色晦暗或有暗斑。舌淡暗，苔白润，脉沉细。

(2) 证候分析：冲任之本在肾，肾气不足，封藏失司，冲任不固，故月经提前，经量增多；肾虚精血不足，故经量少，头晕耳鸣；肾气不足，肾阳虚弱，血失温煦，则经色淡暗、质清稀，面色晦暗；腰府失荣，筋骨不坚，故腰膝酸软。舌淡暗，脉沉细，均为肾虚之征。

(3) 治法：补益肾气，固冲调经。

(4) 主方：熟地羊肉当归汤。

原料：熟地 10g，当归 10g，羊肉（瘦）175g，洋葱 50g，盐 2g，香菜末 3g。

制作：将羊肉洗净，切片；洋葱洗净，切块。汤锅上火倒入水，放入羊肉、洋葱、熟地、当归，调入盐煲至熟。最后撒入香菜末即可。

用法：食羊肉喝汤。

方义：当归与熟地搭配，可通过补血达到养阴的目的，又因当归本身具有非常好的活血功能，补而不滞，熟地和当归结合在一块用远胜于一药单用。羊肉性温味甘，既可食补，又可食疗，为优良的强壮祛疾食品，有益气补虚、温中暖下、补肾壮阳、生肌健力、抵御风寒之功效。本方针对肾虚所致的月经提前有一定的治疗作用。

(5) 备选方：杜仲羊肉萝卜汤（杜仲 5g，羊肉 200g，白萝卜 50g，羊骨汤 400ml，盐 3g，料酒、胡椒粉、姜片、辣椒油各适量)。

(6) 推荐食材：桑椹、板栗、葡萄、黑加仑、黑芝麻、黑豆、黑米、虾、蟹、生蚝、韭菜等。

(7) 施膳中应注意的问题：羊肉不宜与南瓜、西瓜、鲇鱼同食，食则容易使人气滞壅满而发病；忌与梅干菜同食；吃羊肉不可加醋，否则内热火攻心；不宜与荞麦、豆瓣酱同食。忌铜器；吃完羊肉后不宜马上喝茶，也不宜边吃羊肉边喝茶。

2. 血热证

1) 阳盛血热证

(1) 证候：经来先期，量多，色深红或紫红，质黏稠；或伴心烦，面红口干，小便短黄，大便燥结。舌质红，苔黄，脉数或滑数。

(2) 证候分析：阳盛则热，热扰冲任、胞宫，冲任不固，经血妄行，故月经提前来潮，经量增多；血为热灼，故经色深红或紫红，质黏稠；热邪扰心，则心烦，面红；热甚伤津，则口干，小便短黄，大便燥结。舌红，苔黄，脉数，均为热盛于里之征。

(3) 治法：清热凉血调经。

(4) 主方：麦冬百合西瓜饮。

原料：麦冬 15g，百合 50g，西瓜 500g。

制作：用水 800ml 将麦冬、百合煎煮 30min，滤取清汁；西瓜切细，加入麦冬百合水榨汁。

用法：当饮料饮，可在月经结束后饮至下次月经来临停。

方义：本方中麦冬微寒，养阴润燥，生津止渴；百合甘平，清散郁热，养阴润燥，清心除烦，宁心安神；西瓜甘寒，清热生津，止渴除烦。本茶饮对于热邪伤阴所致的月经提前，量或多或少，具有清热养阴凉血调经的作用。

（5）备选方：芹菜拌荠菜（芹菜 50g，荠菜 100g，食盐、味精、香油等调味料各适量）。

（6）推荐食材：西瓜、柚子、茄子、荠菜等。

（7）施膳中应注意的问题：虚寒腹泻、外感风寒者不宜用。

2）阴虚血热证

（1）证候：经来先期，量少或量多，色红，质稠；或伴两颧潮红，手足心热，咽干口燥。舌质红，苔少，脉细数。

（2）证候分析：阴虚内热，热扰冲任，冲任不固，经血妄行，故月经提前；阴虚血少，冲任不足，故经血量少；若虚热伤络，血受热迫，经量可增多；血为热灼，故经色红而质稠；虚热上浮，则两颧潮红；虚热伤阴，则手足心热，咽干口燥。舌红，苔少，脉细数，均为阴虚内热之征。

（3）治法：养阴清热调经。

（4）主方：黄精黑豆塘虱汤。

原料：黑豆 200g，黄精 50g，生地 10g，陈皮 1 角，塘虱鱼 1 条，盐适量。

制作：将黑豆放入锅中，不必加油，炒至豆衣裂开，用水洗净，晾干水。将塘虱鱼洗净，去内脏，黄精、生地、陈皮分别用水洗净。加入适量水，猛火煲至水滚后放入全部材料，用中火约煲至豆软熟，加入精盐调味即可。

用法：食鱼喝汤，经后可连服 7~10d。

方义：生地可滋阴凉血，对阴虚血热妄行引起的月经先期、频发月经均有很好的疗效；黄精具有滋阴补肾、养血补虚的功效，对肝肾阴虚有很好的补益作用；塘虱鱼补虚，可治疗妇女月经不调。全方共奏滋阴清热调经之效。

（5）备选方：两地汤（鲜生地 50g，鲜地骨皮 50g，猪瘦肉

100g）。

（6）推荐食材：鸭肉、赤豆、苦瓜、丝瓜、冬瓜、雪梨、猕猴桃等。

（7）施膳中应注意的问题：患有高血脂、高尿酸血症及过敏患者忌服黄精黑豆塘虱汤。

3）肝郁血热证

（1）证候：经来先期，量或多或少，经色深红或紫红，质稠，经行不畅，或有块；或少腹胀痛，或胸闷胁胀，或乳房胀痛，或烦躁易怒，口苦咽干。舌红，苔薄黄，脉弦数。

（2）证候分析：肝郁化热，执扰冲任，经血妄行，故月经提前；肝失疏泄，血海失调，故经量或多或少；热灼于血，故经色深红或紫红，质稠；气滞血瘀，则经行不畅，或有血块；肝郁气滞，则烦躁易怒，胸胁、乳房、少腹胀痛；肝郁化火，则口苦咽干。舌红，苔薄黄，脉弦数，均为肝郁化热之征。

（3）治法：疏肝清热，凉血调经。

（4）主方：薄荷白术粥。

原料：薄荷、白术各 15g，大米 50g。

制作：薄荷、白术加水煎取汁液，去药渣。大米洗净，煮粥，待粥煮至八成熟时，调入药汁，煮至粥熟食用。

用法：每日 1 剂，连服 7d 为 1 个疗程。

方义：薄荷疏散风热、疏肝行气；白术健脾益气。适用于肝郁化热导致的月经先期，经行不畅，乳房、胸胁、小腹胀痛等症状。

（5）备选方：玫瑰枸杞茶（干玫瑰花 6g，去核红枣 3 枚，黄芪片 3g，枸杞子 5g）。

（6）推荐食材：芹菜、绿豆、李子、橘、山药、薏米以及冬瓜等。

（7）施膳中应注意的问题：饮食上可以适当吃些新鲜蔬菜和水果，少吃烧烤油炸及辛辣刺激食物。适当吃些清淡的饮食，也可以适当吃点药，比如说疏肝解郁胶囊，平时注意保持乐观的心态，不焦虑不紧张，适当运动，增强体质。

第二节　月经后期

【概念】

月经周期延长 7d 以上，甚至 3~5 个月 1 行，连续出现 2 个周期以上，称为"月经后期"，亦称"经行后期""月经延后""经迟"等。月经后期如伴经量过少，常可发展为闭经。青春期月经初潮后 1 年内，或围绝经期，周期时有延后，而无其他证候者，不作病论。

西医学月经稀发（周期>37d）可参照本病辨证治疗。

【病因病机】

本病主要发病机理是精血不足；或邪气阻滞，致冲任不充，血海不能按时满溢；或肝气疏泄不及，精血不能按时满溢，遂致月经后期。

1. 肾虚

先天肾气不足，或房劳多产，损伤肾气，肾虚精亏血少，冲任不充，血海不能按时满溢，遂致月经后期而至。

2. 血虚

体质素弱，营血不足；或久病失血；或产育过多，耗伤阴血；或脾气虚弱，化源不足，均可致营血亏虚，冲任不充，血海不能按时满溢，遂使月经周期延后。

3. 血寒

（1）虚寒。素体阳虚，或久病伤阳，阳虚内寒，脏腑失于温养，气血化生不足，血海充盈延迟，遂致经行后期。

（2）实寒。经期产后，外感寒邪，或过食寒凉，寒搏于血，血为寒凝，冲任阻滞，血海不能如期满溢，遂使月经后期而来。

4. 气滞

素多忧郁，气机不宣，血为气滞，运行不畅，冲任阻滞，血海不能如期满溢，或疏泄不及，血海不能如期满溢，因而月经延后。

5. 痰湿

素体肥胖，痰湿内盛，或劳逸过度，饮食不节，损伤脾气，脾失健运，痰湿内生，痰湿下注冲任，壅滞胞脉，气血运行缓慢，血海不能按时满溢，遂致经行错后。

【临床表现】

月经周期延后 7d 以上，甚至 3~5 个月 1 行，可伴有经量及经期的异常，连续出现 2 个月经周期以上。

【诊断】

1. 病史

禀赋不足，或有感寒饮冷、情志不遂史。

2. 症状

月经周期延后 7d 以上，甚至 3~5 个月 1 行，可伴有经量及经期的异常，连续出现 2 个月经周期以上。

3. 检查

（1）妇科检查。子宫大小正常或略小。

（2）辅助检查。尿妊娠试验阴性；超声检查了解子宫及卵巢的情况，以排除卵巢、子宫器质性病变；BBT 低温相超过 21d；

生殖激素测定提示卵泡发育不良或高泌乳素、高雄激素、FSH/LH比值异常等。

【辨证施膳】

1. 肾虚证

（1）证候：经来后期，量少，色暗淡，质清稀；腰膝酸软，头晕耳鸣，面色晦暗，或面部色斑。舌淡，苔薄白，脉沉细。

（2）证候分析：肾虚精血亏少，冲任亏虚，血海不能按时满溢，故经行后期，量少；肾气虚，火不足，血失温煦，故色暗淡，质清稀；肾主骨生髓，脑为髓海，腰为肾之外府，肾虚则腰膝酸软，头晕耳鸣；肾主黑，肾虚则肾色上泛，故面色晦暗，面部暗斑。舌淡，苔薄白，脉沉细，均为肾虚之征。

（3）治法：益精养血，补肾调经。

（4）主方：枸杞黑豆猪骨汤。

原料：生猪骨（或羊骨或牛骨）250g，枸杞子15g，黑豆30g，大枣10枚。

制作：将生猪骨剁成块，洗净，放入沸水中煮，撇去浮沫，加入枸杞子、黑豆、大枣同煮至烂熟，调味后便可食用。

用法：饮汤食枸杞子、大枣、黑豆。每日1次，连服15~30d。

方义：枸杞子具有很好的补肾填精作用，主要用于治疗肾精亏虚的患者；黑豆为肾之谷，入肾，具有滋肾阴、润肺燥、制风热而活血解毒、止盗汗、乌发黑发以及延年益寿的功能；猪骨可补肾强骨。本方可改善因肾精亏虚引起的月经后错量少病证。

（5）备选方：黑豆苏木汤（黑豆60g，苏木30g，红糖适量）。

（6）推荐食材：牛肉、猪肚、羊肉、甲鱼、韭菜、枸杞子、核桃、黑芝麻。

（7）施膳中应注意的问题：黑豆过食不易消化。

2. 血虚证

（1）证候：经来后期，量少，色淡红，质清稀，或小腹绵绵作痛；或头晕眼花，心悸少寐，面色苍白或萎黄。舌质淡红，苔薄，脉细弱。

（2）证候分析：营血亏虚，冲任不充，血海不能如期满溢，故月经周期延后；营血不足，血海虽满而所溢不多，故经量少；血虚赤色不足，精微不充，故经色淡红，经质清稀；血虚胞脉失养，故小腹绵绵作痛；血虚不能上荣头面，故头晕眼花，面色苍白或萎黄；血虚不能养心，故心悸少寐。舌淡，苔薄，脉细弱，为血虚之征。

（3）治法：补血填精，益气调经。

（4）主方：芪归大枣粥。

原料：黄芪 15g，当归 10g，大枣 5 枚，大米 50g。

制作：大枣洗净，去核，与黄芪、当归共煎取药汁，去药渣，备用。大米洗净，加水煮粥，待粥将熟时，调入煎好的药汁，继续煮至粥熟即可食用。

用法：每日 1 剂，经前 10d 开始服用，温热服食。

方义：黄芪补气升阳，固表止汗；当归可补血活血，调经止痛；大枣补中益气，养血安神。本方适于女性由于气血虚导致的月经延后、头昏眼花、面色萎黄等。

（5）备选方：当归红糖粥（当归 10g，大米 50g，大枣 10 枚，红糖适量）。

（6）推荐食材：菠菜、动物肝脏、红枣、蛋类、鱼类、黑木耳、乌鸡、枸杞等。

（7）施膳中应注意的问题：忌食辛辣刺激、肥甘厚味、生冷和不易消化的食物。禁烟酒、咖啡、浓茶等。

3. 血寒证

1）虚寒证

（1）证候：经来后期，量少色淡红，质清稀，小腹隐痛，喜暖喜按；腰酸无力，小便清长，大便稀溏。舌淡，苔白，脉沉迟或细弱。

（2）证候分析：阳气不足，阴寒内盛，不能温养脏腑，气血化生不足，血行迟缓，冲任不充，血海满溢延迟，故月经推迟而至，量少；阳虚血失温煦，故经色淡红，质稀；阳虚不能温煦子宫，故小腹隐痛，喜暖喜按；阳虚肾气不足，外府失养，故腰酸无力；阳虚内寒，膀胱失于温煦，则小便清长，大便稀溏。舌淡，苔白，脉沉迟或细弱，为虚寒之征。

（3）治法：温阳散寒，养血调经。

（4）主方：当归生姜炖羊肉。

原料：羊肉 350g，当归 15g，生姜 10g，食盐、胡椒粉、味精、甘蔗汁、花生油、黄酒各适量。

制作：羊肉切块，用开水烫一下，洗净血水。生姜去皮与当归一起洗净，加水少许，加羊肉块、食盐、胡椒粉、味精、甘蔗汁、花生油一起放入碗内，隔水蒸烂，加少量黄酒去膻气。

用法：每日 1 次，佐餐食用。

方义：当归养血而行血滞，生姜散寒而行气滞，又主以羊肉味厚气温，补气而生血，脾气而得温，则血自行而痛止矣。本方攻补兼施，适宜于血虚内寒所引起的月经延后、量少病症。

（5）备选方：红参枸杞炖猪心（红参 9g，枸杞 12g，猪心 1个）。

（6）推荐食材：红枣、桂圆、桑椹、猪肝等。

（7）施膳中应注意的问题：阴虚有热者、湿盛中满者禁止食用。

2）实寒证

（1）证候：经来后期，量少，色暗有块，小腹冷痛拒按，得热痛减；畏寒肢冷，或面色青白。舌质淡暗，苔白，脉沉紧。

（2）证候分析：外感寒邪，或过食寒凉，血为寒凝，冲任滞涩，血海不能按时满溢，故周期延后，量少；寒凝冲任，故经色暗有块；寒邪客于胞中，气血运行不畅，故小腹冷痛；得热后气血稍通，故小腹得热痛减；寒邪阻滞于内，阳不外达，则畏寒肢冷，面色青白。舌淡暗，苔白，脉沉紧，均为实寒之征。

（3）治法：温经散寒，活血调经。

（4）主方：艾叶生姜鸡蛋汤。

原料：艾叶 9g，生姜 15g，鸡蛋 2 个。

制作：把生姜切片，与艾叶、鸡蛋一起放入砂锅内煮，蛋熟后捞出，去壳后将鸡蛋再放入原汤中煮片刻，去药渣即可。

用法：饮汤食蛋，于月经前 7d，每日 1 次，连服 7d。

方义：艾叶温经散寒；生姜温中止痛；鸡蛋具有养心补血，滋阴润燥的功效，鸡蛋中富含蛋白质、维生素 A、维生素 B_2、锌等微量元素，可补充人体所缺营养物质。本方专用于外感寒邪或过食寒凉引起的月经不调。

（5）备选方：阿胶牛肉汤（阿胶 15g，鲜牛肉 100g，米酒 20ml，生姜 10g，调料适量）。

（6）推荐食材：生姜、杨梅、红糖、红参、阿胶、枸杞等。

4. 气滞证

（1）证候：经来后期，量少，色暗红或有血块，小腹胀痛；精神抑郁，经前胸胁、乳房胀痛。舌质正常或红，苔薄白或微黄，脉弦或弦数。

（2）证候分析：情志内伤，气机郁结，血为气滞，冲任不畅，胞宫、血海不能按时满溢，故经行后期，经量减少，或有血块；肝郁气滞，经脉壅阻，故小腹、胸胁、乳房胀痛。脉弦为气滞之征；若肝郁化热，则舌红，苔微黄，脉弦数。

（3）治法：理气行滞，和血调经。

（4）主方：益母陈皮鸡蛋汤。

原料：益母草 80g，陈皮 10g，鸡蛋 2 个。

制作：益母草、陈皮与鸡蛋一起加水共煮，鸡蛋熟后捞出剥壳取蛋，再放回原汤煮片刻即可。

用法：吃蛋饮汤。于月经前，每日 1 次，连服数次。

方义：益母草是妇科圣药，具有活血调经的作用，可用于治疗月经不调；陈皮理气健脾，燥湿化痰；鸡蛋为血肉有情之品。本方适用于气滞血瘀引起的月经延期。

（5）备选方：青皮茴香酒（青皮、小茴香各 20g，黄酒 350g）。

（6）推荐食材：山楂、枸杞、玫瑰花、白萝卜、桃仁、金针菇、木耳、海带。

（7）施膳中应注意的问题：不宜食用豆类和白薯，因为这些食物容易引起胀气。

5. 痰湿证

（1）证候：经来后期，量少，经血夹杂黏液；形体肥胖，脘闷呕恶，腹满便溏，带下量多。舌淡胖，苔白腻，脉滑。

（2）证候分析：痰湿内盛，滞于冲任，气血运行不畅，血海不能如期满溢，故经期错后，量少，痰湿下注胞宫，则经血夹杂黏液；痰湿阻于中焦，气机升降失常，则脘闷呕恶；痰湿壅阳，脾失健运，则形体肥胖、腹满便溏；痰湿流注下焦，损伤任带二脉，带脉失约，故带下量多。舌淡胖，苔白腻，脉滑，均为痰湿之征。

（3）治法：燥湿化痰，理气调经。

（4）主方：神曲苍术粥。

原料：苍术、陈皮各 15g，神曲 30g，大米适量。

制作：苍术、陈皮、神曲煎取汁液，去药渣，加入洗净的大米，煮粥用。

用法：随意食用。

方义：苍术健脾益气，燥湿利水；陈皮理气健脾，燥湿化痰；神曲健脾开胃，解表散寒，祛湿化痰。全方共奏健脾燥湿化痰之效，对于痰湿所致的月经后延具有良好的功效。

（5）备选方：山楂桂皮饮（山楂 10g，桂皮 5g，红糖适量）。

（6）推荐食材：荸荠、紫菜、海蜇、枇杷、白果、大枣、扁豆、红小豆、蚕豆等。

（7）施膳中应注意的问题：避免食寒凉的、腻滞和生涩的食物。

第三节　月经先后不定期

【概念】

月经周期或提前或延后 7d 以上，交替不定且连续 3 个周期以上者，称为"月经先后无定期"，又称"经水先后无定期""月经愆期""经乱"等。

西医妇产科学将其归属于异常子宫出血范畴，异常子宫出血是妇科常见的症状和体征，是一种总的术语，指与正常月经的周期频率、规律性、经期长度、经期出血量中的任何一项不符、源自子宫腔的异常出血。

【病因病机】

本病的发病机理主要是肝肾功能失常，冲任失调，血海蓄溢无常，主要有以下两个方面。

1. 肝郁

肝藏血，司血海，主疏泄。肝气条达，疏泄正常，血海按时满盈，则月经周期正常。若情志抑郁，或忿怒伤肝，则致肝气逆乱，疏泄失司，冲任失调，血海蓄溢失常；若疏泄太过，则月经先期而至，若疏泄不及，则月经后期而来。

2. 肾虚

肾为先天之本，主封藏，若素体肾气不足或多产房劳、大病久病，损伤肾气，肾气不充，开阖不利，冲任失调，血海蓄溢失常，遂致月经先后无定期。

【临床表现】

月经周期或提前或延后 7d 以上，交替不定且连续 3 个周期以上。

【诊断】

1. 病史

有七情内伤或慢性疾病等病史。

2. 症状

月经不按周期来潮，提前或延后 7d 以上，并连续出现 3 个周期以上。

3. 检查

(1) 妇科检查：子宫大小正常或偏小。

（2）辅助检查：生殖激素测定有助于诊断，常可表现为黄体不健或伴催乳素升高。

【辨证施膳】

1. 肝郁证

（1）证候：经行或先或后，经量或多或少，色暗红，有血块；或经行不畅，胸胁、乳房、少腹胀痛，精神郁闷，时欲太息，嗳气食少。舌苔薄白或薄黄，脉弦。

（2）证候分析：肝郁气结，气机逆乱，冲任失司，血海蓄溢失常，故月经或先或后，经血或多或少；肝气郁滞，气机不畅，经脉不利，故经行不畅，色暗有块；肝郁气滞，经脉涩滞，故胸胁、乳房、少腹胀痛；气机不利，故精神郁闷，时欲太息；肝强侮脾，脾气不舒，失于健运，故嗳气食少。苔薄黄，脉弦，为肝郁之征。

（3）治法：疏肝解郁，和血调经。

（4）主方：佛手白芍瘦肉汤。

原料：鲜佛手200g，白芍20g，猪瘦肉400g，蜜枣5颗，盐适量。

制作：将佛手洗净，切片，氽水。将白芍、蜜枣洗净，猪瘦肉洗净，切片，氽水。将清水适量放入瓦煲内，煮沸后加入以上用料，大火开滚后，改用小火煲2h，加盐调味。

用法：不拘时服。

方义：佛手可疏肝解郁、理气和中、活血化瘀，可用于肝郁气滞所致的月经来潮先后不定、乳房或胸胁胀痛、心神不安、失眠等症；白芍可补血、柔肝、止痛。两者合用，可增强药效。

（5）备选方：①陈皮麦芽汤（《颜氏验方》）（原料：橘皮15g，生麦芽12g，黄酒适量。制作：将橘皮、麦芽共入锅内，加入等量的黄酒和水，煎煮 20min，去渣取汁。用法：稍温饮服，2 次/d）。②醋附丸（原料：香附子 400g，醋适量。制作：将香附子粗煮，焙为末，粗调和搓至梧桐子大小即可。用法：30~40 丸/次，每日 1 次，米汤饮下）。

（6）推荐食材：银耳、茄子、鸡肉、莲藕、乌鸡肉、羊肉、红枣、山楂等。

2. 肾虚证

（1）证候：经行或先或后，量少，色淡暗，质稀；头晕耳鸣，腰酸腿软，小便频数。舌淡，苔薄，脉沉细。

（2）证候分析：肾气虚弱，封藏失职，开阖不利，冲任失调，血海蓄溢失常，故经行先后无定期；肾为水火之脏，藏精主髓，肾气虚弱，水火两亏，精血虚少，则髓海不足，故经少，色淡暗，头晕耳鸣；腰为肾之外府，肾虚失养，则腰酸腿软；肾虚则气化失司，故小便频数。舌淡，苔薄，脉沉细，为肾虚之征。

（3）治法：补肾益气，养血调经。

（4）主方：鹿茸枸杞蒸虾。

原料：大白虾 500g，鹿茸 10g，枸杞子 10g，米酒 50ml。

制作：大白虾剪去须脚，自背部剪开，以牙签挑去肠泥，冲净、沥干。鹿茸以火柴烧去周边绒毛，并将枸杞子先以米酒浸泡 20min。虾盛盘，放入鹿茸、枸杞子连酒汁。煮锅内加 2 碗水煮沸，将盘子移入隔水蒸 8min 即成。

用法：不拘时服。

方义：鹿茸药性温热，可补益肝肾，可用于肾阳虚所致的月经先后不定期、宫寒不孕、虚弱倦怠等症状，现代药理研究表明，鹿茸还能够起到补血、增强体质及抗病能力的作用；枸杞子味甘、性平，通常用于改善肝肾阴虚、虚劳精亏之月经不调。二者相须为用，既补肾阳，又滋肾阴；加之米酒补气养血、活血祛寒，此三者对肾虚证所致的月经周期紊乱具有很好的改善作用。

（5）备选方：①巴戟天黑豆鸡汤（原料：巴戟天 10g、黑豆 100g、鸡腿 150g、胡椒 10g、盐 5g。制作：将鸡腿剁成块，入沸水中氽烫，捞起来冲干净。把黑豆洗干净，然后和巴戟天、胡椒、鸡腿一起放入锅里，加水盖过食材。以大火煮沸，转小火续炖 40min。用法：不拘时服）。②生蚝瘦肉粥（原料：生蚝 100g，瘦猪肉 50g，大米 100g，适量胡椒粉、盐及香葱。制作：大米洗净放入冷水中，浸泡 1h，生蚝洗净备用，瘦肉加入盐、生粉拌匀，提前腌制 20min，将大米放入锅中，加入适量的水盖上盖子，大火煮开，转中火。煮大概 20min，米粒开花后将瘦肉放入锅中，打散瘦肉变色后，加入生蚝煮开就好，加入胡椒粉、盐、葱花即可。用法：不拘时服）。

（6）推荐食材：玉米须、生蚝、山药、瘦猪肉、蛤蜊、红枣等。

【施膳中应注意的问题】

第一，出现月经不调的女性应该要注意的是自己平时是不是太过压抑了，或者是其他情绪导致的，首先需要做的就是调整自己的生活态度，有时间可以多多外出，寻找一些能够放松自己的娱乐方式，坚持一段时间之后就可以收到好的效果。

第二，对于月经不调的女性来说饮食上可以适当吃一些具有活血化瘀的食物，比方说红枣、黑木耳、山楂等食物都是能够改善女性月经不调的状况。除此之外还可以吃一些温性的食物，比方说牛羊肉等，都可以很好地帮助改善自己的身体状况。

第三，还应该劳逸结合，在生活当中千万不可以过度劳累而影响自己的身体健康，有时间可以多参加一些运动或者是与朋友多进行沟通，不要将情绪全都放在自己的心里，月经不调对于女性的身体健康危害很大，很有可能造成极其严重的后果。

第四节　月经过多

【概念】

月经量较正常明显增多，或每次经行总量超过 80ml，而周期、经期基本正常者，称为"月经过多"，亦称为"经水过多"或"月水过多"。

西医学排卵障碍性异常子宫出血所引起的月经过多，可参照本病辨证治疗。

【病因病机】

月经过多的主要病机是冲任不固，经血失于制约。

1. 气虚

素体虚弱，或饮食失节，或过劳久思，或大病久病，遏伤脾气，使中气不足，冲任不固，血失统摄，以致经行量多。久之可使气血俱虚，又可导致心脾两虚，或脾损及肾，致胞肾两虚。

2. 血热

素体阳盛，或肝郁化火，或过食辛燥动血之品，或外感热邪，热扰冲任，迫血妄行，因而经量增多。

3. 血瘀

素多抑郁，气滞而致血瘀；或经期产后余血未尽，感受外邪或不禁房事，瘀血内停，瘀阻冲任，血不归经，以致经行量多。

【临床表现】

月经周期延后 7d 以上，甚至 3~5 个月 1 行，可伴有经量及经期的异常，连续出现 2 个月经周期以上。

【诊断】

1. 病史

可有大病久病、精神刺激、饮食失宜、经期和产后感邪或房事不禁史。

2. 症状

月经量较平时明显增多，或超过 80ml。

3. 检查

（1）妇科检查：盆腔器官无明显器质性病变。

（2）辅助检查：卵巢功能测定及子宫内膜活检，有助于诊断；超声了解子宫附件情况；宫腔镜排除子宫内膜息肉、子宫肌瘤等相应器质性病变；血液学检查有助于排除血小板减少症、再生障碍性贫血等血液疾病。

【辨证施膳】

1. 气虚证

（1）证候：经行量多，色淡红，质清稀；神疲体倦，气短懒言，小腹空坠，面色㿠白。舌淡，苔薄，脉细弱。

（2）证候分析：气虚则冲任不固，经血失于制约，故经行量多；气虚火衰不能化血为赤，故经色淡红，质清稀；气虚中阳不振，故神疲体倦，气短懒言；气虚失于升提，故小腹空坠。面色㿠白，舌淡，脉细弱，均为气虚之征。

（3）治法：补气摄血固冲。

（4）主方：洋参炖乳鸽。

原料：乳鸽1只，西洋参片40g，山药50g，红枣8颗，生姜10g，盐3g。

制作：西洋参略洗；山药洗净，加清水浸泡半小时，切片；红枣洗净；乳鸽去毛和内脏，切块。把全部用料放入炖盅内，加适量沸水，盖好，隔水以小火炖2h。最后加盐调味即可。

用法：食肉饮汤。

方义：乳鸽益气养血、滋补肝肾；西洋参益气补血、生津止渴；山药是药食两用的补气佳品，可补肺、脾、肾三脏；红枣益气补血。以上四者搭配炖汤食用，对气虚导致的月经量过多有很好的改善作用。

(5) 备选方：参术黄芪汤（党参10g，白术18g，黄芪15g，大米60g）。

(6) 推荐食材：菠菜、猪肝、瘦肉、樱桃、银耳、红豆、薏仁、黑木耳等。

(7) 施膳中应注意的问题：忌绿茶、螃蟹、巧克力、西瓜、酒。

2. 血热证

(1) 证候：经行量多，色鲜红或深红，质黏稠，或有小血块；伴口渴心烦，尿黄便结。舌红，苔黄，脉滑数。

(2) 证候分析：阳热内盛，扰动冲任、血海，乘经行之际，迫血下行，故经行量多；血为热灼，则经色鲜红或深红而质稠；血热瘀滞，经行不畅，故有小血块；热邪扰心，则心烦；热邪伤津，则口渴，尿黄便结。舌红，苔黄，脉滑数，为热盛于里之征。

(3) 治法：清热凉血，固冲止血。

(4) 主方：小蓟生地饮。

原料：小蓟15g，生地20g，金银花10g。

制作：将小蓟、生地、金银花均洗净。将小蓟、生地先放入锅中，加水 600ml，大火煮开后转小火续煮 20min，再放入金银花，续煮 1min 关火。

用法：滤出药汁，即可饮用。

方义：小蓟可凉血止血、祛瘀消肿，对各种血热型出血症均有疗效；生地可清热凉血，有益阴生津之功效；金银花可清热解毒。三者同用，既能活血止血，还能清热凉血，对血热妄行引起的月经过多、经期延长等均有很好的疗效。

（5）备选方：莲藕炖排骨（莲藕 250g，排骨 300g，槐花 10g，葱、姜、盐、味精、蒜各适量）。

（6）推荐食材：苦瓜、冬瓜、绿豆、西瓜、香蕉、山竹、龟苓膏、莲藕、雪梨、黑芝麻、螃蟹、鸭肉、山药等。

（7）施膳中应注意的问题：尽量不吃或者少吃油腻、辛辣、荤腥这三大类热性食物，同时少吃花生、红豆、红糖、红肉。

3. 血瘀证

（1）证候：经行量多，色紫暗，有血块；经行腹痛，或平时小腹胀痛。舌紫暗或有瘀点，脉涩。

（2）证候分析：瘀阻冲任，新血不能归经而妄行，故经量增多；瘀血凝结，故色暗有块；瘀阻冲任，"不通则痛"，故经行腹痛，或平时小腹胀痛。舌紫暗，或有瘀点，脉涩，亦为瘀血阻滞之征。

（3）治法：活血化瘀止血。

（4）主方：益母草蛋花汤。

原料：益母草 50g，鸡蛋 2 个，鸡汤适量，姜片 5g，盐 3g，白糖 2g，胡椒粉 2g。

制作：益母草洗净，放入沸水中煮开；将鸡汤放入，加入盐、白糖、姜片；将鸡蛋打成蛋花，倒入汤中，煮开，加入胡椒粉即可。

用法：煮熟即可食用。

方义：益母草是祛瘀调经、利水消肿的良药；鸡蛋是扶助正气的常用食物，可补阴益血、除烦安神、补脾和胃。二者搭配制成蛋花汤能治疗血瘀导致的月经过多。

（5）备选方：猪骨黄豆丹参汤（猪骨 400g，黄豆 250g，丹参 20g，桂皮 10g，料酒 5ml，盐、味精各适量）。

（6）推荐食材：黑大豆、绿豆、猪心、牛肉、羊肉、鱼、茄子、白萝卜、空心菜、香菇、茴香、韭菜、木耳、菠萝、山楂、菱角、柿子、桃等。

（7）施膳中应注意的问题：不宜吃红薯、芋头、豇豆、板栗等容易胀气的食物；不宜吃油炸类、甜食、奶油、肥肉、蟹黄、蛋黄、鱼子、巧克力等，防止血脂增高、血液黏稠堵塞血管，影响气血运行。

第五节 月 经 过 少

【概念】

月经周期正常，经量明显少于平时正常经量的 1/2，或少于 20ml，或行经时间不足 2d，甚或点滴即净者，称为“月经过少”，又称“经水涩少”“经水少”“经量过少”。

西医学中子宫发育不良、卵巢储备功能低下等出现的月经过少可参照本病辨证治疗。

【病因病机】

本病发病机理有实有虚，虚者精亏血少，冲任气血不足，经血乏源；实者寒凝痰瘀阻滞，冲任气血不畅。

1. 肾虚

禀赋不足，或房劳过度，或产多乳众，肾气受损，精血不充，冲任血海亏虚，经血化源不足，以致经行量少。

2. 血虚

素体血虚，或久病伤血、营血亏虚，或饮食劳倦、思虑过度伤脾，脾虚化源不足，冲任血海不充，遂致月经量少。

3. 血瘀

感受邪气，邪与血结成瘀；或素多忧郁，气滞血瘀，瘀阻冲任，血行不畅，致经行量少。

4. 痰湿

素多痰湿，或脾虚湿聚成痰，冲任受阻，血不畅行而经行量少。

【诊断】

1. 病史

可有失血史、长期口服避孕药史、反复流产或刮宫等病史。

2. 症状

经量明显减少，甚或点滴即净，或月经期少于 2d，月经周期正常，也可伴月经周期异常，如月经先期、月经后期、月经先后无定期，常与月经后期并见。

3. 检查

（1）妇科检查：盆腔器官基本正常或子宫体偏小。

（2）辅助检查：妇科内分泌激素测定对高泌乳素血症、高雄激素血症、卵巢功能衰退等的诊断有参考意义；超声检查、宫腔镜检查可了解子宫大小、内膜厚度、形态有无异常，重点排除宫腔粘连、宫颈粘连、子宫内膜结核等器质性病变；宫腔镜对子宫内膜结核、子宫内膜炎或宫腔粘连等有诊断意义。

【辨证施膳】

1. 肾虚证

（1）证候：经量素少或渐少，色暗淡，质稀；腰膝酸软，头晕耳鸣，足跟痛，或小腹冷，或夜尿多。舌淡，脉沉弱或沉迟。

（2）证候分析：肾气亏虚，精血不足，冲任血海亏虚以致经量素少或渐少，且经色暗淡，质稀；肾虚腰膝失养，则腰膝酸软，足跟痛；精亏血少脑髓不充，故头晕耳鸣；胞系于肾，肾阳不足，胞失温煦，故小腹冷；肾虚膀胱之气不固，气化失常，故夜尿多。舌淡，脉沉弱或沉迟，亦系肾气不足之征。

（3）治法：补肾益精，养血调经。

（4）主方：首乌黄芪炖鸡。

原料：何首乌、黄芪、菟丝子、覆盆子、益母草各 15g，当归、刘寄奴、白芍各 9g，茯苓 8g，川芎 6g，鸡肉 1500g，葱、盐、姜各 10g，料酒 20ml。

制作：鸡肉处理干净；姜去皮，洗净，拍松；葱洗净，切段。全部药材洗净，装入纱布袋。将鸡肉和纱布袋放进炖锅内，加入 3000ml 水，置大火上烧沸，改用小火炖 2h 后加入葱段、盐、姜、料酒即可。

用法：取出纱布袋，可食肉饮汤。

方义：何首乌可补血养肝、补肾；黄芪、茯苓可健脾补气；菟丝子、覆盆子是补肾助阳的良药；益母草、刘寄奴、川芎均可活血、调经、止痛；当归、白芍可补血；鸡肉可益气补虚。本品对肾虚所致的月经量少具有良好补益作用。

（5）备选方：核桃莲子粥（核桃仁 60g，莲子 30g，大米 100g）。

（6）推荐食材：芝麻、豇豆、羊骨、淡菜、干贝、鲈鱼、山药、枸杞子等。

（7）施膳中应注意的问题：苦瓜、鹅肉、猪肉、啤酒、冷饮、刺身、生黄瓜、西瓜、甜瓜以及油炸食物，这些都容易伤肾，要禁忌。

2. 血虚证

（1）证候：经来血量渐少，或点滴即净，色淡，质稀；或伴小腹隐痛，头晕眼花，心悸怔忡，面色萎黄。舌淡红，脉细。

（2）证候分析：气虚血少，冲任血海不盈，故月经量少，甚或点滴即净；血虚赤色不足，精微不充，故色淡、质稀；血虚胞宫失养，则小腹隐痛；血虚不能上荣，则面色萎黄；血虚不能养心，则心悸怔忡。舌淡，脉细，亦属血虚之征。

（3）治法：养血益气调经。

（4）主方：党参薏米板栗蒸土鸡。

原料：土鸡 1 只，党参 30g，红枣 20g，薏米 50g，枸杞子 20g，板栗 100g，盐 5g。

制作：党参洗净切段；红枣泡发；薏米洗净；枸杞子去杂质；板栗剥壳，去皮。土鸡宰杀洗净，放入沸水中烫去血污，切块。将所有的原材料转入钵中，调入盐，用大火蒸约 2h。

用法：取出即可食用。

方义：党参是补气健脾、补肺生津之佳品；土鸡可益气养血、补虚强身；红枣可益气补血；薏米能健脾祛湿、清热解毒；枸杞子可滋补肝肾；板栗可补肾气。以上几味搭配，对气血虚引起的经量过少、颜色淡的患者有很好的改善作用。

（5）备选方：药材蒸土鸡（土鸡1只，党参30g，红枣20g，薏苡仁50g，枸杞子20g，板栗100g，盐、味精各适量）。

（6）推荐食材：菠菜、动物肝脏、红枣、蛋类、鱼类、黑木耳、乌鸡、枸杞等。

（7）施膳中应注意的问题：忌食辛辣刺激、肥甘厚味、生冷和不易消化的食物。禁烟酒、咖啡、浓茶等。

3. 血瘀证

（1）证候：经行涩少，色紫暗，有血块；小腹胀痛，血块排出后胀痛减轻。舌紫暗，或有瘀斑、瘀点，脉沉弦或沉涩。

（2）证候分析：瘀血内停，冲任阻滞，故经行涩少，色紫暗，有血块，小腹胀痛；血块排出则瘀滞稍通，故胀痛减轻。舌紫暗，或有瘀斑、瘀点，脉涩，为瘀血内停之征。

（3）治法：活血化瘀调经。

（4）主方：川芎鸡蛋汤。

原料：川芎15g，鸡蛋1个，米酒20ml，盐2g。

制作：川芎洗净，浸泡于清水中约20min，泡发。鸡蛋打入碗内，适当放些盐，拌匀。起锅，倒入适量清水，再放入川芎，煮20min后倒入鸡蛋，转小火，蛋熟后加入米酒即可。

用法：取出即可食用。

方义：川芎既能活血，又能行气，被称为"血中气药"，能"调经下水，中开郁结"，尤其擅长治疗气滞血瘀引起的妇女月经病，为妇科活血调经的要药；米酒既活血又补血；鸡蛋能益气补虚。三者合用，可加强活血调经的功效。

（5）推荐食材：黑大豆、绿豆、猪心、牛肉、羊肉、鱼、茄子、白萝卜、空心菜、香菇、茴香、韭菜、木耳、菠萝、山楂、菱角、柿子、桃等。

（6）施膳中应注意的问题：不宜吃红薯、芋头、豇豆、板栗等容易胀气的食物；不宜吃油炸类、甜食、奶油、肥肉、蟹黄、蛋黄、鱼子、巧克力等，防止血脂增高、血液黏稠堵塞血管，影响气血运行。

4. 痰湿证

（1）证候：经行量少，色淡红，质黏腻如痰；形体肥胖，胸闷呕恶，或带多黏腻。舌淡，苔白腻，脉滑。

（2）证候分析：痰湿内停，阻滞经络，气血运行不畅，故经量渐少，色淡质黏腻；痰湿内阻，中阳不振，则形体肥胖，胸闷呕恶；痰湿下注，伤及任、带二脉，故带下量多而黏腻。舌淡，苔腻，脉滑，为痰湿内停之征。

（3）治法：化痰燥湿调经。

（4）主方：白扁豆鸡汤。

原料：白扁豆 100g，莲子 40g，鸡腿 300g，砂仁 10g，盐 5g。

制作：将清水 1500ml、鸡腿、莲子置入锅中，以大火煮沸，转小火续煮 45min 备用。白扁豆提前泡好，洗净，沥干，放入锅中与其他材料混合，煮至白扁豆熟软。再放入砂仁，搅拌溶化，加入盐调味后即可。

用法：可食莲子、白扁豆、鸡肉，饮汤。

方义：扁豆、砂仁均具有健脾化湿的功效；莲子也能祛湿化痰。本菜品非常适合痰湿内停患者食用。

（5）备选方：陈皮山楂麦芽茶（陈皮 10g，山楂 10g，麦芽 10g，冰糖 10g）。

（6）推荐食材：薏苡仁、赤小豆、山药、冬瓜等。

（7）施膳中应注意的问题：痰湿患者常同时存在气虚、阳虚体质，寒性食物易伤阳留湿。建议不要吃凉性、寒性食物，如西瓜、黄瓜、绿豆等。

第六节 经 期 延 长

【概念】

月经周期基本正常，经期超过 7d 以上，甚或淋漓半月方净者，称为"经期延长"，亦称"月水不断""经事延长"等。

西医学排卵障碍性异常子宫出血所引起的经期延长，可参照本病辨证治疗。

【病因病机】

本病的发病机理多由气虚冲任不固；或热扰冲任，血海不宁；或湿热蕴结冲任，扰动血海；或瘀阻冲任，血不循经所致。

1. 气虚

素体虚弱，或饮食劳倦、思虑过度伤脾，中气不足，冲任不固，不能制约经血，以致经期延长。

2. 阴虚内热

素体阴虚，或久病伤阴，或多产房劳致阴血亏耗，阴虚内热，热扰冲任，血海不宁，经血妄行，致经期延长。或因阳盛血热，经量多且持续时间长，热随血泄、阴随血伤而渐致虚热者。

3. 湿热蕴结

经期产后，血室正开，失于调摄，或不禁房事，或湿热之邪乘虚而入，湿热蕴结冲任，扰动血海，致经行时间延长。

4. 血瘀

素性抑郁，或恚怒伤肝，气郁血滞；或外邪客于子宫，邪与血相搏成瘀，瘀阻冲任胞宫，血不循经，致经期延长。

【临床表现】

经期延长表现为月经周期正常而经期超过 7d，甚或半月方净，常可伴月经过多。

【诊断】

1. 病史

可有饮食不节、劳倦过度、情志失调等病史。

2. 症状

月经周期基本正常而经期超过 7d 以上，甚或半月方净，或伴有经量增多。

3. 检查

（1）妇科检查：多无明显器质性病变。应注意排除因宫颈糜烂、息肉等引起的经期延长。

（2）辅助检查：BBT、B 超、妇科内分泌激素、子宫内膜病理检查、宫腔镜等有助于诊断。

【辨证施膳】

1. 气虚证

（1）证候：经血过期不净，量多，色淡，质稀；倦怠乏力，气短懒言，小腹空坠，面色㿠白。舌淡，苔薄，脉缓弱。

（2）证候分析：气虚冲任不固，经血失于制约，故经行过期不净，量多；气虚火衰不能化血为赤，故经色淡，质稀；中气不足，阳气不布，故倦怠乏力，气短懒言，小腹空坠，面色㿠白。舌淡，苔薄，脉缓弱，均为气虚之征。

（3）治法：补气摄血，固冲调经。

(4) 主方：国药炖乌鸡汤。

原料：乌鸡 1 只、党参、怀山药各 10g，当归片 6g，枸杞子、红枣各适量，盐、胡椒粉、姜各适量。

制作：将党参洗净，切段，当归片、红枣、怀山药、枸杞子洗净，姜洗净，切片，乌鸡处理干净，锅上火，爆香姜片，注入适量清水，水沸后下乌鸡稍焯去血水。砂锅上火，倒入清汤，放进焯好的乌鸡及党参、枸杞子、怀山药、当归、红枣、大火炖约 2 个小时，加盐、胡椒粉调味即可。

用法：煮熟即可食用。

方义：乌骨鸡有补虚强身，益产妇，治妇人崩中带下及一些虚损诸病的功效；党参、怀山药可益气健脾；当归可补血调经；枸杞子、红枣可益气养血。搭配炖汤食用，对气虚型经期延长有疗效。

(5) 备选方：山楂红糖饮（《妇科疾病食疗药膳》）(原料：山楂 50g，红糖 30g。制作：山楂水煎去渣，冲入红糖温服。用法：水煎冲服)。

(6) 推荐食材：鸡肉、红枣、栗子、黄豆、花生等。

2. 阴虚血热证

(1) 证候：经期时间延长，量少，色鲜红，质稠；咽干口燥，或见潮热颧红，或手足心热。舌红，苔少，脉细数。

(2) 证候分析：阴虚内热，热扰冲任，冲任不固，经血失约，故经行时间延长；血为热灼，故经量少，经色鲜红，质稠；虚火灼津，津液不能上乘则咽干口燥。潮热颧红，手足心热，舌红，苔少，脉细数均为阴虚内热之象。

(3) 治法：养阴清热，凉血调经。

(4) 主方：益母草煮西芹。

原料：益母草 10g，西芹 300g，料酒、盐、味精、姜、葱、芝麻油各适量。

制作：将益母草洗净，切成段，放入锅内，加适量水，煮 25min 后过滤，留汁液。芹菜、葱切段，姜切片。将芹菜、益母草液、姜片、葱段、料酒同放炖锅内，加水适量，大火煮沸。转文火煮 25min，加入盐、味精、芝麻油即可。

用法：煮熟即可食用。

方义：益母草能活血化瘀、调经止痛、清热解毒；芹菜能清热利水。二者搭配同食，对血热型经期延长者有较好的疗效。

（5）备选方：黑糯米红枣桂圆粥（《防治妇科疾病药膳大全》）（原料：大枣 10g、黑糯米 30g、桂圆 5g。制作：将食材洗净，放入锅内煮 30min。用法：煮熟即可食用）。

（6）推荐食材：枸杞子、莲子、黄豆芽、绿豆、龙眼等。

3. 湿热蕴结证

（1）证候：经行时间延长，量不多，或色暗，质黏稠，或带下量多，色赤白或黄；或下腹热痛。舌红，苔黄腻，脉滑数。

（2）证候分析：湿热之邪蕴结冲任，扰动血海，血海不宁，故经行延长；蕴结日久，酿为瘀热，则经色暗，质黏稠；湿热下注，伤及带脉，则带下量多，色赤白或黄；湿热搏结，瘀滞不通，则下腹热痛。舌红，苔黄腻，脉滑数，为湿热蕴结冲任之征。

（3）治法：清热祛湿，止血调经。

（4）主方：竹叶茅根茶。

原料：鲜竹叶、白茅根各 15g。

制作：将鲜竹叶、白茅根洗净备用。将鲜竹叶、白茅根放入锅中，加水适量，煮开后转小火煮 10min，滤渣即可饮用。

用法：滤渣饮用。

方义：竹叶可清热泻火、生津利尿；白茅根可清热利尿、凉血止血。二者搭配，对湿热蕴结型经期延长者有一定的疗效，此外，本品对湿热引起的尿痛、尿急、尿频、尿黄或血尿也有较好的疗效。

（4）备选方：山药栗子猪肚煲（《妇科疾病食疗药膳》）（原料：山药300g，栗子200g，猪肚500g，生姜、葱、大蒜、八角、花椒、小茴香、料酒、盐适量。制作：①猪肚洗净用盐、醋、少许面粉搓洗冲净、焯水倒掉水，重新倒水，放入葱段、姜片、大蒜、花椒、八角、小茴香、料酒，放入猪肚，开锅后改文火煲1h至猪肚软熟。②山药戴上手套去皮切成象眼片，栗子用高压锅烤熟趁热剥皮，红椒切块。③猪肚晾凉切条待用。④原汤加入猪肚、栗子、山药片、红椒，加盐、胡椒调味略煮即可出锅。用法：煮熟即可食用）。

（5）推荐食材：薏米、冬瓜、苦瓜、黄瓜、芹菜等。

4. 血瘀证

（1）证候：经行时间延长，量或多或少，经色紫暗，有块；经行下腹疼痛，拒按。舌质紫暗或有瘀点，脉弦涩。

（2）证候分析：瘀血阻于冲任，新血难安，故经行时间延长，量或多或少；瘀阻冲任，气血运行不畅，"不通则痛"，故经行小腹疼痛，拒按，经色紫暗，有块。舌暗或有瘀点，脉涩，亦为血瘀之征。

（3）治法：活血祛瘀，理冲止血。

（4）主方：田七鸡蛋汤。

原料：鸡蛋1个，田七10g，盐少许。

制作：将田七洗净，锅置火上，倒入适量清水，将田七加水煮片刻，捞起，沥干。另起锅，倒入适量水，待烧开后，打入鸡蛋，煮至熟。将田七放入锅中，待再次煮沸后，调入盐，拌匀即可。

用法：煮熟即可食用。

方义：田七具有活血化瘀、散血止血的作用；鸡蛋有益气补虚的功效。两者合用，对血瘀型月经不调、经期延长、月经色暗、有血块、经期小腹痛者有很好的食疗效果。

（5）备选方：桂皮山楂煎（《防治妇科疾病药膳大全》）（原料：肉桂 6g，红糖 30g，山楂肉 10g。制作：将原料洗净，煎煮40min。用法：煮熟，每日 1 次服用）。

（6）推荐食材：丁香、肉桂、洋葱、胡椒、荔枝、橘子等。

【施膳中应注意的问题】

1. 山楂促消化，但是不具有补益的功能，因而脾胃虚寒者不适宜吃山楂，否则会导致脾胃更加虚寒。另外，在服用药膳期间也应禁食寒凉之品。

2. 阴虚易生内热，因此在平时的饮食中宜食甘凉滋润的食物。此外，患者在服用益母草时，饮食上要避免进食辛辣刺激性的食物，比如慎食辣椒、葱、蒜、黑胡椒等。

3. 湿热体质的患者应避免吃辣椒、大蒜、生姜等辛辣刺激性食物，在服用药膳时不宜食用羊肉、狗肉、鳝鱼、韭菜、生姜、胡椒、蜂蜜、烧烤之品等油腻性食物，以免影响消化功能，导致脾胃虚弱，影响机体水液运转，加重湿热症状。

4. 血瘀证患者不宜食产气如红薯、芋头、豇豆、板栗等胀气食物和高盐食物，少食盐和味精，避免血液黏稠。

第七节 经间期出血

【概念】

两次月经中间，氤氲之时（即排卵期），出现周期性少量阴道出血者，称为"经间期出血"，经间期出血大多出现在月经周期的第 10~16d，即月经干净后 5~7d。如出血量很少，仅仅 1~2d，或偶尔一次者，不作病论。反复经间期出血，持续时间较长，连续 3 个月经周期者，当及时治疗。

西医学的围排卵期出血，属于异常子宫出血的范畴，可参照本病辨证治疗。

【病因病机】

本病的发生与月经周期中气血阴阳消长转化密切相关。经间期是继经后期由阴转阳、由虚至盛之期。月经的来潮，标志着前一周期的结束，新周期的开始；排泄月经后，血海空虚，阴精不足，随着月经周期演变，阴血渐增；至经间期精血充盛，阴长至重，此时精化为气，阴转为阳，氤氲之状萌发，"的候"到来，这是月经周期中一次重要的转化。若体内阴阳调节功能正常，自可适应这种变化，无特殊证候。若肾阴虚，癸水不足，或湿热内蕴，或瘀阻胞络，当阳气内动时，阴阳转化不协调，阴络易伤，损及冲任，血海固藏失职，血溢于外，酿成经间期出血。

1. 肾阴虚

肾阴偏虚，虚火耗精，精亏血损，于氤氲之时，阳气内动，虚火与阳气相搏，损伤阴络，冲任不固，因而子宫出血。若阴虚日久耗损阳气，阳气不足，统摄无权，血海不固，以致出血反复发作。

2. 湿热

湿邪乘虚而入，蕴阻于胞络、冲任之间，蕴而生热；或情志不畅，心肝气郁，克伐脾胃，不能化水谷之精微以生精血，反聚而生湿；下趋任带二脉，蕴而生热，湿热得氤氲之时阳气内动之机，损伤子宫、冲任，故见出血。

3. 血瘀

素体不足，经产留瘀，瘀阻胞络，或七情内伤，气滞冲任，久而成瘀。适值氤氲之时，阳气内动，血瘀与之相搏，损伤血络，故致子宫出血。

【诊断】

1. 病史

多见于青春期及育龄期女性，月经周期及经期正常。

2. 症状

两次月经中间出现周期性的少量阴道出血，常出现在月经周期的第 10~16d，出血一般多在第 2~7d。可伴有腰酸、少腹一侧或两侧胀痛，乳胀，白带增多，如蛋清样，或赤白带下。

3. 检查

（1）妇科检查：宫颈黏液透明呈拉丝状，夹有血丝。宫颈无异常。

（2）辅助检查：基础体温多低、高温相交替时出血；超声监测可见成熟卵泡或接近成熟的优势卵泡；出血时测定血清雌激素水平偏低，或孕激素水平稍有升高。若怀疑有其他病证，可行诊断性刮宫，本病病理检查结果可表现为子宫内膜呈早期分泌期改变，可能有部分晚期增生。

【辨证施膳】

经间期出血辨证，主要根据出血的量、色、质及全身症状进行。若出血量少或稍多，色鲜红，质黏稠属肾阴虚；若出血量稍多或少，赤白相间，质黏稠属湿热；若出血量少，血色暗红或夹小血块属血瘀。

1. 肾阴虚证

(1) 证候：经间期出血，量少或稍多，色鲜红，质黏稠；头晕耳鸣，腰膝酸软，五心烦热，便坚尿黄。舌红，苔少，脉细数。

(2) 证候分析：经间期氤氲之时，阳气内动，若肾阴偏虚，虚火内生，虚火与阳气相搏，损伤阴络，冲任不固，而发生子宫流血；阴虚阳动，故血色鲜红，五心烦热。腰酸，舌红，苔少，脉细数，均为肾阴虚损之征。

(3) 治法：滋肾养阴，固冲止血。

(4) 主方：生地女贞莲草饮。

原料：生地黄 30g，女贞子 15g，旱莲草 12g，红糖 50g。

制作：将上述药同时放入砂锅中，加清水适量，煎煮 30min，去渣留汁即可。

用法：每日 1 剂，代茶频饮，连服 7 剂为 1 个疗程。

方义：方中重用生地黄，《本草汇言》言其"为补肾要药，益阴上品"，功能滋肾益阴、凉血清热。女贞子、旱莲草合为"二至"，女贞子味甘、苦，性凉，有滋养肝肾之功效；旱莲草甘、酸，功能滋阴益精，凉血止血，二药合用用补益肝肾阴血之功效。红糖性温，味甘，益气和中、补血活血。全方共奏补肾益阴、止血调经之功。

(5) 备选方：生地麦冬饮（生地黄 15g，麦冬 15g，红糖

15g。诸味同时放入砂锅中，加清水适量，煎煮 30min，去渣留汁即可。每日 1 剂，代茶频饮，连服 7 剂为 1 个疗程）。

（6）推荐食材：枸杞叶、桑椹、黑芝麻、猪肾、乌贼鱼。

2. 湿热证

（1）证候：经间期出血，量少或稍多，色深红，质黏稠，可见白带中夹血，或赤白带下，腰骶酸楚；或下腹时痛，神疲乏力，胸胁满闷，口苦纳呆，小便短赤。舌红，苔黄腻，脉濡或滑数。

（2）证候分析：湿邪阻于冲任、胞络之间，蕴蒸生热，得经间期重阴转阳，阳气内动，引动内蕴之湿热，而扰动冲热血海，影响固藏，而见阴道流血；湿热与血搏结，故血色深红，质黏稠；湿热搏结，瘀滞不通，则下腹时痛；湿热熏蒸，故口苦纳呆；湿邪阻络，故胸胁满闷。舌红，苔黄腻，脉濡或滑数，均为湿热之征。

（3）治法：清热利湿，固冲止血。

（4）主方：三妙粥。

原料：薏苡仁 50g，苍术 15g，黄柏 15g，粳米 50g，白糖少许。

制作：将苍术、黄柏加水适量，煎煮 30min，去渣留汁。再加入薏苡仁、粳米及适量清水，共煮成粥，加入少许白糖后服用。

用法：每日 1 剂，分 2 次早、晚温热服食。

方义：方中以薏苡仁为君，薏苡仁性微寒，味甘，入脾肾二经，兼入肺，功能除湿、和中、利小便，《本草汇言》言"薏苡仁最善利水，又不损耗真阴之气……故凡遇水湿之症，用薏苡仁一二两为君，而佐以健脾祛湿之味，未有不速于奏效者也"。本方配伍健脾渗湿之苍术，利水之效更佳。方中黄柏清热燥湿，辅以粳米、白糖和中益胃。故全方健脾和胃、祛湿清热之功显著。

（5）备选方：绿豆薏仁大肠煲（绿豆50g，薏苡仁30g，猪大肠250g，葱、姜、料酒、盐适量。猪大肠洗净，绿豆、薏苡仁用温水浸泡2h洗净，装入猪大肠内，再加入少量清水，两端扎紧，放入锅内与葱、姜、料酒一起加水煲煮至烂熟。每日1剂，分2次服食，连服7剂为1个疗程）。

（6）推荐食材：薏苡仁、山药、赤小豆、鲫鱼、冬瓜、荷叶、紫菜。

3. 血瘀证

（1）证候：经间期出血量少或稍多，色暗红，或紫黑或有血块，少腹一侧或两侧胀痛或刺痛，拒按，胸闷烦躁。舌质紫或有瘀斑，脉细涩。

（2）证候分析：瘀血阻滞冲任，经间期阳气内动，与之相搏，脉络损伤，血不循经，故而经间期出血；瘀血内阻，则出血量少或稍多，色暗红，或紫黑或有血块；气血阻滞，则少腹一侧或两侧胀痛或刺痛，拒按；瘀血阻络，气机不畅，故胸闷烦躁。舌质紫或有瘀斑，脉细涩，均为血瘀之征。

（3）治法：化瘀止血。

（4）主方：桃仁红花饮。

原料：桃仁10g，红花10g，香附9g，红糖50g。

制作：将前3味加清水适量，煎煮15min，去渣留汁，加入红糖即可。

用法：每日1剂，分2次早晚温热饮服。

方义：方中桃仁性寒，味苦，多用逐瘀血而止痛，少用生新血而通经，本方以通经为用。红花辛温，入血分，专治妇科病，配伍桃仁，共奏活血通经之功。香附为女科圣药，乃血中气药，行气开郁，逐瘀通经，气行则血行，瘀滞得通。红糖和中化瘀。全方以活血化瘀为主，又有行气调经之效。

（5）备选方：坤草童鸡（益母草 15g，童子鸡 500g，冬菇 15g，火腿 5g，香菜叶 2g，鲜月季花 10 瓣，绍酒 30ml，白糖 10g，盐 5g，味精 1g，香油 3g。将益母草洗净，置碗内，加绍酒、白糖上蒸屉，用足气蒸 1h 后取出，纱布过滤，留汁备用；童子鸡宰杀去毛洗净，剁头爪、除内脏，入沸水烫透；捞出童子鸡放入砂锅内，加鲜汤、冬菇、火腿、绍酒、葱、姜，大火煮开后，加入盐，小火煨至熟烂；拣去葱、姜，加味精、益母草汁、香油、香菜叶、鲜月季花瓣即可)。

（6）推荐食材：丝瓜、桃、山楂、莲藕。

【辨证施膳中应注意的问题】

本病虽以肾阴虚证候为主，但仍然要根据形、气、色、脉以及出血的色、质进行分析。治疗以调摄冲任阴阳平衡为大法，选用滋肾阴、补脾气、利湿热或消瘀血之方药随证治之。阴虚者宜选择滋阴清热的食物，如山药、枸杞、百合、燕窝、西洋参等，忌食辛辣刺激性食物；湿热者要多食易消化的蔬菜，少吃油腻性食物，如苦瓜、黄瓜、丝瓜、冬瓜等，还有赤小豆、绿豆以及喝红豆薏米粥、百合茯苓粥等粥类；血瘀的患者，平时可以使用陈皮、玫瑰花、茉莉花等泡水喝，可以起到活血的作用，也可以多吃一些山楂或者山楂制品，比如山楂汁、山楂糕，或者适量喝一些米醋、红葡萄酒、花雕酒，也可以促进血液循环、缓解血瘀症状。

第八节　崩　　漏

【概念】

崩漏是指经血非时暴下不止或淋漓不尽，前者称为"崩中"，后者称为"漏下"，由于两者常相互转化，故称为崩漏，是月经周期、经期、经量严重紊乱的疾病。

西医学无排卵性异常子宫出血可参照本病辨证治疗。

【病因病机】

崩漏的病因较为复杂，但可概括为虚、热、瘀三个方面。其主要发病机理是劳伤血气，脏腑损伤，血海蓄溢失常，冲任二脉不能制约经血，以致经血非时而下。

1. 血热

素体阳盛，肝火易动；或素性抑郁，郁久化火；或感受热邪，或过服辛温香燥助阳之品，热伏冲任，扰动血海，破血妄行而成崩漏。素体阴虚，或久病失血伤阴，阴虚内热，虚火内炽，扰动血海，加之阴虚失守，冲任失约，故经血非时妄行；血崩失血则阴愈亏，冲任更伤，以致崩漏反复难愈。《傅青主女科·血崩》云："冲脉太热而血即沸，血崩之为病，正冲任之太热也。"

2. 肾虚

禀赋不足，天癸初至，肾气稚弱，冲任未盛；育龄期因房劳多产伤肾，损伤冲任胞脉；绝经期天癸渐竭，肾气渐虚，封藏失司，冲任不固，不能调摄和制约经血，因而发生崩漏。命门火衰，肾阳虚损，冲任不固，血失封藏，以致经血非时暴下或淋漓不尽。若肾阴亏损，则阴虚失守，虚火内生，扰动冲脉血海，破血妄行而成崩漏。《兰室秘藏·妇人门》云:"妇人血崩,是肾水阴虚不能镇守胞脉相火,故血走而崩也。"

3. 脾虚

忧思过度,或饮食劳倦损伤脾气,脾气亏虚,统摄无权,冲任失固,不能制约经血而成崩漏。《妇科玉尺·崩漏》曰:"思虑伤脾,不能摄血,致令妄行。"

4. 血瘀

情志所伤,肝气郁结,气滞血瘀;或经期、产后余血未尽,又感受寒、热邪气,寒凝血脉,或热灼津血而致血瘀,瘀阻冲任,旧血不去,新血难安,发为崩漏。也因元气虚弱,无力行血,血运迟缓,因虚而瘀或久漏成瘀者。

崩漏为经乱之甚,其发病非单一原因所致。如肝郁化火之实热,既有火热扰血、迫经妄行的病机,又有肝失疏泄、血海蓄溢失常的病机;如肝气乘脾,或肝肾亏虚,可有脾失统摄、肾失封藏而致冲任不固的病机夹杂其中;又如阴虚阳搏,病起于肾,而肾阴亏虚不能济心涵木,以致心火亢盛,肝肾之相火夹心火之势亦从而相煽,而成为心、脾、肝、肾同病的崩漏证。

【诊断】

1. 病史

(1) 既往多有月经先期、月经先后无定期、经期延长、月经过多等病史。

(2) 询问年龄、孕产史、目前采取的避孕措施、激素类药物使用史。

(3) 注意排除肝病、血液病、高血压、甲状腺、肾上腺、脑垂体病史。

2. 症状

月经无规律周期而妄行，或量多如山崩之状，或量少淋漓不止。出血情况可有多种表现形式，如停经数月后骤然暴下，继而淋漓不断；或淋漓量少累月不止，突然又暴下量多如注；或出血时断时续，血量时多时少。常常继发贫血，甚至发生失血性休克。

3. 检查

（1）妇科检查。出血来自子宫腔，注意生殖器官有无器质性病变、有无妊娠因素等。

（2）辅助检查。①超声检查：了解子宫大小及内膜厚度，排除妊娠、生殖器肿瘤或赘生物等。②血液检查：如血常规、凝血功能检查等，以了解贫血程度并排除血液病。③激素测定：血清雌孕激素、垂体激素测定及甲状腺激素等测定。④有性生活史者，应做妊娠试验以排除妊娠及相关疾病。⑤诊断性刮宫：可止血并明确诊断。对育龄期和绝经过渡期患者可在出血前数天或出血 6h 之内诊刮；对大出血，或淋漓不净，或不规则出血者，可随时诊刮取子宫内膜病理检查，以明确有无排卵及排除子宫内膜恶性病变。

【辨证施膳】

崩漏辨证首先要根据出血的量、色、质辨明血证的属性，分清寒、热、虚、实。一般经血非时崩下，量多势急，继而淋漓不止，色淡，质稀多属虚；经血非时暴下，血色鲜红或深红，质地黏稠多属实热；淋漓漏下，血色紫红，质黏稠多属虚热；经来无期，时来时止，时多时少，或久漏不止，色暗夹血块，多属瘀滞。出血急骤多属气虚或血热，淋漓不断多属虚热或血瘀。

一般而言，崩漏虚证多而实证少，热证多而寒证少。即便热亦是虚热为多，但发病初期可为实热，失血伤阴即转为虚热。

1. 血热证

1）实热证

（1）证候：经血非时暴下，或淋漓不净又时而增多，色深红或鲜红，质稠，或有血块；唇红目赤，烦热口渴，或大便干结，小便黄。舌红苔黄，脉滑数。

（2）证候分析：阳盛血热，实热内蕴，热扰冲任，血海不宁，迫血妄行，故血崩暴下或淋漓不净；血热则色鲜红或深红；热灼阴津，则质稠或有血块；热性炎上，血行加速，充盈于面，故唇红目赤；热盛伤津，则烦热口渴，尿黄便赤。舌脉均为实热之征。

（3）治法：清热凉血，止血调经。

（4）主方：清心止血饮。

原料：生地黄 60g，藕节 60g，白茅根 60g。

制作：将以上 3 味药同放入砂锅中，加适量清水，煎取药汁，再入冰糖即可。

用法：每日 1 剂，代茶频饮。

方义：方中生地黄性寒，味甘、苦，《药鉴》言其"能凉心火之血热，泻脾土之湿热……妇人崩中血不止，产后血上攻心，胎动下血，皆当用之"，有滋阴清热凉血的功效。藕节凉血止血散瘀，《滇南本草》言其"治妇人血崩，冷浊"。白茅根凉血止血，清热利尿。诸药共奏清热凉血、止血调经之功。

（5）备选方：苎麻粥（生苎麻根 30g，炒陈皮 10g，粳米、大麦仁各 50g，盐少许。将生苎麻根、炒陈皮先煎，去渣留汁，再加入粳米、大麦仁煮粥；粥熟时放入少许盐即可。每日 1 剂，分 2 次早、晚空腹时温热服食）。

（6）推荐食材：莲藕、山慈姑、旱芹（芹菜）。

2）虚热证

（1）证候：经血非时而下，量少淋漓，血色鲜红而质稠；心烦潮热，小便黄少，或大便干燥。舌质红，苔薄黄，脉细数。

（2）证候分析：阴虚失守，冲任不固，故经血非时而下；阴虚生热，虚热扰血，热扰血行，阴虚血少，则量少淋漓，质地黏稠；心烦潮热，尿黄便结。舌质红，苔薄黄，脉细数，均为虚热之征。

（3）治法：养阴清热，止血调经。

（4）主方：生地黄粥。

原料：生地黄 250g，粳米 75g。

制作：生地黄洗净、切细，加清水 200ml 在火上熬煮约 30min，留取药汁约 100ml，再加水熬煮 20min，取药汁约 100ml，共留取药汁约 200ml。将粳米熬煮成粥，趁粥熟时掺入生地黄汁搅匀。食用时可加入少许白糖。

用法：每日 1 剂，分早、晚空腹热服。

方义：方中生地黄性寒，味甘、苦，归心、肝、肾经，《本草汇言》言其"为补肾要药，益阴上品"，功能滋肾益阴、凉血清热。粳米即人们日常食用的大米，粳米性味甘、平，功能健脾和中、生津化液以除烦渴；用粳米煮粥时，粥面上的一层浓稠液体叫作米油或粥油，其滋阴补虚功效尤佳。

（5）备选方：旱莲草粳米粥（旱莲草 10g，白茅根 15g，粳米 60g。将旱莲草、白茅根加水适量，煎取药汁约 400ml，放碗中沉淀，备用；再将粳米淘洗干净，放入锅中，倒入药汁中的上清液和适量水，置武火上煮沸，改用文火煮至米烂粥成即可。每日分 2 次趁热空腹食下，3d 为 1 个疗程，间断服用）。

（6）推荐食材：苦瓜、冬瓜、百合、甲鱼、燕窝、海参。

2. 肾虚证

1）肾阴虚证

（1）证候：经血非时而下，量多或淋漓不净，色鲜红，质稠；头晕耳鸣，腰膝酸软，或心烦。舌质偏红，苔少，脉细数。

（2）证候分析：肾阴亏虚，阴虚失守，封藏失司，冲任不固，故经血非时而下，经量多或淋漓不净；阴虚生内热，热灼阴血，则血色鲜红，质稠；阴血不足，不能上荣于脑，故头晕耳鸣；阴精亏虚，外府不荣，作强无力，则腰膝酸软；水火不济，故心烦。舌红，苔少，脉细数，亦为肾阴虚之征。

（3）治法：滋肾益阴，止血调经。

（4）主方：甲鱼虫草汤。

原料：鳖（甲鱼）1 只（约 500g），冬虫夏草 3g，藕节 50g。

制作：将鳖剖腹去头及内脏，切块，与冬虫夏草、藕节一起放入砂锅中，加清水适量，用小火炖 1h 即可。

用法：饮汤食肉，每日 1 剂，分 2 次佐餐服食。

方义：方中鳖肉味甘性平，功能滋阴补虚，能"滋肝肾之阴，请虚劳之热，主脱肛、崩带"，为方中之君药；冬虫夏草是一味名贵的中药材，也是珍贵的滋补品，其味甘性温，功能补虚益肾止血；藕节味甘涩，功能止血消瘀。前两药配伍功能滋阴补肾，佐以止血消瘀之藕节，共奏滋阴益肾、止血固冲之效。

（5）备选方：木耳红枣汤（黑木耳 200g，红枣 100g，冰糖 250g。将黑木耳、大枣洗净放入砂锅中，加水 2000ml 煮沸，再加入冰糖，文火炖烂即可。每周 1 剂，每日 2 次于早、晚服食）。

（6）推荐食材：枸杞叶、桑椹、黑芝麻、猪肾、乌贼鱼。

2) 肾阳虚证

(1) 证候：经血非时而下，出血量多或淋漓不净，色淡质清；畏寒肢冷，面色晦暗，腰腿酸软，小便清长。舌质淡，苔薄白，脉沉细。

(2) 证候分析：肾阳虚弱，肾气不足，封藏失司，冲任不固，故经血非时而下，量多或淋漓不净；阳虚火衰，胞宫失于温煦，故经色淡质清。舌淡，苔白，脉沉弱，均为肾阳虚之征。

(3) 治法：温肾固冲，止血调经。

(4) 主方：炮姜当归烧羊肉汤。

原料：羊肉 500g，当归 12g，生地黄 10g，炮姜 10g，酱油、料酒各 3ml。

制作：将羊肉切块，放入砂锅中，加剩余食材，用大火煮沸，转小火煮至羊肉烂熟即可。

用法：每日 1 剂，分次适量服食。

方义：方中羊肉性温、热，味甘，入脾、肾经，一直被用作补阳的佳品，温暖下元而不伤阴，具有补肾壮阳、温中健脾、温经养血的功效，为方中君药。炮姜辛热，归脾、肾经，温里散寒止血，随羊肉入下焦，温经散寒。当归以补血为要，配伍滋阴清热之生地黄，共奏补养阴血之功。诸味合用，既能温肾助阳，又能养血止血。

(5) 备选方：韭菜粥（韭菜 30~60g，粳米 100g，盐 3g。先将粳米洗净，倒入砂锅中，加水煮沸，再加入洗净切碎的韭菜和盐，同煮作粥。每日 1 剂，分 2 次早、晚热服）。

(6) 推荐食材：韭菜、羊肉、牛鞭、鹿肉。

3. 脾虚证

(1) 证候：经血非时而下，崩中暴下继而淋漓，血色淡而质薄；气短神疲，面色㿠白，或面浮肢肿，四肢不温。舌质淡，苔薄白，脉弱或沉细。

（2）证候分析：脾虚气陷，统摄无权，故忽然暴下，或日久不止而成漏下；气虚火不足，故经血色淡而质薄；中气不足，清阳不升，故气短神疲；脾阳不振，则四肢不温，面色㿠白；脾虚水湿不运，泛溢肌肤，则面浮肢肿。舌质淡，脉弱，均为脾虚阳气不足之征。

（3）治法：健脾益气，固冲止崩。

（4）主方：固本止崩乌鸡汤。

原料：人参 9g，黄芪 10g，白术 30g，熟地黄 30g，当归 15g，干姜 6g，乌鸡 100g，葱、生姜、盐适量。

制作：将以上药物浸泡于 800ml 水中约 15min，将药物与水一同放入高压锅中，先以武火煮沸约 5min，调成文火，盖上锅盖，再煮 15min，保持适当火候，使药汁剩余 500~600ml。过滤药渣后，将乌鸡洗净切块，与药汁一同放入高压锅中，加适量清水，武火煮开，盖上锅盖，改文火再煮 10min，加姜、葱、盐等调味即可。

用法：食肉饮汤，每日 1 剂，分 2~3 次佐餐服食。

方义：方中人参、黄芪益气健脾，白术既健脾又资血，三药以健脾补气为要，因崩漏者"血已尽去，仅存一线之气"，当急补气以养血。熟地黄滋阴补血，当归补血调经。佐性温之干姜，可防血液凝滞，故全方气血双补。

（5）备选方：首乌黄芪乌鸡汤（乌鸡肉 200g，制何首乌 20g，黄芪 15g，大枣 10 枚。将黄芪、何首乌洗净，用纱布袋装、封口，大枣洗净，乌鸡肉洗净，切块。将上述食材一起放入砂锅中，加适量清水，大火煮沸，转至小火，煮至乌鸡肉烂熟，去药袋，调味即可。食肉饮汤，每日1剂，分早、晚2次服食）。

（6）推荐食材：山药、木耳、莲子、乌鸡。

4. 血瘀证

（1）证候：经血非时而下，时下时止，或淋漓不净，色紫黑有块；或有小腹不适。舌质紫暗，苔薄白，脉涩或细弦。

（2）证候分析：胞脉瘀滞，旧血不去，新血难安，故经血非时而下，离经之血时停时流，经血时来时止；冲任瘀阻，新血不生，故经血紫黑有血块；瘀阻则气血不畅，故小腹不适。血色紫黑有块，舌紫暗，脉涩，均为有瘀之征。

（3）治法：活血化瘀，止血调经。

（4）主方：益母草汁粥。

原料：益母草汁（鲜品）10g，生地黄汁（鲜品）40g，藕汁40g，生姜汁2g，蜂蜜10g，粳米100g。

制作：先以粳米煮粥，待粥熟时，加入上述诸药汁及蜂蜜，煮成稀粥即可。

用法：每日1剂，分早、晚2次温热服食。病愈即停，不可久服。

方义：方中益母草为君，为治疗妇科疾病常用药。益母草味苦、辛，性微寒，活血化瘀，调经止血，《本草纲目》言其"活血，破血，调经，解毒"。配伍生地黄养阴清热，藕凉血散瘀，此两味甘寒之品合用有清热止血、养阴生津的功效。生姜性微温，少用以起反佐之用。粳米健脾生津。蜂蜜调和诸药并能矫味。全方活血调经，化瘀养阴。

（5）备选方：田七鸡（三七5g，鸡肉200g。三七打碎，与鸡肉一起加水适量，炖2h，加盐少许即可。每日1剂，分2次早、晚服用。食肉饮汤）。

（6）推荐食材：丝瓜、桃、山楂、莲藕。

【辨证施膳中应注意的问题】

崩漏患者应根据病情的缓急轻重、出血的久暂，采用"急则治其标，缓则治其本"的原则，施膳过程中出血量大者应及时就医，出血量少者可通过食疗及药膳调理。在施膳过程中，禁食生姜、生蒜、辣椒、麻椒、芥末等辛辣和刺激性的调味品和食物，特别是在出血量大的时候。肾阳虚，平时饮食上可以多吃羊肉、牛肉、虾等温补肾阳的食物。如果伴随有血热，可以多吃苦瓜、黄瓜等，可以起到凉血、止血作用。血热崩漏者红米生地粥能够起到清凉生津、凉血止血的作用。

第九节　闭　　经

【概念】

闭经是常见的妇科病证，表现为无月经或月经停止。根据既往有无月经来潮，分为原发性闭经和继发性闭经。原发性闭经是指年龄超过 14 岁，第二性征未发育；或年龄超过 16 岁，第二性征已发育，月经还未来潮。继发性闭经是指月经来潮后停止 6 个月或者 3 个周期以上。

西医学病理性闭经可参照本病辨证治疗。

【病因病机】

闭经的病因病机分为虚实两类。虚者多因精血匮乏，冲任不充，血海空虚，无血以下；实者多为邪气阻隔，冲任阻滞，胞脉不通，经不得下。

1. 肾虚

素禀肾虚；或早婚多产，房事不节；或久病、惊恐伤肾，致肾阴精亏损而血少，冲任不充，血海不能满盈，则月经停闭，肾气虚则无力推动血行、肾阳虚血失温煦均可导致血液运行迟缓，胞宫不能按时满溢而月经停闭。

2. 脾虚

脾胃素虚，或饮食劳倦，或忧思过度，损伤脾气，脾失健运则气血生化乏源，冲任空虚，血海不能按时满盈，致月经停闭。

3. 血虚

素体血虚，或数伤与血，或大病久病，营血耗损，冲任血少，以致血海空虚，无血可下，遂使月经停闭。

4. 气滞血瘀

素性抑郁，或七情所伤，肝气郁结，久则气滞血瘀，冲任瘀阻，胞脉不通，经血不得下行，遂致月经停闭。

5. 寒凝血瘀

经期、产后感受寒邪，或过食生冷，或淋雨涉水，寒湿之邪客于冲任，凝涩胞脉，经血不得下行，遂致月经停闭。

6. 痰湿阻滞

素体肥胖，痰湿偏盛，或饮食劳倦，脾失健运，内生痰湿，下注冲任，壅遏闭塞胞脉，经血不得下行，遂致月经停闭。

【诊断】

1. 病史

详细询问有无月经初潮延迟及月经后期病史，或反复刮宫史、产后出血史、结核病史，或过度紧张劳累、过度精神刺激史，或不当节食减肥史，或环境改变、疾病影响、使用药物（避孕药、镇静药、抗抑郁药、激素类）、放化疗及妇科手术史等。

2. 症状

年龄超过 14 岁,第二性征未发育;或年龄超过 16 岁,第二性征已发育,月经还未来潮;或月经来潮后停止 6 个月或 3 个周期以上。应注意体格发育和营养状况,有无厌食、恶心,有无周期性下腹疼痛,有无体重改变(肥胖或消瘦),有无婚久不孕、痤疮、多毛、头痛、复视、溢乳、烘热汗出、烦躁、失眠、阴道干涩、毛发脱落、畏寒肢冷、性欲减退等症状。

3. 检查

(1) 全身检查。注意观察患者精神状态、形态特征和营养状况,检查全身皮肤光泽及毛发分布,检查智力、身高、体重等情况,女性第二性征发育情况;检查甲状腺有无肿大,乳房有无溢乳。

(2) 妇科检查。了解内外生殖器官发育情况,有无缺如、畸形、肿块或萎缩。先天发育不良、原发性闭经者,尤其注意外阴发育情况,有无嗅觉缺失,有无处女膜闭锁及阴道病变,有无子宫偏小、畸形甚至缺如,有无卵巢缺如等。

(3) 辅助检查。①血清激素:卵巢激素(E_2、P、T)、促性腺激素(FSH、LH)、催乳素(PRL)及甲状腺、肾上腺功能测定,可协助判断闭经是内分泌原因。②基础体温(BBT)测定:可一定程度上提示卵巢是否排卵。③超声及影像学检查:超声检查可了解子宫、卵巢及卵泡发育、内膜厚薄等情况;子宫输卵管碘油造影可了解有无宫腔病变及宫腔粘连;必要时可行 CT、MRI检查,了解盆腔包块和中枢神经系统病变性质。④诊断性刮宫手术及宫腔镜、腹腔镜检查均可协助判断闭经的原因。

【辨证施膳】

本病应根据病因病机、诊断要点，结合鉴别诊断与四诊信息辨别证候虚实。一般而言，年逾 16 岁尚未行经。或已行经而又月经稀发、量少，渐至停闭，并伴腰膝酸软，头晕眼花，面色萎黄，五心烦热，或畏寒肢冷，舌淡脉弱等者，多属虚证；若既往月经基本正常，而骤然停闭，伴胸胁胀满，小腹疼痛，或脘闷痰多，形体肥胖，脉象有力等者，多属实证。

1. 肾虚证

1) 肾气虚证

(1) 证候：月经初潮来迟，或月经后期量少，渐至闭经；头晕耳鸣，腰膝酸软，小便频数，性欲降低。舌淡红，苔薄白，脉沉细。

(2) 证候分析：肾气不足，精血衰少，冲任气血不充，血海空虚，不能按时满盈，故月经初潮来迟，或后期量少，渐至停闭；肾虚不能化生精血，髓海、腰府失养，故头晕耳鸣、腰膝酸软；肾气虚则阳气不足，故性欲降低；肾气虚而膀胱失于温化，故小便频数。舌淡红，苔薄白，脉沉细，均为肾气虚之征。

(3) 治法：补益肾气，养血调经。

(4) 主方：鹿角胶粥。

原料：鹿角胶 15~20g，粳米 100g，姜 3 片。

制作：先将粳米煮粥，待煮沸后，放入鹿角胶、生姜同煮为稀粥。

用法：每日 1 剂，分 2 次早、晚温热服食，3~5 剂为 1 个疗程。

方义：方中鹿角胶性味甘咸而温，入肝、肾经，功能补肝肾、益精血，《本经》言其"主伤中劳绝，腰痛羸瘦，补中益气"。

粳米同鹿角胶共煮粥，更增其补益肾阳之力，故《本草纲目》言"鹿角胶入粥食，助元阳，治诸虚"。本方功能补肾温阳调经。

(5) 备选方：山茱萸粥（山茱萸 15~20g，粳米 100g，白糖少许。先将山茱萸洗净，去核，再与粳米同入砂锅中煮粥，待粥熟时，加入白糖少许即可食用。每日 1 剂，分 2 次早、晚温热服食，3~5 剂为 1 个疗程）。

(6) 推荐食材：枸杞子、桑椹、山药、黑芝麻、黑豆、羊肉、牛肉。

2) 肾阴虚证

(1) 证候：月经初潮来迟，或月经后期量少，渐至闭经；头晕耳鸣，腰膝酸软，或足跟痛，手足心热，甚则潮热盗汗，心烦少寐，颧红唇赤。舌红，苔少或无苔，脉沉细数。

(2) 证候分析：肾阴不足，精血亏虚，冲任气血不充，血海不能按时满溢，故月经初潮来迟，或后期量少，渐至停闭；精亏血少，不能濡养空窍、外府，故头晕耳鸣，腰膝酸软，或足跟痛；阴虚内热，故手足心热；虚热迫津外泄，故潮热盗汗；虚热内扰心神，则心烦少寐；虚热上浮，则颧红唇赤。舌红，苔少或无苔，脉沉细数，均为肾阴虚之征。

(3) 治法：滋肾益阴，养血调经。

(4) 主方：龟鳖鸡子汤。

原料：乌龟 1 只，鳖 1 只，童子鸡 1 只，龟甲胶、阿胶少量，调料适量。

制作：将乌龟、鳖、童子鸡洗净，去内脏，与龟甲胶、阿胶一起放入锅中加水，文火煨汤，加入调料即可。

用法：饮汤食肉，每 3d 1 剂，分 3 次佐餐服食。

方义：方中乌龟肉性味甘酸、平，功能补阴虚、滋肾水；鳖肉味甘性平，功可滋肝肾之阴、清虚劳之热，两者同用，滋阴血、除虚热之力倍增。龟甲胶滋阴清热，阿胶补养阴血，皆为血肉有情之物，养阴清热之功效佳。方中还用童子鸡补养五脏，添精补髓。全方共奏补肾益精、养血清热之功。

（4）备选方：地骨墨鱼汤（地骨皮 10g，墨鱼 200g，调料适量。墨鱼洗净切片，地骨皮水煎取汁，与墨鱼片同放入砂锅中稍加水煮汤，以油、盐调味即可。每日 1 剂，分 2 次服用，饮汤食肉）。

（5）推荐食材：枸杞叶、桑椹、黑芝麻、乌贼鱼。

3）肾阳虚证

（1）证候：月经初潮来迟，或月经后期量少，渐至闭经；头晕耳鸣，腰痛如折，畏寒肢冷，小便清长，夜尿多，大便溏薄，面色晦暗，或目眶暗黑。舌淡，苔白，脉沉弱。

（2）证候分析：肾阳虚衰，脏腑失于温养，经血化生乏源，冲任气血不充，血海不能按时满溢，故月经初潮来迟，或后期量少，渐至闭经；肾阳虚衰，阳气不布，故畏寒肢冷；肾阳虚，不足以温养髓海、外府，故头晕耳鸣，腰痛如折；肾阳虚，膀胱气化失常，故小便清长，夜尿多；肾阳虚，不能温运脾阳，运化失司，故大便溏薄；肾阳虚，其脏色外现，故面色晦暗，目眶暗黑。舌淡，苔白，脉沉弱，均为肾阳虚之征。

（3）治法：温肾助阳，养血调经。

（4）主方：炮姜当归烧羊肉。

原料：羊肉 500g，当归 12g，生地黄 10g，炮姜 10g，酱油、料酒 3ml。

制作：将羊肉切块，放入砂锅中，加剩余食材，用大火煮沸，转小火煮至羊肉烂熟即可。

用法：每日 1 剂，分次适量服食。

方义：方中羊肉性温热，味甘，入脾、肾经，一直被用作补阳的佳品，温暖下元而不伤阴，具有补肾壮阳、温中健脾、温经养血的功效，为方中君药。炮姜辛热，归脾、肾经，温里散寒止血，随羊肉入下焦，温经散寒。当归以补血为要，配伍滋阴清热之生地黄，共奏补养阴血之功。诸味合用，既能温肾助阳，又能养血止血。

（5）备选方：韭菜粥（韭菜 30~60g，粳米 100g，盐 3g。先将粳米 100g 洗净，倒入砂锅中，加水煮沸，再加入洗净切碎的韭菜和盐，同煮作粥。每日 1 剂，分 2 次早、晚热服）。

（6）推荐食材：韭菜、羊肉、牛鞭、鹿肉。

2. 脾虚证

（1）证候：月经停闭数月；神疲肢倦，食少纳呆，脘腹胀满，大便溏薄，面色淡黄。舌淡胖有齿痕，苔白腻，脉缓弱。

（2）证候分析：脾虚运化无力而气血乏源，冲任不足，血海不能按时满溢，故月经停闭数月，面色淡黄；脾虚运化失司，湿浊内生而渐盛，故食少纳呆，脘腹胀满，大便溏薄；脾主四肢，脾虚中阳不振，故神疲肢倦。舌淡胖有齿痕，苔白腻，脉缓弱，均为脾虚之征。

（3）治法：健脾益气，养血调经。

（4）主方：洋参炖乳鸽。

原料：乳鸽 1 只，西洋参片 40g，山药 30g，红枣 8 枚，生姜 10g，盐 3g。

制作：西洋参略洗，山药洗净，加清水浸泡半小时，切片；红枣洗净，乳鸽去毛和内脏，切块；将全部食材放入砂锅中，加适量水煮沸，转至小火炖至乳鸽烂熟，加入盐调味即可。

用法：每日 1 剂，分 2 次早、晚温热服食。

方义：方中乳鸽益气养血、滋补肝肾；西洋参益气补血、生津止渴；山药是药食两用的补气佳品，可补肺、脾、肾三脏；红枣益气补血。以上四味配伍炖汤服用，可益气健脾、养血调经。

（5）备选方：黄芪煲鹌鹑（黄芪 10g，鹌鹑 1 只，白扁豆 10g，盐 2g。将鹌鹑收拾干净；黄芪洗净，泡发；红枣洗净，切开去核；白扁豆洗净，泡发。锅中加入水烧开，将鹌鹑放入，焯尽表面的血水，捞起洗净。将黄芪、红枣、鹌鹑、白扁豆放入砂锅中，加入水后用大火煲沸，改小火煲 2h，加盐调味即可）。

（6）推荐食材：山药、木耳、柿子、莲子、鹌鹑。

3. 血虚证

（1）证候：月经停闭数月，头晕目花，心悸怔忡，少寐多梦，皮肤不润，面色萎黄。舌淡，苔少，脉细。

（2）证候分析：营血亏虚，冲任气血衰少，血海不能按时满溢，故月经停闭；血海上不能濡养脑髓清窍，故头晕目花；血虚内不养心神，故心悸怔忡，少寐多梦；血虚外不荣肌肤，故皮肤不润，面色萎黄。舌淡，苔少，脉细，也为血虚之征。

（3）治法：补血养血，活血调经。

（4）主方：参归枣鸡汤。

原料：党参 15g，当归 15g，红枣 8 枚，鸡腿 1 只，盐 5g。

制作：鸡腿洗净，剁块，放入沸水中焯烫，捞起冲净；鸡肉、党参、当归、大枣一起入锅，加适量水以大火煮开，转小火续煮 40min；起锅前加盐调味即可。

用法：食肉饮汤，每日 1 剂，分 2~3 次佐餐服食。

方义：方中党参性味甘温，功能补益肺脾之气。当归味甘辛、性温，归心、脾、肝三经，功可补血调经，为养血要品。鸡肉性味甘温，具有温中益气、滋养五脏之功。母鸡因其属阴，尤适于妇女、产妇。上味合气血双补，血充则气化生有源，气足则血行有序。

（5）备选方：枸杞红枣猪蹄汤（猪蹄200g，山药10g，枸杞5g，红枣5枚，盐3g。山药洗净切块，枸杞洗净泡发，红枣去核洗净；猪蹄洗净，剁块，焯水；将食材放入砂锅中，加适量清水，大火煮沸后，转小火煮至猪蹄烂熟，加入盐调味即可）。

（6）推荐食材：木耳、大枣、鸽子、牛肉、牛肚、猪血。

4. 气滞血瘀证

（1）证候：月经停闭数月，小腹胀痛拒按；精神抑郁，烦躁易怒，胸胁胀痛，嗳气叹息。舌紫暗或有瘀点，脉沉弦或涩而有力。

（2）证候分析：肝郁气滞，气滞血瘀，冲任瘀阻，血海不能满溢，故经血停闭不行；肝气不舒，瘀阻胞脉及肝经，故小腹胀痛拒按，胸胁胀痛；肝气不舒，气机不畅，故精神抑郁，烦躁易怒，嗳气叹息。舌紫暗或有瘀点，脉沉弦或涩而有力，也为气滞血瘀之征。

（3）治法：行气活血，祛瘀通络。

（4）主方：留行猪蹄汤。

原料：王不留行12g，茜草12g，牛膝12g，猪蹄250g，调料适量。

制作：将前3味材料洗净，与猪蹄（去毛、骨）同置入砂锅内，加适量清水及调料，用文火炖至猪蹄烂熟即可。

用法：食肉饮汤，每日1剂，分2~3次佐餐服食。

方义：方中王不留行味苦性平，善意行血，性走而不守，"虽有王命不能留其行"，故名曰"王不留行"，可见其活血通经之力甚强，遇流血不止者，其尚有止血之功，临床上也多用其催生下乳，为妇科常用药。茜草苦寒，归肝经，凉血止血，逐瘀通经。牛膝苦酸、平，归肝、肾经，在本方中有化瘀通经，引血下行之效。三药合用，活血化瘀通经。方中还配伍猪蹄，功能补益气血，有化瘀而不伤正之意。诸味合用，共奏活血化瘀、下血通经之效。

（5）备选方：玫瑰花益母草茶（玫瑰花 8 朵，益母草 10g。将玫瑰花、益母草除去杂质，分别洗净；将其放入锅中，加水600ml，大火煮开后再煮 5min；关火后倒入杯中饮用即可）。

（6）推荐食材：丝瓜、桃、山楂、莲藕。

5. 寒凝血瘀证

（1）证候：月经停闭数月，小腹冷痛拒按，得热痛减；形寒肢冷，面色青白。舌紫暗，苔白，脉沉紧。

（2）证候分析：寒邪客于冲任，与血相搏，血为寒凝而瘀塞，冲任瘀阻，血海不能满溢，故经闭不行；寒客于胞中，血脉不畅，"不通则痛"，故小腹冷痛拒按，得热后血脉暂通，故腹痛得以缓解；寒邪伤阳，阳气不达，故形寒肢冷，面色青白。舌紫暗，苔白，脉沉紧，也为寒凝血瘀之征。

（3）治法：温经散寒，活血通经。

（4）主方：当归熟地烧羊肉。

原料：当归 20g，熟地 20g，羊肉 500g，干姜 10g，盐 3g，料酒 20ml，酱油 10ml。

制作：将羊肉用水洗去血水，切成块状，放入砂锅中；砂锅中加入当归、熟地、干姜、酱油、料酒、盐，倒入适量清水，以没过材料为宜；大火煮沸，转小火将羊肉煮至烂熟即可。

用法：食肉饮汤，每日 1 剂，分 2~3 次佐餐服食。

方义：方中羊肉性温热，味甘，入脾、肾经，一直被用作补阳的佳品，温暖下元而不伤阴，具有补肾壮阳、温中健脾、温经养血的功效，为方中君药。熟地黄滋阴补血，当归补血调经。佐性温之干姜，可防血液凝滞。诸味合用，既能温经散寒，又能活血通经。

（5）备选方：桃仁粥［桃仁（去皮尖）21 枚，生地黄 30g，桂心（研末）3g，粳米（细研）100g，生姜 3g。生地黄、桃仁、生姜 3 味加米酒 180ml 共研，绞取汁备用；另以粳米煮粥，再加入上述药汁，更煮令熟，调入桂心末。每日 1 剂，空腹热服］。

（6）推荐食材：羊肉、生姜、茴香、桂皮。

6. 痰湿阻滞证

（1）证候：月经停闭数月，带下量多，色白质稠；形体肥胖，胸脘满闷，神疲肢倦，头晕目眩。舌淡胖，苔白腻，脉滑。

（2）证候分析：痰湿阻于冲任，壅遏血海，经血不能满溢，故经闭不行；痰湿下注，损伤带脉，故带下量多，色白质稠；痰湿内盛，清阳不升，故头晕目眩，形体肥胖；痰湿困阻脾阳，运化失司，故胸脘满闷，神疲肢倦。舌淡胖，苔白腻，脉滑，也为痰湿阻滞之征。

（3）治法：豁痰除湿，活血通经。

（4）主方：薏苡仁丝瓜汤。

原料：薏苡仁、丝瓜各 30g。

制作：上述两味药加适量清水煎煮 30min，去渣留汁，加红糖少许调味。

用法：每日 1 剂，分 2 次饮服，连服 5 剂为 1 个疗程。

方义：方中以薏苡仁为君，薏苡仁性微寒，味甘，入脾、肾二经，兼入肺，功能除湿、和中、利小便，《本草汇言》言"薏苡仁最善利水，又不损耗真阴之气……故凡遇水湿之症，用薏苡仁一二两为君，而佐以健脾祛湿之味，未有不速于奏效者也"。配伍丝瓜活血通络。全方豁痰除湿、活血通经之功显著。

（5）备选方：三物通经粥（薏苡仁 30g，丹参、山楂各 15g，红糖少许。将上 3 味加水煮至烂熟，去渣留汁，加入少许红糖即可。每日 1 剂，温热顿服，连服 7 剂为 1 个疗程）。

（6）推荐食材：薏苡仁、山药、赤小豆、鲫鱼、冬瓜、荷叶、紫菜。

【辨证施膳中应注意的问题】

闭经在辨证施膳的过程中，首当辨清虚实，虚者补而通之，或补益肝肾，或调养气血；实者泻而通之，或活血化瘀，或理气行滞，或化痰调经，切不可不分虚实，一味补益或一味攻破。肾气不足或者是肾阳虚者，建议多吃性质温热的食物，如韭菜、羊肉等，少吃寒凉生冷的食物，如藕、梨、黄瓜等，肾阴虚证应多吃甘凉滋润的食物，如百合、鸭肉等，少吃羊肉、辣椒等性质辛辣或燥热的食物。脾虚者宜少吃生冷寒凉食物，如苦瓜、香蕉等，多吃补脾益气的食物，如小米、山药、牛肉、红枣。寒凝者多食用温性、助阳食物，尽量避免生冷、寒凉刺激，如冰淇淋、冷饮等，多食用一些温热性食物，如牛羊肉、小米粥等。

第十节 痛 经

【概念】

女性正值经期或经行前后，出现周期性小腹疼痛，或伴腰骶酸痛，甚至剧痛晕厥，影响正常工作及生活，称为"痛经"，亦称"经期腹痛"。

西医学分为原发性痛经和继发性痛经两大类。前者指无盆腔器质性病变的痛经，多发生于青春期少女初潮后 1~2 年，也称功能性痛经；后者指因盆腔炎、子宫内膜异位症、子宫腺肌病等器质性疾病引起的痛经，也称器质性痛经，多见于育龄期妇女。本病的临床特征是伴随月经周期而发作，表现为小腹疼痛，或伴腰骶酸痛。故本节所述痛经应具备此特征。至于异位妊娠破裂、先兆流产，或卵巢囊肿蒂扭转等病症导致的下腹痛，均不属于本病范畴。

【病因病机】

本病的发生与冲任胞宫的周期性气血变化密切相关。主要病机在于邪气内伏或精血素虚，更值经行前后冲任气血变化急骤，导致其运行不畅，胞宫经血运行受阻，以致"不通则痛"；或冲任胞宫失于濡养，"不荣则痛"，从而引起痛经。常见的分型有寒凝血瘀、气滞血瘀、湿热蕴结、气血虚弱、肝肾亏损。

1. 寒凝血瘀

经期产后，冒雨涉水，感受寒邪，或过食生冷，或迁居寒冷之地，寒邪客于胞宫，血得寒则凝，以致瘀阻冲任，血行失畅。经前、经期气血下注冲任，胞脉气血壅滞，"不通则痛"，发为痛经。

2. 气滞血瘀

素性抑郁，忧思郁怒，肝郁气滞，气滞血瘀，滞于冲任、胞宫而作痛；若血不循经，滞于胞宫，日久成瘀，阻碍气机流畅。气滞与血瘀相互为病，最终导致"经水不利"而腹痛发作。

3. 湿热蕴结

素体湿热内蕴，或经期、产后调养不慎，感受湿热邪气，与血相搏，流注下焦，蕴结胞中，气血凝滞，"不通则痛"，发为痛经。

4. 气血虚弱

脾胃素虚，化源匮乏，或大病久病，或失血过多，气血不足，胞脉空虚，经期或行经后气血亏虚益甚，故冲任、胞宫失于濡养而发病；兼气虚推动无力，血行迟缓，冲任经脉不利，亦可发病。

5. 肝肾亏损

素禀虚弱，或房劳多产，或久病耗损，导致肝肾亏虚，精亏血少，水不涵木；经后血海空虚，冲任、胞宫失去濡养，"不荣则痛"，发为痛经。

【临床表现】

经期或行经前后下腹疼痛，为阵发性疼痛、痉挛性疼痛或胀痛，多伴下坠感，可放射至腰骶部及大腿内侧，痛甚可伴面色苍白、冷汗、手足凉、恶心呕吐、昏厥等。

【诊断】

1. 病史

既往有经行腹痛史；精神过度紧张，经期产后冒雨涉水、过食寒凉，或有不洁房事等情况；子宫内膜异位症、子宫腺肌病、盆腔炎性疾病、宫颈狭窄、宫颈管粘连等病史或妇科手术史。

2. 症状

腹痛多发生在经行前 1~2d，行经第 1d 达高峰，疼痛多呈阵发性、痉挛性，或呈胀痛或伴下坠感。疼痛常可放射至腰骶部、肛门、阴道及大腿内侧。痛甚者可伴面色苍白，出冷汗，手足发凉，恶心呕吐，甚至昏厥等。也有少数于经血将净或经净后 1~2d 始觉腹痛、腰腹痛者。

3. 检查

（1）妇科检查：功能性痛经者，检查多无明显异常。部分患者可见子宫体极度屈曲，或宫颈口狭窄。子宫内膜异位症者多有痛性结节，或伴有卵巢囊肿；子宫腺肌病者子宫多呈均匀性增大，或伴有压痛；盆腔炎性疾病可有子宫或附件压痛等征象；有妇科手术史者，多有子宫粘连、活动受限等。

（2）辅助检查：①盆腔超声检查有助于诊断子宫内膜异位症、子宫腺肌病、盆腔炎性疾病，排除妊娠、生殖器肿瘤等。②血液检查，如血常规白细胞计数是否增高，有助于诊断盆腔炎性疾病。另外，盆腔 MRI 检查、腹腔镜、子宫输卵管碘油造影、宫腔镜等检查有助于明确痛经的病因。

【辨证施膳】

1. 寒凝血瘀证

（1）证候：经前或经期，小腹冷痛拒按，得热痛减，或周期延后，经血量少，色暗有块；畏寒肢冷，面色青白。舌暗，苔白，脉沉紧。

（2）证候分析：寒客胞宫，血为寒凝，瘀滞冲任，血行不畅，故经前或经期小腹冷痛；寒得热化，瘀滞暂通，故得热痛减；寒凝血瘀，冲任失畅，可见周期后延，经色暗而有块；寒邪内盛，阻遏阳气，故畏寒肢冷，面色青白。舌暗，苔白，脉沉紧，均为寒凝血瘀之征。

（3）治法：温经散寒，化瘀止痛。

（4）主方：艾叶生姜煮蛋。

原料：艾叶 10g，老生姜 15g，鸡蛋 2 个，红糖适量。

制作：姜用湿过水的纸包裹 3 层，把水挤干，放入热炭灰中煨 10min，取出洗净切片备用。将艾叶、鸡蛋洗净，与姜片一同放入锅内，加水适量，文火煮至蛋熟后，去壳取蛋。再放入药汁内煮10min，加入红糖溶化。

用法：饮汁食蛋。

方义：方中艾叶辛香而温，味苦，入肝、脾、肾三经，善走三阴而逐寒湿，暖气血而温经脉，温中阳而止冷痛。艾叶尤长于温里和中、祛寒止痛，为妇科经带的常用要药，其对下焦虚寒、腹冷痛、宫冷经寒诸证，疗效甚佳。姜性温味辛，功能温肺解表、温中止呕，为温胃散寒止呕之要药。姜经煨制后，较生姜则不散，比干姜则不燥，辛散之性减而祛寒之效增，善去脏腑之沉寒，发诸经之寒气，专主温里而治胃部冷痛、泄泻及妇人下焦虚寒诸证。姜与艾叶相伍，温里散寒之功大大增强。鸡蛋补阴益血，补脾和胃，并能缓和艾叶温燥辛辣之性。加红糖以补血活血又能矫味。

(5) 备选方：

红糖姜汤（红糖50g，生姜20g，大枣10枚。煮水服用）。

当归羊肉生姜汤（当归30g，羊肉300g，生姜20g。炖汤食用）。

黄花菜丹皮粥（黄花菜50g，丹皮15g，大米100g。煮粥食用）。

(6) 推荐食材：桂枝、干姜、艾叶、吴茱萸、肉桂、茴香、花椒、红糖、羊肉、桂圆肉、榴梿等。

2. 气滞血瘀证

(1) 证候：经前或经期，小腹胀痛拒按，月经量少，经行不畅，色紫暗有块，块下痛减，胸胁、乳房胀痛。舌紫暗，或有瘀点，脉弦涩。

(2) 证候分析：肝失条达，冲任气血郁滞，经血不利，"不通则痛"，故经前或经期小腹胀痛拒按；冲任气滞血瘀，故经量少，经行不畅，色暗有块；块下气血通畅，则疼痛减轻；肝郁气滞，经血不利，故胸胁、乳房胀痛。舌紫暗，或有瘀点，脉弦涩，均是气滞血瘀之征。

（3）治法：理气活血，化瘀止痛。

（4）主方：二花调经茶。

原料：月季花 9g（鲜品加倍），玫瑰花 9g（鲜品加倍），红茶 3g。

制作：上三味制粗末，用沸水冲泡 10min。

用法：不拘时温饮，每日 1 剂，连服数日，在经行前几天服用。

方义：方中月季花、玫瑰花均为血中气药，二者功用相近，有理气活血、调经止痛的作用，是气滞血瘀型月经病的常用之品。如《本草正义》说："玫瑰花，香气最浓，清而不浊，和而不猛，柔肝醒胃，流气活血，宣通窒滞而绝无辛温刚燥之弊，断推气分药之中，最有捷效而最为驯良者，芳香诸品，殆无其匹。"红茶性温，可散寒除湿，含咖啡因，能兴奋神经中枢，使精神兴奋，体力恢复，有利于行气解郁；其茶碱对血管运动中枢也有兴奋作用，能改善血液循环，与行血活血有关。三味合用，共奏理气活血、调经止痛之功。

（5）备选方：

玫瑰露酒（由鲜玫瑰花 3500g、冰糖 2000g、白酒 15L 组成。将花与冰糖同浸酒中，用瓷坛或玻璃瓶储存，不可加热，密封月余即得。每日 2 次，每次饮服 10~30ml。阴亏燥热者勿用）。

化瘀止痛粥（由薤白 15g，丹参 20g，桃仁 20g，粳米 100g，冰糖适量组成。先将薤白、丹参、桃仁煎沸 20min，去渣留汁，放入粳米煮粥，将熟时加入冰糖，成粥后服用)。

(6) 推荐食材：益母草、香附、五灵脂、当归、川芎、桃仁、红花、萝卜、橘子、山楂等。

3. 湿热蕴结证

(1) 证候：经前或经期，小腹疼痛或胀痛不适，有灼热感，或痛连腰骶，或平时小腹痛，经前加剧，月经量多或经期长，色暗红，质稠或有血块；平素带下量多，色黄稠臭秽，或伴低热，小便黄赤。舌红，苔黄腻，脉滑数或濡数。

(2) 证候分析：湿热蕴结冲任，阻滞气血运行，经前或经期气血下注冲任，加重气血壅滞，故见小腹疼痛或胀痛，有灼热感，痛连腰骶，或平时小腹痛，经前加剧；湿热损伤冲任，迫血妄行，故见经量多，或经期长；血为热灼，故色暗红，质稠或有血块；湿热下注，伤于带脉，带脉失约，故带下量多，黄稠臭秽；湿热壅遏下焦，稽留难去，故低热，小便黄赤。舌红，苔黄腻，脉滑数或濡数，均为湿热蕴结之征。

(3) 治法：清热除湿，化瘀止痛。

(4) 主方：清热化湿止痛粥。

原料：川楝子 10g，薏苡仁 50g，益母草 30，粳米 100g，冰糖适量。

制作：先将川楝子、薏苡仁、益母草煎沸 30min，去渣取汁，放入粳米煮沸，临熟，加入适量冰糖搅匀，待溶后即可食用。

用法：温饮，每日 1 剂。

方义：方中川楝子苦、寒，具有疏肝泻热、行气止痛的功效；益母草活血调经，是治疗血滞之要药；薏苡仁性味甘淡，功能利水渗湿，作用较为缓弱，因其性属微寒，故可用于湿热内蕴之证，本品又具有健脾之功，健脾而不碍湿，渗润而不过利；配合粳米补中益气、健脾和胃。四味同用，对湿热蕴结型痛经具有很好的调养效果。

(5) 备选方：郁金鸭〔郁金 10g，山楂 10g，金针菜 9g，嫩鸭半只（约 500g）。嫩鸭洗净后剁块，用料酒、盐、胡椒适量涂搽，静置 2h；郁金浸软、洗净；将腌制的鸭入锅，放入郁金、山楂、金针菜，并加盐及清汤，旺火蒸约 90min，鸭熟时调味食用〕。

(6) 推荐食材：生地、丹皮、玄参、槐花、川楝子、黄连、莲藕、赤小豆、薏苡仁、茯苓等。

4. 气血虚弱证

(1) 证候：经期或经后，小腹隐痛喜按，月经量少，色淡质稀；神疲乏力，头晕心悸，面色苍白，失眠多梦。舌质淡，苔薄，脉细弱。

(2) 证候分析：气血不足，冲任亦虚，经行之后，血海更虚，胞宫、冲任失于濡养，故经期或经后小腹隐隐作痛，喜按；气血两虚，血海未满而溢，故经量少，色淡质稀；气虚中阳不振，故神疲乏力；血虚则无以养心神，荣头面，故见头晕心悸，失眠多梦，面色苍白。舌淡，苔薄，脉细弱，均是气血两虚之征。

(3) 治法：益气养血，调经止痛。

(4) 主方：黄芪当归乌鸡。

原料：黄芪 20g，当归 20 克，乌鸡 1 只。

制作：乌鸡宰杀后去掉杂毛与内脏，洗净；将黄芪、当归放入鸡腹中，置砂锅中，加入葱、姜、料酒等，掺入适量清水，武火煮沸后，改用文火炖至鸡肉熟透即成。

用法：食肉与汤，每周 1~2 剂。

方义：方中黄芪补脾肺之气，以资气血生化之源；当归补血活血、调经止痛，为补血调经第一药，二者相配则阳生阴长，气旺血生。再配以滋阴补血之乌鸡，进一步增强全方益气生血的作用。

（5）备选方：

归参炖母鸡汤（当归15g，党参20g，母鸡1只，葱、姜、料酒、食盐各适量。炖汤食用）。

黑豆大枣粥（黑豆100g，大枣50g，红糖20g。煮粥服用）。

（6）推荐食材：熟地黄、当归、何首乌、黄芪、党参、乌鸡、牛肉、土鸡、大枣、桂圆肉等。

5. 肝肾亏损证

（1）证候：经期或经后，小腹绵绵作痛，喜按，伴腰骶酸痛，月经量少，色淡暗，质稀；头晕耳鸣，面色晦暗，失眠健忘，或伴潮热。舌质淡红，苔薄白，脉沉细。

（2）证候分析：肾气虚损，精血本已不足，经期或经后，血海更虚，胞宫、冲任失养，故小腹隐隐作痛，喜按，腰骶酸痛；肾虚冲任不足，血海满溢不多，故月经量少，色淡质稀；肾精亏虚，不能上荣头窍，故头晕耳鸣，面色晦暗，失眠健忘；肾水亏于下，肝木失养，则肝阳亢于上，故可伴潮热。舌淡红，脉薄白，脉沉细，均为肝肾亏损之征。

（3）治法：补养肝肾，调经止痛。

（4）主方：复方桑椹膏。

原料：新鲜熟透桑椹250g，玉竹50g，黄精50g，天花粉100g，熟地黄50g，淀粉100g。

制作：先将熟地黄、玉竹、黄精用水浸泡，文火煎取浓汁500ml，入桑椹汁，再入天花粉，慢火收膏。

用法：每次服30ml，每日3次。

方义：方中熟地黄补血滋阴、益精填髓，配合桑椹加强补肝、益肾效果，玉竹养阴润燥，天花粉生津止渴，黄精补气养阴、益肾，几味合用，对肝肾亏损型痛经具有较好的补益作用。

（5）备选方：

韭菜炒羊肝（韭菜 150g，羊肝 200g，盐、植物油各适量。日常随餐食用）。

枸杞炖兔肉（枸杞子 40g，兔肉 500g，调料适量。日常随餐食用）。

（6）推荐食材：枸杞子、女贞子、何首乌、当归、生地、熟地、墨旱莲、桑椹、黑芝麻等。

【施膳中应注意的问题】

痛经的病机各异，对于虚实不同的患者，补虚应滋养适宜，过食滋腻则滞中伤脾，阻遏气机；泻实不可过于辛热寒凉，以防伤阴、损阳之弊。施膳过程中注意痛经患者宜食清淡、易于消化、寒温适中的食物，以利气机调畅和气血流行。

第十一节　经　行　诸　证

【概念】

凡于行经期前后或正值经期，周期性反复出现乳房胀痛、泄泻、肢体浮肿、头痛、头晕、口舌糜烂、疹块瘙痒、情志异常或发热等一系列症状者，称为"经行诸证"，也称"经行前后诸病"。根据不同的症状，本病分别被称为"经行乳房胀痛""经行头痛""经行眩晕""经行浮肿""经行泄泻""经行情志异常""经行口糜""经行吐衄""经行风疹块"等。临床上这些症状可单独出现，亦可数种并见。

西医学的"经前期综合征"可参照本病治疗。

【病因病机】

本病的发生与经期的生理变化、患者情志因素和体质因素有密切关系。与肝、脾、肾三脏紧密相关。女子以血为用，肝藏血，肾藏精，精化血，脾生血、统血，肝、脾、肾功能失调，气血失和是经行前后诸病的主要病机。常见的分型有"肝郁气滞证""肝肾阴虚证""脾肾阳虚证""心肝火旺证""气滞血瘀证""痰火上扰证"。

1. 肝郁气滞

素性抑郁，情志不舒，或恚怒伤肝，肝失条达，经前气血下注血海，冲脉之气较盛，冲气夹肝气上逆；经期阴血下泻，肝血不足，失于濡养，肝气更郁。肝失疏泄，可致经行乳房胀痛，情志异常；肝郁气滞，气机不畅，水湿宣泄不利，溢于肌肤，可发为经行肿胀。

2. 肝肾阴虚

素体阴虚，经行之际，阴血下注冲任、胞宫，阴精更虚。肝肾阴虚，精血同源，肝血不足，气机不畅，乳头属肝经，肾经入乳内，乳络不通，致经行乳房胀痛；阴虚不能制阳，肝阳上亢，则经行头痛、头晕；阴虚生内热则出现经行发热，或口糜；热伤阴络，则经行便血。

3. 脾肾阳虚

素体脾肾虚弱，阳气不足，经行之时阳气随之下泄，脾肾阳气虚弱。脾虚运化不健，水湿停滞。肾阳不足，气化无力，关门不利。水湿泛于肌肤则为经行肿胀；水湿下注大肠则为经行泄泻。

4. 心肝火旺

恚怒伤肝，肝郁日久化热，经行之际，冲气旺盛，冲气夹肝火上逆，灼伤血络，致经行吐衄；气火上扰清窍而致经行头痛；肝经火热，母病及子，心火上炎，热灼口舌，则经行口糜。

5. 气滞血瘀

情志内伤，肝失条达，气机不宣，血行不畅，瘀血内阻，足厥阴肝经循巅络脑，经行时气血下注于胞宫，冲气夹肝经之瘀血上逆，阻滞脑络，脉络不通，"不通则痛"，导致经行头痛。

6. 痰火上扰

素有痰浊，或脾虚运化不及，痰湿内生，郁久化热，伏于冲任，值经前或行经之时，冲气偏盛，夹痰浊上扰清窍，以致头痛、眩晕；经行之际，痰火阻碍脉络，气血阻滞，凝滞颜面肌肤，致经行痤疮。

【临床表现】

1. 躯体症状

头痛，背痛，乳房胀痛，腹胀，全身痛，肢体浮肿，体重增加，潮热，汗出，心慌，运动协调功能减退等。

2. 精神症状

易怒，焦虑，紧张，抑郁，情绪不稳定，急躁，疲乏，以及饮食、睡眠、性欲改变等。

3. 行为症状

注意力不集中，工作效率低，记忆力减退，神经质，易激动，健忘等。

【诊断】

1. 病史

本病伴随月经周期反复发作。患者常因家庭不和或工作紧张而诱发，与精神心理因素密切相关，多见于 25~45 岁女性。

2. 症状

多于经前 1~2 周出现，经前数日加重，月经来潮后症状明显减轻或消失。症状伴随月经周期反复出现，至少出现 2 个月经周期。症状严重时，可影响患者的正常生活及工作。

3. 检查

(1) 妇科检查：一般全身及局部无明显体征，部分患者可有上述体征。

(2) 辅助检查：月经后半期，血清 P 水平低下或正常，E_2 浓度偏高。E_2/P 比值增高，PRL 水平升高，对本病的诊断有参考意义。

【辨证施膳】

1. 肝郁气滞证

(1) 证候：经前乳房、乳头胀痛，胸胁、小腹胀满，烦躁易怒，或精神抑郁，善叹息，或头晕失眠，或头痛剧烈，月经周期先后无定或延后，经行不畅，经色暗红。舌苔薄白或薄黄，脉弦。

(2) 证候分析：平素肝郁气滞，气血运行不畅，经期冲气偏盛，循肝经上逆，乳络不通，故乳房胀痛；肝郁气滞，冲任阻滞，故经前或经期小腹胀痛，经行不畅，经色暗红；肝气不舒，气机不畅，故胸胁胀满；肝失调达，肝气夹冲气上逆，扰乱心神，致情志异常，而见精神抑郁、善叹息，或烦躁易怒。舌苔薄白或薄黄，脉弦，均为肝气郁结之征。

(3) 治法：疏肝解郁，养血调经。

(4) 主方：柴胡橘皮饮。

原料：柴胡 10g，延胡索 5g，鲜橘皮 15g，丝瓜 10g。

制作：先将丝瓜去皮，洗净切块；柴胡、延胡索洗净，煎汁去渣备用；将橘皮、丝瓜洗净，一起放入锅中，加水 600ml，旺火煮开后转小火续煮 15min；倒入药汁，煮沸后关火，加少许白糖即可。

用法：代茶饮。

方义：方中柴胡疏肝理气、调畅情绪；延胡索理气通络、化瘀止痛；丝瓜清热利湿、通络散结；橘皮理气止痛。四者合用，对肝郁气滞型经前诸证患者有一定的食疗效果。

（5）备选方：

茉莉花糖水（茉莉花 3~5g，白砂糖适量。代茶饮）。

玫瑰花茶（干玫瑰花 6~10g，红糖适量。代茶饮）。

（6）推荐食材：青皮、橘皮、柴胡、川楝子、佛手、郁金、茉莉花等。

2. 肝肾阴虚证

（1）证候：经行或经后乳房胀痛，按之柔软无块，月经量少，五心烦热，两目干涩，头晕目眩，腰膝酸软，或口舌糜烂，或潮热，盗汗。舌红少苔，脉细。

（2）证候分析：素体肝肾不足，阴血亏虚，乳头属肝，肾经入乳内，经行时阴血下注冲任，肝肾愈虚，乳络失于滋养，故经行或经后两乳房作胀作痛，乳房按之柔软无块；阴血虚，冲任血少故月经量少；肝开窍于目，肝血不足，不能上荣于目，则两目干涩；阴虚不能敛阳，则五心烦热；阴虚精损及肾，故腰膝酸软；阴虚火旺，火热乘心，故经期口舌糜烂。舌红少苔，脉细，为肝肾阴虚之征。

（3）治法：滋肾养肝，育阴调经。

（4）主方：桑椹膏。

原料：新鲜桑椹 2000g，冰糖适量。

制作：桑椹洗净，沥干水分，去蒂。中火煮沸后小火慢煮，不停搅拌，待桑椹汁黏稠后加入冰糖收汁，装瓶密封。

用法：每日用开水或醇酒调服 1 匙。

方义：方中桑椹滋阴养血、滋补肝肾、生津润燥，炼膏服用，尤宜于肝肾阴虚之证。

(5) 备选方：

枸杞子粥（原料：枸杞子 20g，粳米 50g，白糖适量。制作：先入粳米煮粥，粥熟后加枸杞子略煮，调入白糖即可，作早晚餐温服）。

熟地黄粥（原料：熟地黄 15g，粳米 50g，冰糖适量。制作：熟地黄切片，用纱布包裹，文火煎至药汁成棕黄色，入粳米煮粥，煮熟后去熟地黄加冰糖入内融化即可，作早晚餐温服）。

(6) 推荐食材：黑豆、黑米、黑芝麻、黑木耳、枸杞子、桑椹、龙眼肉、香橼、柚子皮等。

3. 脾肾阳虚证

(1) 证候：经前或经期面浮肢肿，脘腹胀满，腰酸腿软，纳少便溏，或经前泄泻，或经行前后头晕沉重，体倦嗜睡，胸闷泛恶，月经量多，色淡质稀。舌质淡，苔白滑，脉沉缓。

(2) 证候分析：脾肾阳虚，水湿泛溢，则见面浮肢肿；脾虚失运，则腹胀纳减，大便溏薄；脾肾虚损，经血失固，则月经量多，色淡质稀。舌淡，苔白滑，脉沉缓，为阳虚不足之征。

(3) 治法：温肾健脾，化湿调经。

(4) 主方：益智仁莲子粥。

原料：莲子 30g，益智仁 20g，大米 100g，白糖适量。

制作：大米洗净，莲子洗净，泡 1h；益智仁洗净，放入砂锅，加少量水煎 2 次，每次 30min，取汁备用。莲子、大米放入砂锅，加适量清水大火煮沸，转小火至莲子煮烂，倒入益智仁汁，加入白糖再煮沸即可。

用法：温服。

方义：方中莲子具有健脾补肾、养心安神的作用，益智仁具有暖肾固精、温脾开胃的作用，大米具有健脾、补气、除烦渴的作用。三者同煮成粥，适用于因脾肾两虚所致的经前诸证。

（5）备选方：

加味干姜粥（原料：干姜 5g，茯苓 10g，甘草 3g，粳米 100g。煮粥温服）。

桂圆红枣莲子粥（原料：莲子 20 个，桂圆肉、红枣各 10 颗，大米 100g。煮粥温服）。

（6）推荐食材：山药、枸杞子、羊肉、韭菜、生姜等。

4. 心肝火旺证

（1）证候：经前或经期狂躁易怒，头痛头晕，口苦咽干，面红目赤，口舌生疮，溲黄便干，经行吐衄。舌质红，苔薄黄，脉弦滑数。

（2）证候分析：素体肝阳偏亢，足厥阴肝经与督脉上会于巅，而冲脉附于肝，经行冲气偏旺，故肝火易随冲气上逆，风阳上扰清窍，而致头痛头晕；肝火内炽，则面红目赤，狂躁易怒，口苦咽干；热伤津液，则溲黄便干；肝司血海，冲脉隶于肝，经行血海气盛，血海之气随冲气夹肝气上逆而致经行吐衄。舌质红，苔薄黄，脉弦滑数，为心肝火旺之征。

（3）治法：疏肝解郁，清热调经。

（4）主方：五色蒸南瓜。

原料：白果、银耳、百合各 100g，西兰花 250g，南瓜 200g，枸杞子 50g，盐、清汤、淀粉适量。

制作：所有材料洗净，西兰花切块；百合、银耳切片，与白果一起泡发。锅上火，倒入清汤，烧开后放入全部材料，装盘上蒸笼约 3min，以淀粉勾芡。

用法：煮熟后热服。

方义：百合清心除烦；白果敛肺气，可防肝火上炎；银耳、西兰花、枸杞子都有清热泻火之效；南瓜补中益气、益心敛肺，可使肝脏调和。

(5) 备选方：

郁金菊花枸杞茶（原料：枸杞子 10g，杭菊花 5g，绿茶 1 袋。制作：将枸杞子、杭菊花与绿茶一起加入开水冲泡。用法：代茶饮。）

菊苗粥（《遵生八笺》）（原料：甘菊苗 30g，粳米 100g，冰糖适量。制作：甘菊苗即甘菊所长嫩头丛生叶，洗净，切细，与洗净的粳米一同放入锅中，加水适量，武火煮开后，改用文火继续煮至米烂，加入冰糖。用法：空腹食用，每日 2 次。）

(6) 推荐食材：菊花、绿豆、莲心、苦瓜、青梅等。

5. 气滞血瘀证

(1) 证候：经前或经期头痛剧烈，或经行发热，腹痛拒按，肢体肿胀不适；月经量少，或经行不畅，经色紫暗有块。舌紫暗，边尖或有瘀点，脉弦涩。

(2) 证候分析：经行以气血通畅为顺，气顺血和，自无疼痛之疾。头为诸阳之会，因瘀血内停，络脉不通，阻塞清窍，则每逢经行瘀随血动，欲行不得，头痛剧烈；血行不畅，瘀阻于胞宫，则月经量少，小腹疼痛拒按；瘀血阻滞，气机不利，故肢体肿胀不适。舌暗，边尖有瘀点，脉弦涩，均为气血运行不畅之征。

（3）治法：理气活血，化瘀调经。

（4）主方：当归川芎鱼头汤。

原料：当归 15g，川芎 10g，鳙鱼头 1 个，生姜 5 片，盐适量。

制作：将鱼头洗净，去腮，起油锅，下鱼头煎至微黄，取出备用；川芎、当归、生姜洗净；将鱼头、川芎、当归、生姜一起放入锅内，加适量开水，文火隔水炖 2h，以盐调味。

用法：温服。

方义：方中川芎性温，有行气活血的作用；当归既补血又活血，为妇科调经要药，二药相合，佐鱼头健脾养胃，调补气血以固本。诸物共配，共奏活血调经之效。

（5）备选方：

黑豆活血粥（原料：黑豆 100g，粳米 100g，鸡血藤 30g，苏木 15g，元胡粉 5g，红糖适量。制作：黑豆洗净放入锅内，加水适量，煮至五成熟；另将苏木、鸡血藤加水煎煮 40min，滤去药渣，将药液与黑豆同煮，至八成熟放入粳米、元胡粉及清水，煮至豆烂，加红糖搅匀即可。用法：温服，每日 2 次）。

玫瑰花益母草茶（原料：玫瑰花 7~8 朵，益母草 10g。制作：冲入沸水，加盖闷 5min 后饮用。用法：代茶饮）。

（6）推荐食材：香附、丹参、元胡、当归、玫瑰花等。

6. 痰火上扰证

（1）证候：经行烦躁，情绪不宁，甚或狂躁不安，胸闷泛恶，痰多不寐，面红目赤，大便干结；月经量多，色深红，质黏稠，平时带下量多，色黄质稠。舌质红，苔黄厚或腻，脉弦滑而数。

（2）证候分析：痰火内盛，经期冲气偏盛，冲气夹痰火上逆，蒙闭清窍，故狂躁不安，头痛失眠；肝热痰火上扰头面，故面红目赤；痰火结于胸中，则心胸烦闷；痰热下注，带脉失约，故带下量多，色黄质稠。舌质红，舌苔黄厚或腻，脉弦滑而数，均属痰火内盛、阳气独亢之征。

（3）治法：清热化痰，宁心安神。

（4）主方：麦冬竹茹茶。

原料：麦冬 20g，竹茹 10g，绿茶 3g。

制作：将麦冬、竹茹洗净，置砂锅中，加水 400ml，煎煮至水剩 250ml，去渣取汁，加入冰糖 10g 煮至溶化即可。

用法：代茶饮。

方义：方中麦冬味甘，性寒，具有养阴清热、清心除烦的作用；竹茹味甘、微苦，性寒，功擅清热化痰。二药相合，配合绿茶除烦、提神、清心，对痰火上扰型经前诸证具有不错对功效。

（5）备选方：

瓜蒌山楂橘红茶（原料：瓜蒌 30g，山楂 15g，橘红 5g，生姜 5 片。制作：上药同置于砂锅中，加水适量煎煮取汁即可。用法：代茶饮）。

竹沥粥（原料：竹沥水 100ml，粳米 100g。制作：粳米加水适量煮粥，粥成加入竹沥水，稍煮即成。用法：每日 1 剂，早、晚分服）。

（6）推荐食材：陈皮、瓜蒌、竹沥、茯苓、白术、玉米须、莲子、冬瓜等。

【施膳中应注意的问题】

经前诸证施膳时宜选月经前 7~14d，体内激素水平升高，多食富含粗纤维的食物（如小麦、荞麦、绿叶蔬菜、豆类等食品），可帮助体内清除过量的雌激素，有镇静情绪的作用。

第十二节　绝经前后诸证

【概念】

妇女在经断前后，出现烘热汗出，烦躁易怒，潮热面红，失眠健忘，精神倦怠，头晕目眩，耳鸣心悸，腰背酸痛，手足心热，或伴月经紊乱等与绝经有关的症状，称为"绝经前后诸证"，亦称"经断前后诸证"。

本病相当于西医学"绝经综合征"，双侧卵巢切除或放射治疗后卵巢功能衰竭出现绝经综合征表现者也可参照本病辨证治疗。

【病因病机】

本病的发生与妇女经断前后的生理特点密切相关。七七之年，肾气渐衰，天癸渐竭，冲任二脉逐渐亏虚，月经将断而至绝经，在此生理转折时期，受身体内外环境的影响，如素体阴阳有所偏衰，素性抑郁，宿有痼疾，或家庭、社会等环境变化，易导致肾阴阳平衡失调而发病。"肾为先天之本"，又"五脏相移，穷必及肾"，故肾之阴阳失调，每易波及其他脏腑。而其他脏腑病变，久则必然累及肾，故本病之本在肾，常累及心、肝、脾等脏，致使本病证候复杂。常见的分型有"肾阴虚""肾阳虚""肾阴阳俱虚证"。

1. 肾阴虚

肾阴素虚，精亏血少，经断前后，天癸渐竭，精血衰少；或忧思不解，积念在心，营阴暗耗；或房劳多产，精血耗伤，肾阴更虚；真阴亏损，冲任衰少，脏腑失养，遂致绝经前后诸证。

2. 肾阳虚

素体肾阳虚衰，经断前后，肾气更虚；或房事不节，损伤肾气；命门火衰，冲任失调，脏腑失于温煦，遂致绝经前后诸证。

3. 肾阴阳俱虚

肾藏元阴而寓元阳，若阴损及阳，或阳损及阴，真阴真阳不足，不能濡养温煦脏腑，冲任失调，遂致经断前后诸证。

【临床表现】

1. 症状

1）近期症状

（1）月经紊乱：月经周期改变是绝经过渡期出现最早的症状，由于无排卵，表现为月经周期不规则、经期持续时间长及经量增多或减少。

（2）血管舒缩症状：主要是潮热、汗出，为雌激素降低的特征性症状。其特点是反复出现短暂的面部、颈部及胸部皮肤阵阵发红，伴有烘热，继之出汗。一般持续 1~3min。每日发作数次甚至 10 余次或更多，夜间或应激状态易促发。该症状可持续 1~2 年，有时长达 5 年或更长。

（3）自主神经失调症状：常出现心悸、眩晕、头痛、失眠、耳鸣等。

（4）精神神经症状：注意力不易集中，记忆力减退，情绪波动大。表现为激动易怒、焦虑不安或情绪低落、抑郁、不能自我控制等症状。

2）远期症状

（1）泌尿生殖道症状：出现阴道干燥、性交困难及反复阴道感染等泌尿生殖道萎缩症状，以及排尿困难、尿痛、尿急等反复发生的尿路感染。

（2）骨质疏松：绝经后妇女雌激素缺乏使骨质吸收增加，导致骨量快速丢失而出现骨质疏松。50岁以上妇女半数以上会发生骨质疏松，多在绝经后5~10年，最常发生的部位是椎体。

（3）阿尔茨海默病：是老年性痴呆的主要类型。绝经后期妇女比老年男性罹患率高，可能与雌激素水平降低有关。

（4）心血管病变：绝经后妇女动脉硬化、冠心病较绝经前明显增加，可能与雌激素低下和雄激素活性增强有关。

2. 体征

随着绝经年限的增长，妇科检查可见内外生殖器官不同程度萎缩，宫颈及阴道分泌物减少。

【诊断】

1. 病史

发病年龄多在44~54岁，若在40岁以前发病者，应考虑为"早发性卵巢功能不全"。注意询问发病前有无工作、生活的特殊改变，有无精神创伤史及双侧卵巢切除手术或放射治疗史。

2. 症状

月经紊乱或停闭，随之出现烘热汗出，潮热面红，烦躁易怒，头晕耳鸣，心悸失眠，腰背酸楚，面浮肢肿，皮肤蚁行样感，情志不宁等症状。

3. 检查

（1）妇科检查：经断后期可见外阴及阴道萎缩，阴道分泌物减少，阴道皱襞消失，宫颈、子宫可有萎缩。

（2）辅助检查。①阴道细胞学涂片：阴道脱落细胞以底、中层细胞为主。②生殖内分泌激素测定：血清 FSH 和 E_2 值测定以了解卵巢功能，绝经过渡期血清 FSH>10U/L，提示卵巢储备功能下降。闭经、FSH>40U/L 且 E_2<10~20pg/ml，提示卵巢功能衰竭。

或行血清抗米勒管激素（AMH）检查了解卵巢功能，AMH 低至 1.1ng/ml 提示卵巢储备功能下降；若低于 0.2ng/ml 提示即将绝经；绝经后 AMH 一般测不出。

【辨证施膳】

1. 肾阴虚证

（1）证候：经断前后，头晕耳鸣，腰酸腿软，烘热汗出，五心烦热，失眠多梦，口燥咽干，或皮肤瘙痒，月经周期紊乱，量少或多，经色鲜红。舌红，苔少，脉细数。

（2）证候分析：经断前后，天癸渐竭，肾阴不足，精血衰少，髓海失养，故头晕耳鸣；腰为肾府，肾主骨，肾之精亏血少，故腰酸腿软；肾阴不足，阴不维阳，虚阳上越，故烘热汗出；水亏不能上制心火，心神不宁，故失眠多梦；肾阴不足，阴虚内热，津液不足，故五心烦热，口燥咽干；精亏血少，肌肤失养，血燥生风，故皮肤瘙痒；肾虚天癸渐竭，冲任失调，血海蓄溢失常，故月经周期紊乱，经量少或多，色鲜红。舌红，苔少，脉细数，为肾阴虚之征。

（3）治法：滋肾益阴，育阴潜阳。

（4）主方：鳖鱼补肾汤。

原料：鳖鱼 1 只，枸杞子 30g，怀山药 30g，女贞子 15g，熟地黄 15g。

制作：将鳖鱼去脏腑及头、爪，洗净，与诸药共煮至肉熟，弃药调味。

用法：食肉饮汤。

方义：方中鳖鱼肉鲜美，营养丰富，为著名的滋补水产品，性平味甘，有滋阴、凉血、益肾、健骨等功效。枸杞子性味甘平而质润，善滋补肝肾之阴；怀山药性味甘平，既补肾精，又益肺脾；熟地黄甘温滋润，入肝肾而补阴血，为治肝肾阴虚之要药，且能填精益髓；女贞子味甘性凉，善补肝肾之阴，为清补之品。枸杞子、怀山药平补肝肾，熟地黄甘温，女贞子清补，诸药相合，与滋阴凉血的鳖肉煮汤食用，功擅滋补肝肾，对肾阴虚型绝经综合征患者适宜。

（5）备选方：

生地黄精粥（生地黄、制黄精、粳米各30g。生地、黄精水煎去渣取汁后，入粳米煮粥服用）。

小麦灵芝粥（灵芝、糯米各50g，小麦60g，白糖适量。将灵芝洗净放入瓦煲，适量清水煮30min盛出备用。再入小麦、糯米、清水慢火熬烂，再加入灵芝汁、白糖煮片刻即成，温服）。

（6）推荐食材：天冬、麦冬、枸杞子、生地黄、红糖、黑豆等。

2. 肾阳虚证

（1）证候：经断前后，头晕耳鸣，腰痛如折，腹冷阴坠，形寒肢冷，小便频数或失禁；带下量多，月经不调，量多或少，色淡质稀，精神萎靡，面色晦暗。舌淡，苔白滑，脉沉细而迟。

（2）证候分析：经断前后，肾气渐衰，肾主骨生髓，腰为肾府，肾虚则髓海、外府失养，故头晕耳鸣，腰痛如折；肾阳虚下焦失于温煦，故腹冷阴坠；膀胱气化失常，关门不固，故使小便频数或失禁；气化失常，水湿内停，下注冲任，损伤带脉，约固无力，故带下量多；肾阳虚冲任失司，故月经不调，量多或少；血失阳气温化，故色淡质稀；肾阳虚惫，命门火衰，阳气不能外达，经脉失于温煦，故形寒肢冷，精神萎靡，面色晦暗。舌淡，苔白滑，脉沉细而迟，为肾阳虚衰之征。

（3）治法：温肾壮阳，填精养血。

（4）主方：枸杞羊肾粥。

原料：枸杞叶 250g（或枸杞子 30g），羊肉 60g，羊肾 1 个，粳米 60g，葱白 2 茎，食盐适量。

制作：将新鲜羊肾剖开，去内筋膜，洗净，细切；羊肉洗净切碎；煮枸杞叶取汁，去渣，也可用枸杞叶切碎，备用；同羊肾、羊肉、粳米、葱白一起煮粥，待粥成后，入盐少许，稍煮即可。

用法：每日早晚服用。

方义：方中羊肾性味甘温，补肾气，益精髓；羊肉性味甘温，功能益肾补虚、温养气血、温中暖下；枸杞叶是枸杞之嫩茎叶，可蔬可药，气味清香，养肝明目，补益筋骨。三味同时入米熬粥，甘美可口，补虚之功可靠，温而不热，适用于肾阳虚型更年期综合征。

（5）备选方：

肉苁蓉粥［肉苁蓉 15g，羊肉（切细）50g，粳米 100g。先煎肉苁蓉与羊肉去渣取汁，入米煮作粥，空腹服用］。

核实莲子粥（核桃仁 20g，芡实、莲子各 18g，红枣 10 枚，大米 60g。芡实研粉，红枣去核，莲子去心。大米洗净，加入芡实粉、莲子、红枣肉、核桃仁一起，加适量清水煮粥服用）。

（6）推荐食材：仙茅、肉桂、肉苁蓉、韭菜、杜仲、巴戟天、杜仲等。

3. 肾阴阳俱虚证

（1）证候：经断前后，乍寒乍热，烘热汗出，月经紊乱，量少或多，头晕耳鸣，健忘，腰背冷痛。舌淡，苔薄，脉沉弱。

（2）证候分析：经断前后，肾气渐衰，阴阳失调，营卫不和，则乍寒乍热，烘热汗出；冲任失调，则月经紊乱，量少或多；肾虚精亏，脑髓失养，则头晕耳鸣，健忘；肾阳不足，失于温煦，则腰痛。舌淡，苔薄，脉沉弱，均为肾阴阳俱虚之征。

(3) 治法：阴阳双补。

(4) 主方：菟丝子甲鱼汤。

原料：沙苑蒺藜、菟丝子各30g，甲鱼1000g，植物油、生姜适量。

制作：将沙苑蒺藜、菟丝子洗净备用；甲鱼去肠杂、洗净，切块。锅内放植物油，烧热入姜片、甲鱼，翻炒几分钟，加水，焖烧几分钟，盛入砂锅，放入沙苑蒺藜、菟丝子，加清水浸没，大火烧开后，改小火炖熟，弃药渣。

用法：温服。

方义：方中沙苑蒺藜补肾固精、养肝明目；菟丝子滋补肝肾；甲鱼益气补虚、滋阴润燥，对阴阳俱虚型绝经前后诸证具有很好的调养效果。

(5) 备选方：

桂黄浆粥（将肉桂、熟地黄各20g水煎取浓汁，与粳米煮粥，待沸后，加入韭菜汁，调入精盐，煮至米熟）。

十全大补酒（当归、白芍、熟地黄、党参、白术、川芎、茯苓、黄芪各60g，甘草、肉桂各30g，白酒1500ml。将上药浸入酒中，7d后过滤饮用，每次10ml，早晚各1次）。

(6) 推荐食材：肉桂、熟地黄、菟丝子、甲鱼、肉苁蓉、枸杞子等。

【施膳中应注意的问题】

本病发生以肾气为主，施膳过程中应注意顾护肾气。此期妇女饮食宜清淡，应控制热量和脂肪的摄入，多食低胆固醇的食物，如蔬菜、水果、瘦肉、鱼类、豆制品等，增加钙质如骨头汤、核桃、花生、牛奶等，以预防骨质疏松。

第三章 带 下 病

第一节 带 下 过 多

【概念】

带下过多，色、质、气味异常，或伴全身、局部症状者，称为"带下过多"，又称"下白物""流秽物"等。

西医妇科疾病如阴道炎、宫颈炎、盆腔炎性疾病等引起的阴道分泌物异常与带下过多临床表现类似者，可参照本病辨证治疗。

【病因病机】

带下过多系湿邪为患，而脾肾功能失常是发生的内在条件，感受湿热、湿毒之邪是重要的外在病因。任脉不固、带脉失约是带下过多的核心病机。

1. 脾虚

饮食不节，劳倦过度，或忧思气结，损伤脾气，脾阳不振，运化失职，湿浊停聚，流注下焦，伤及任带，任脉不固，带脉失约，而致带下过多。

2. 肾阳虚

素禀肾虚，或房劳多产，或年老体虚，久病伤肾，肾阳虚损，气化失常，水湿下注，任带失约；或肾气不固，封藏失职，阴液滑脱，而致带下过多。

3. 阴虚夹湿热

素禀阴虚，或年老久病，真阴渐亏，或房事不节，阴虚失守，下焦复感湿热之邪，伤及任带而致带下过多。

4. 湿热下注

素体脾虚，湿浊内生，郁久化热；或情志不畅，肝气犯脾，脾虚湿盛，湿郁化热，或感受湿热之邪，以致湿热流注或侵及下焦，损及任带，而致带下过多。

5. 湿毒蕴结

经期产后，胞脉空虚，或摄生不慎，或房事不禁，或手术损伤，感染湿毒之邪，湿毒蕴结，损伤任带，而致带下过多。

【临床表现】

带下量多，色白或黄，或赤白相兼，或黄绿，或泥浊如米泔；质或清稀如水，或稠黏如脓，或如豆渣凝乳，或如泡沫状；气味无臭，或有臭气，或臭秽难闻；可伴有外阴、阴道灼热瘙痒，坠胀或疼痛，或伴尿频、尿痛等症状。

【诊断】

1. 病史

妇产科术后感染史，盆腔炎性疾病史，急、慢性宫颈炎病史，各类阴道炎病史，房事不节（洁）史。

2. 检查

（1）妇科检查：可见各类阴道炎、宫颈炎、盆腔炎性疾病的体征，也可发现肿瘤。

（2）辅助检查。①实验室检查：阴道炎患者阴道分泌物检查清洁度Ⅲ度或以上，或可查到滴虫、假丝酵母菌及其他病原体。急性或亚急性盆腔炎，血常规检查白细胞计数增高。必要时可行宫颈分泌物病原体培养、病变局部组织活检等。②B 超检查：对盆腔炎性疾病及盆腔肿瘤有意义。

【辨证施膳】

1. 脾虚证

（1）证候：带下量多，色白，质地稀薄，如涕如唾，无臭味；伴面色萎黄或㿠白，神疲乏力，少气懒言，纳少便溏。舌质淡，舌体胖大、边有齿痕，苔薄白或白腻，脉细缓。

（2）证候分析：脾气虚弱，运化失司，湿邪下注，损伤任带，使任脉不固，带脉失约，而为带下量多；脾虚中阳不振，则面色萎黄或㿠白，神疲乏力，少气懒言，倦怠嗜睡；脾虚失运，则纳少便溏。舌淡胖，苔白或白腻，脉细缓，均为脾虚湿阻之征。

（3）治法：健脾益气，升阳除湿。

（4）主方：莲子南瓜薏米粥。

原料：南瓜 50g，茯苓 20g，怀山药 20g，薏米 100g，干莲子 20g。

制作：南瓜切丁，薏米泡软后搅打成薏米泥，与茯苓、怀山药、莲子一起倒入锅中，加水至盖过所有材料，小火熬至浓稠即可。

用法：每日 1 剂，分 2 次于早、晚温热服食。

方义：南瓜补益脾胃；茯苓、怀山药、莲子、薏米均可健脾、祛湿、止带。以上几味配伍，适用于脾虚之带下过多症见神疲乏力、少气懒言者。

（5）备选方：白果煲猪肚（猪肚 500g，白果 30g，葱 15g，高汤适量，盐 4g，料酒 10ml，生姜 5g，生淀粉 10g。猪肚用盐和生淀粉抓洗干净，重复 2~3 次后冲洗干净，切条；白果去皮去壳，洗净；葱切段；姜去皮切片。将猪肚和白果放入锅中，加入适量水煮 20min 至熟，捞出沥干。将所有材料一同放入瓦罐内，加入高汤及料酒，小火烧煮至肚条软烂时，加入盐调味即可）。

（6）推荐食材：莲子、山药、炒白扁豆、山药、鲫鱼、银杏、猪肚、黄豆等。

2. 肾阳虚证

（1）证候：带下量多，色淡，质清稀如水，绵绵不断；面色晦暗，畏寒肢冷，腰背冷痛，小腹冷感，夜尿频，小便清长，大便溏薄。舌质淡，苔白润，脉沉迟。

（2）证候分析：肾阳不足，命门火衰，封藏失职，阴液滑脱而下，故带下量多，色淡质清，绵绵不断；阳气不能外达，故畏寒肢冷；肾阳虚外府失荣，故腰背冷痛；肾阳虚胞宫失于温照，故小腹冷感；肾阳虚上不温脾阳，下不暖膀胱，故大便溏薄，小便清长。舌淡，苔白润，脉沉迟，为肾阳虚之征。

（3）治法：温肾助阳，涩精止带。

（4）主方：覆盆子肉桂粥。

原料：大米 100g，覆盆子 20g，肉桂 5g，葱花 2g，盐 3g。

制作：将大米洗净，浸泡半小时后捞出沥干；覆盆子洗净，用纱布包好，置于锅中，加适量清水煎取药汁。锅置火上，倒入清水，放入大米，大火煮至米粒开花。倒入覆盆子药汁、肉桂同煮片刻，再以小火煮至粥浓稠，调入盐拌匀，撒上葱花即可。

用法：每日 1 剂，分 2 次于早、晚温热服食。

方义：覆盆子入肾兼酸苦之功，益下有封藏之力。肉桂补火助阳，温养命门。二者配伍能起到很好的温肾止带的作用，适用于肾阳虚之带下过多症见带下稀薄、畏寒肢冷者。

（5）备选方：参茸鸡肉汤（高丽参 5g，鹿茸 3g，鸡肉 100g。

高丽参切薄片。鸡肉洗净，去皮，切粒。将高丽参、鸡肉与鹿茸片放入炖盅内，加开水适量，炖盅加盖，小火隔水炖 3h，调味食用。每日 1 剂，佐餐服食）。

（6）推荐食材：枸杞子、核桃肉、大枣、粳米、韭菜、羊肉、虾米等。

3. 阴虚夹湿热证

（1）证候：带下量较多，质稍稠，色黄或赤白相兼，有臭味，阴部灼热或瘙痒；伴五心烦热，失眠多梦，咽干口燥，头晕耳鸣，腰酸腿软。舌质红，苔薄黄或黄腻，脉细数。

（2）证候分析：肾阴不足，相火偏旺，损伤血络，复感湿热之邪，伤及任带二脉，故带下量多，色黄或赤白相兼，质稠，有臭气，阴部灼热感；阴虚内热，热扰心神，则五心烦热，失眠多梦；腰为肾之府，肾阴虚则腰酸腿软。舌红，苔薄黄或黄腻，脉细数，均为阴虚夹湿热之征。

（3）治法：滋阴益肾，清热祛湿。

（4）主方：白果甘薯老鸭汤。

原料：鸭肉 300g，白果 25g，甘薯 25g，胡椒粉 1g，盐 5g。

制作：白果、芡实洗净；锅中倒油烧热，放入鸭肉煸至表面发黄，取出备用；将煸好的鸭肉放入砂锅中，再放入白果、甘薯，小火煲 1h，调味即可。

用法：饮汤食肉，每日 1 剂，佐餐服食。

方义：鸭肉可以补益气阴；甘薯可以益气健脾，养阴补肾；白果起收敛固涩的作用。三味同用在固涩止带的同时滋养肾阴，适用于阴虚之带下过多症见失眠多梦、阴部灼热者。

（5）备选方：莲子薏米乌鸡汤（乌鸡 1 只，莲子、薏米各 50g，胡椒粉 1g，盐 5g。乌鸡洗净，斩件，入沸水中汆烫；薏米洗净，用水浸泡；白果洗净，莲子泡发。将乌鸡、莲子、薏米放入炖盅中，加开水适量，放入锅内炖蒸 2h，再放入盐、胡椒粉调味即可。每日 1 剂，佐餐服食）。

（6）推荐食材：豆腐、燕窝、鸭肉、黑豆、黑芝麻、桑椹、粳米、糯米等。

4. 湿热下注证

（1）证候：带下量多，色黄或呈脓性，气味臭秽，外阴瘙痒或阴中灼热，伴全身困重乏力，胸闷纳呆，小腹作痛，口苦口腻；小便黄少，大便黏滞难解。舌质红，舌苔黄腻，脉滑数。

（2）证候分析：湿热蕴结于下，损伤任带二脉，故带下量多，色黄或呈脓性，气味臭秽；湿热熏蒸，则胸闷，口苦口腻；湿热内阻中焦，脾失运化，清阳不升，则纳呆，身体困重乏力；湿热蕴结，瘀阻胞脉，则小腹作痛；湿热下注膀胱，可见小便黄少；湿邪黏滞，阻滞肠腑，可见大便黏滞难解。舌红，苔黄腻，脉滑数，为湿热之征。

（3）治法：清热利湿止带。

（4）主方：双豆苋菜粥。

原料：大米、绿豆、赤小豆各 40g，苋菜 100g，冰糖 10g。

制作：将大米、绿豆、赤小豆均泡发洗净；苋菜洗净，切碎；锅置火上，倒入清水，放入大米、绿豆、赤小豆煮至开火。待煮至浓稠状时，加入苋菜、冰糖稍煮即可。

用法：每日 1 剂，分 2 次于早、晚温热服食。

方义：绿豆、赤小豆清热解毒、利尿通淋，可辅助治疗阴道炎、阴道瘙痒以及尿频、尿急、尿痛等尿路感染症状，苋菜可清热利湿、凉血止血，适用于湿热下注之带下过多症见身重乏力、量多臭秽者。

（5）备选方：苦瓜枸杞羹（苦瓜 350g，枸杞 50g，盐、淀粉各适量。油烧热，放入苦瓜丁煸炒；再放入枸杞略煮，加盐调味，熟后用水淀粉勾芡，出锅即可）。

（6）推荐食材：芹菜、银杏仁、鸡蛋清、香干、藕汁、车前草、粳米等。

5. 湿毒蕴结证

（1）证候：带下量多，色黄绿如脓，或五色杂下，质黏稠，臭秽难闻；伴小腹或腰骶胀痛，烦热头昏，口苦咽干，小便短赤或色黄，大便干结。舌质红，苔黄腻，脉滑数。

（2）证候分析：湿毒内侵，损伤任带二脉，故带下量多，色黄绿如脓，甚或五色杂下，秽臭难闻；湿毒蕴结，瘀阻胞脉，故小腹或腰骶胀痛；湿浊热毒上蒸，故口苦咽干；湿热伤津，则小便短赤，大便干结。舌红，苔黄腻，脉滑数，为湿毒蕴结之征。

（3）治法：清热解毒，利湿止带。

（4）主方：马齿苋蛋白羹。

原料：马齿苋 250g，鸡蛋 2 个。

制作：马齿苋洗净，捣烂绞汁，与蛋清搅匀，冲沸入水。

用法：每日分 2 次服用。

方义：本品具有清热凉血解毒的功效，适用于湿毒蕴结之带下过多，症见黏滞臭秽、大便干结者。注意：马齿苋为寒凉之品，脾胃虚弱者、大便溏泄者、孕妇均不宜食用。

（5）备选方：土茯苓糖水（土茯苓 50g，糖或红糖适量。土茯苓与糖加水 2 碗，煎至 1 碗。每日 1 剂，饮服）。

（6）推荐食材：金银花、菊花、黑木耳、绿豆、冬瓜、苦瓜、蚕豆、栗子等。

【施膳中应注意的问题】

1. 忌煎炒、油炸类燥热性食物。

2. 忌葱、蒜、姜、辣椒、酒等刺激性食物。

3. 忌肥甘厚味及甜腻食品，如肥肉、海腥、糯米糍粑等，以免留湿生痰。

4. 不宜过度饮食生冷寒凉之物，否则会致使痰湿困脾、水湿不化而成带下，如河蚌、蛤蜊、田螺、蛏子等。

第二节　带下过少

【概念】

带下量少，甚或全无，阴道干涩，伴有全身、局部症状者，称为带下过少。

西医学的卵巢早衰、双侧卵巢切除术后、盆腔放射治疗后、绝经综合征、席汉综合征、长期服用某些药物抑制卵巢功能等引起的阴道分泌物过少可参照本病辨证治疗。

【病因病机】

本病主要病机是阴精不足，不能润泽阴户。其因有二：一是肝肾亏损，阴精津液亏少不能润泽阴户；二是瘀血阻滞冲任，阴液不能运达阴窍，均可导致带下过少。

1. 肝肾亏损

素禀肝肾不足，或年老体弱，肝肾亏损；或大病久病，房劳多产，精血耗伤，以致冲任精血不足，任脉之阴精津液亏少，不能润泽阴窍，而致带下过少。

2. 血瘀津亏

素性抑郁，情志不遂，以致气滞血瘀；或经产后感寒，余血内留，新血不生，均可致精亏血枯，瘀血内停，阴津不能润泽阴窍，而致带下过少。

【临床表现】

阴道分泌物过少，阴道干涩，甚至阴部萎缩；或伴性欲低下，性交疼痛；烘热汗出，心烦失眠；月经错后，经量过少，甚至闭经。

【诊断】

1. 病史

有卵巢早衰、双侧卵巢切除术后、盆腔放射治疗后、盆腔炎性疾病、反复人工流产术后、产后大出血，或长期使用抑制功能的药物等病史。

2. 检查

（1）妇科检查：阴道黏膜皱褶减少，阴道壁菲薄充血，分泌物减少，宫颈、宫体或有萎缩。

（2）辅助检查。①实验室检查：性激素测定，可见雌二醇明显降低，促卵泡生成素、促黄体生成素升高。②B超检查：可见双侧卵巢缺如或卵巢体积变小，或子宫萎缩、子宫内膜菲薄。

【辨证施膳】

1. 肝肾亏损证

（1）证候：带下量少，甚或全无，无臭味，阴部干涩或瘙痒，甚则阴部萎缩，性交涩痛；头晕耳鸣，腰膝酸软，烘热汗出，夜寐不安，小便黄，大便干结。舌红少津，少苔，脉沉细。

（2）证候分析：肝肾亏损，阴液不充，任带失养，不能润泽阴道，发为带下过少；阴虚内热，灼津耗液，则带下更少，阴部萎缩、干涩灼痛或瘙痒；清窍失养，则头晕耳鸣；肾虚外府失养，则腰膝酸软；肝肾阴虚，虚热内生，则烘热汗出，夜寐不安，小便黄，大便干结。舌红，少苔，脉沉细，均为肝肾亏损之征。

（3）治法：滋补肝肾，益精养血。

（4）主方：山药苁蓉蒸鸡。

原料：母鸡 1500g，山药 40g，肉苁蓉 30g，水发香菇、火腿片、笋片各 25g，料酒 50g，清汤 1000g，调料适量。

制作：净鸡去爪，剖开脊背，抽去头颈骨留皮，入沸水锅内余一下，取出洗净血秽；山药去皮，切成 7~10cm、厚 0.3cm 的斜片；肉苁蓉洗净。鸡腹向上放在汤碗内，诸料铺在鸡上，加入料酒、精盐、味精、清汤，上笼蒸 2h 至鸡肉熟烂。

用法：饮汤食肉，每日 1 剂，佐餐服食。

（5）备选方：枸杞桑椹子丸（枸杞子、桑椹子各 2 份，共研细末，炼蜜为丸，每丸 10g 重。每日早晚各 1 丸，温开水或淡盐水送下）。

（6）推荐食材：桑椹、枸杞、韭菜、阿胶、甲鱼、牡蛎肉、山萸肉、葡萄、黑米等。

2. 血瘀津亏证

（1）证候：带下量少，阴道干涩，性交疼通；精神抑郁，烦躁易怒，小腹或少腹疼痛拒按，胸胁、乳房胀痛，经量少或闭经。舌质紫暗，或舌边瘀斑，脉弦涩。

（2）证候分析：瘀血阻滞冲任，阴精不能运达阴窍，以致带下过少；无津液润泽，故阴道干涩，性交疼痛；气机不畅，情志不遂，故精神抑郁，烦躁易怒；肝经郁滞，则胸胁、乳房胀痛；瘀阻冲任、胞脉，故小腹或少腹疼痛拒按，甚则经量过少或闭经。舌质紫暗，或舌边瘀斑，脉弦涩，均为血瘀津亏之征。

（3）治法：补血益精，活血化瘀。

（4）主方：熟地丹皮乌鸡汤。

原料：熟地、丹皮、花生仁各 30g，红枣 5 枚，乌鸡 1 只，盐 5g。

制作：熟地、丹皮、花生仁分别洗净；红枣去核，洗净；乌鸡去内脏，洗净，剁块，汆水，将清水 2000ml 放入瓦煲中，煮沸后放入熟地、丹皮、花生仁、红枣、乌鸡块，以大火煮开，后改用小火煲 2 个小时，加盐调味即可。

用法：饮汤食肉，每日 1 剂，佐餐服食。

方义：熟地具有滋补肝肾、滋阴补血的功效；丹皮具有活血化瘀的功效；乌鸡补肾养血、滋养卵巢；花生仁、红枣均能益气补虚。以上几味搭配炖汤食用，适用于血瘀津亏引之带下过少，症见乳房胀痛、烦躁易怒者。

（5）备选方：龙眼银耳汤（银耳 10g，龙眼 10g，姜 1 片，盐 2g、食用油适量。将龙眼洗净。银耳泡发，洗净，煮 5min，捞起沥干。放入油爆香姜片，银耳略炒后盛起。另加适量水煲滚，放入龙眼、银耳再煲滚，小火煲 1h，下盐调味即成）。

（6）推荐食材：葡萄、木耳、瘦肉、玫瑰花、动物肝脏、乌鸡、桂圆、红枣等。

【施膳中应注意的问题】

带下过少多是由于雌激素分泌不足引起，可以多食用富含雌激素的食物如蜂蜜、豆制品等以此调节体内激素水平。但是补充的时候注意不要过量，否则可能会引起其他疾病。一些患者平时生活和饮食不规律，或者常常节食减肥，这样就会导致内分泌紊乱，激素失衡，出现白带少、阴道干涩等症状。因此女性朋友平时一定要调整自己的生活和饮食方式，采取科学的方法减肥。

第四章　妊　娠　病

第一节　胎漏、胎动不安

【概念】

妊娠期阴道少量流血，时出时止，或淋沥不断，而无腰酸、腹痛、小腹坠胀者，称为胎漏，亦称"胞漏"或"漏胎"。妊娠期间出现腰酸、腹痛、小腹下坠，或伴有阴道少量流血者，称为"胎动不安"，又称"胎气不安"。

现代医学的"先兆流产"可参照"胎漏"或"胎动不安"辨证治疗。

【病因病机】

胎漏、胎动不安主要发病机理是冲任气血失调，胎元不固。而胎漏以气虚、血虚兼见血热、肾虚、血瘀更多见。

1. 肾虚

素禀肾气不足，或房劳多产，或久病及肾，或孕后房事不节，损伤肾气，肾虚冲任不固，胎失所系，以致胎动不安，气不固摄，发为胎漏。

2. 气虚

平素体弱，或饮食劳倦等伤脾；或大病久病损伤正气，气虚不摄，冲任不固；孕后气血下以养胎，导致冲任更伤，而成胎漏，胎失所载，以致胎动不安。

3. 血虚

素体阴血不足；或大病久病耗血伤阴；或孕后脾胃虚弱，恶阻较重，化源不足，血虚则冲任血少，筋脉失养，以致胎动不安。

4. 血热

素体阳盛，或七情郁结化热，或孕后过食辛热，或外感邪热，或阴虚生热，热扰冲任；孕后气血下以养胎，使阴血更虚，热更重，迫血妄行，以致胎漏，损伤胎气，以致胎动不安。

5. 血瘀

素有癥瘕占据子宫或孕期手术创伤，或孕后不慎跌仆闪挫，均可致瘀阻胞脉，孕后新血不得下达冲任以养胎，反离经而走，发为胎漏，瘀阻冲任胞宫，以致胎动不安。

6. 湿热

素体喜嗜膏粱厚味，湿热内蕴，或孕期不慎感受湿热之邪，湿热与血相搏，流注冲任，蕴结胞中，气血瘀阻，不得下达冲任以养胎，发为胎动不安，热迫血妄行，则导致胎漏。

胎漏、胎动不安既有单一的病机，又常有脏腑、气血、经络同病，虚实错杂的复合病机，如气血虚弱或脾肾阳虚或肾虚血瘀或肾虚湿热，临证中必须动态观察病机的兼夹及其变化。

【临床表现】

胎漏主要为妊娠期间出现阴道少量流血，时出时止，或淋沥不断，而无腰酸、腹痛、小腹坠胀。

胎动不安主要为腰酸、腹痛、小腹下坠，或伴有阴道少量出血或不伴有阴道少量流血。

【诊断】

1. 病史

有停经史，或有早孕反应，常有人工流产、自然流产史，精神创伤史或素有癥瘕史，孕后不节房事史，过度劳累史，跌仆闪挫史等。

2. 症状

胎漏主要为妊娠期间出现阴道少量流血，时出时止，或淋沥不断，而无腰酸、腹痛、小腹坠胀。胎动不安主要为腰酸、腹痛、小腹下坠，或伴有阴道少量出血或不伴有阴道少量流血。

3. 检查

(1) 妇科检查：子宫颈口未开，子宫大小与停经月份相符。

(2) 辅助检查：①尿妊娠试验阳性；②血 HCG 定量测定；③B 超检查提示宫内妊娠，可见完整妊娠囊，或有原始心管搏动，或有胎心音或胎动存在，或伴有绒毛膜下出血。

【辨证施膳】

1. 肾虚证

(1) 证候：妊娠期腰膝酸软，腹痛下坠，或伴有阴道少量流血，色淡暗，或曾屡孕屡堕；或伴头晕耳鸣，小便频数，夜尿多。舌淡，苔白，脉沉滑尺弱。

(2) 证候分析：胞络系于肾，肾虚则骨髓不充，故腰膝酸软；筋脉失于温蕴，则腹痛下坠；气不摄血，则有阴道少量流血；血失阳化，故血色淡暗；肾虚，髓海不足，脑失所养，故头晕耳鸣；肾与膀胱相表里，肾虚则膀胱失约，故小便频数。舌淡，苔白，脉沉弱，均为肾虚之候。

(3) 治法：固肾安胎，佐以益气。

(4) 主方：莲子黄肉糯米粥。

原料：莲子肉 60g，山萸肉 45g，糯米适量。

制作：三味洗净后同入锅中，加水适量，用文火煮。

用法：少量频服。

方义：莲子肉药性平和，有宁心安神的功效，日常食用能够补气血、宁心安神；山萸肉具有补益肝肾、涩精固脱、固经止血的功效；糯米健脾暖胃、益气补虚、补血。

（5）备选方：杜仲寄生鸡汤（炒杜仲 25g、桑寄生 25g、鸡腿 1 只、盐 5g）。

（6）推荐食材：黑豆、菟丝子、糯米、红枣等。

2. 气血虚弱证

（1）证候：妊娠期，阴道少量下血，腰酸，小腹空坠而痛，或伴有阴道少量流血，色淡红，质稀薄；或神疲肢倦，面色㿠白，心悸气短。舌质淡，苔薄白，脉滑无力。

（2）证候分析：气虚冲任不固，提摄无力，故腰酸，小腹空坠而痛，阴道少量流血；气虚不化，则血色淡，质稀薄；气虚中阳不振，故神疲肢倦，气短懒言。舌淡，苔薄白，脉滑，均为气虚之象。

（3）治法：益气养血，固冲安胎。

（4）主方：乌鱼鸡米粥。

原料：母鸡 1 只，乌贼鱼干 1 条，糯米 90~150g。

制作：将母鸡煺毛剖去内脏，与乌贼鱼干一起加水同炖至烂，取浓汤，再加糯米煮至米熟为度，加适量细盐，调味后即可分次食用。

用法：少量频服。

方义：母鸡具有良好的温中益气、补精添髓的能力；乌贼鱼干养血滋阴；糯米健脾暖胃、益气补虚、补血。

（5）备选方：猪肚炒莲子（莲子 40 粒、猪肚 1 个、盐 5g、葱丝 5g、姜丝 5g、蒜片及食用油各适量）。

（6）推荐食材：黄芪、南瓜、红枣等。

3. 血热证

1）实热证

（1）证候：妊娠期腰酸、小腹灼痛，或伴有阴道少量流血，色鲜红或深红，质稠；渴喜冷饮，小便短黄，大便秘结。舌红，苔黄而干，脉滑数或弦数。

（2）证候分析：热伏冲任，迫血妄行，故阴道流血；损伤胎气，故腰酸腹痛；血为热灼，伤及津液，故渴喜冷饮，小便短黄，大便秘结。舌红，苔黄而干，脉滑数或弦数，均为血热之象。

（3）治法：清热凉血，固冲止血。

（4）主方：鲤鱼汤。

原料：鲤鱼 1 条，生姜 6g，豆豉 10g，葱白 2 根。

制作：将以上三味同入砂锅，加水适量同煮成汤，加入少许食盐调味服食。

用法：少量频服。

方义：鲤鱼利水消肿、下气通乳；生姜解表散寒、温中止呕；豆豉宣发郁热；葱白散寒通阳。

（5）备选方：鲤鱼粥（鲤鱼 1 条，苎麻根 16g，糯米适量）。

（6）推荐食材：生菜、白菜、芹菜、黄瓜、苦瓜等。

2）虚热证

（1）证候：妊娠期腰酸、小腹灼痛，或伴有阴道少量流血，色鲜红，质稀；或伴心烦不安，五心烦热，咽干少津，便结溺黄。舌红少苔，脉细数。

（2）证候分析：阴虚内热，热扰冲任，损伤胎气，故腰酸腹痛；热伏冲任，迫血妄行，故阴道少量流血；热扰心神，故心烦不安。五心烦热，咽干少津，舌红少苔，脉细数，均为阴虚内热之象。

（3）治法：滋阴清热，养血安胎。

（4）主方：地黄麻根粥。

原料：生地黄 30g，苎麻根 30g（鲜用 60~90g），糯米适量。

制作：将以上三味同入砂锅，加水适量同煮成粥，加入少许食盐调味服食。

用法：少量频服。

方义：生地黄清热凉血，养阴生津；苎麻根清热安胎止血；糯米健脾暖胃、益气补虚、补血。

（5）备选方：苎麻粥（苎麻根 30g，糯米 60g，陈皮 5g，大麦面粉 30g）。

（6）推荐食材：燕麦、玉米等。

4. 血瘀证

（1）证候：宿有癥积，孕后常有腰酸，下腹刺痛，阴道不时流血，色暗红，或妊娠期不慎跌仆闪挫，或劳力过度，或妊娠期手术创伤，继之腰酸腹痛，胎动下坠或阴道少量流血；大小便正常。舌暗红，或有瘀斑，苔薄，脉弦滑或沉弦。

（2）证候分析：癥积占据胞宫，或妊娠期跌仆闪挫，或妊娠期手术创伤致血离经，瘀血阻滞冲任胞脉，气血壅滞不通，故腰酸腹痛；血不归经，故阴道不时下血，色暗红；因无寒热，大小便正常。舌暗红，或有瘀斑，苔薄，脉沉滑或沉弦，为瘀血之征。

（3）治法：活血化瘀，补肾安胎。

（4）主方：三七炖鸡蛋合仲菟煮鸡蛋。

原料：三七 3g，丹参 10g，杜仲 30g，菟丝子 30g，续断 10g，鸡蛋 2 枚。

制作：将鸡蛋外壳洗净，与三七、丹参、杜仲、菟丝子、续断等一同放入砂锅，加水煎煮；待鸡蛋熟，捞出鸡蛋，去壳，再放入药汁中，稍煎煮片刻即可。

用法：食蛋饮汤，每日 1 剂，分 2 次温热服食。症状缓解即当慎用或停用，不可多服。

方义：三七为血证良药，功善活血化瘀，又能够化瘀生新，并有止血不留瘀、化瘀而不伤正的特点；丹参长于活血化瘀以通经，能祛瘀生新而不伤正，为妇科要药；杜仲、菟丝子、续断补肾固冲安胎；鸡蛋健脾补虚，养血安胎。诸药相配，化瘀血则消癥块，补精血则安胎元。

（5）备选方：丹参蜜酒（丹参 100g，蜂蜜 50g，白酒 500g）。

（6）推荐食材：蜂蜜、阿胶等。

5. 湿热证

（1）证候：妊娠期腰酸腹痛，阴道少量流血，或淋沥不尽，色暗红；或伴有低热起伏，小便黄赤，大便黏。舌质红，苔黄腻，脉滑数或弦数。

（2）证候分析：素体湿热内蕴，或孕期不慎感受湿热之邪，湿热与血相搏，流注冲任，蕴结胞中，气血不得下达冲任以养胎，故腰酸腹痛；湿热扰血，故阴道少量流血，淋沥不尽；湿热绵延，故低热起伏；湿热下注，故小便黄赤，大便黏。舌质红，苔黄腻，脉滑数或弦数，均为湿热之征。

（3）治法：清热利湿，补肾安胎。

（4）主方：当归白芍粥。

原料：当归 10g，白芍 6g，黄芩 10g，白术 10g，川芎 10g，糯米 60g。

制作：将以上六味同入砂锅，加水适量同煮成粥，加入少许食盐调味服食。

用法：每日 1 剂，分 2 次温热服食。

方义：方中当归、白芍补血养肝；黄芩、白术坚阴清热，健脾除湿；川芎能舒气血之滞。全方养血健脾，清化湿热以安胎。

(5) 备选方：川芎糯米粥（川芎 10g，白术 10g，糯米 60g）。

(6) 推荐食材：糯米、山药、香菇等。

【施膳中应注意的问题】

1. 饮食应富有营养，易于消化，如牛奶、豆浆、水果、肉汤、鸡汤之类。

2. 脾胃素弱者，应多服一些党参、黄芪、山药等健脾补气之类。

3. 忌食薏苡仁、肉桂、干姜、桃仁、螃蟹、姜、蒜、韭菜之品。

第二节 滑 胎

【概念】

凡堕胎或小产连续发生 3 次或以上者，称为"滑胎"，亦称"数堕胎"。

现代医学习惯性流产可参照本病辨证治疗。

【病因病机】

本病主要发病机制是冲任损伤，胎元不固，或胎元不健，不能成形，故而屡孕屡堕。

1. 肾虚

父母先天禀赋不足，精气亏虚，两精虽能相合，致胎不成实；或因孕后房事不节伤肾，以致肾气亏虚，冲任不固，系胎无力，而致滑胎；或大病久病伤肾，肾精匮乏，胎失濡养，而致滑胎。

2. 气血虚弱

素体脾胃虚弱，气血不足，或饮食、劳倦伤脾，气血化源不足，或大病久病，耗气伤血，致气血两虚，冲任失养，故使屡孕屡堕而为滑胎。

3. 血瘀

母体胞宫原有癥瘕，瘀滞于内，冲任损伤，气血不调，且瘀滞日久伤肾，胎元失养不固，遂致滑胎。

【临床表现】

孕前多有腰酸、乏力的症状。孕后可无明显症状，或有腰酸、腹痛，或阴道有少量流血等胎漏、胎动不安的症状。子宫颈内口松弛的中晚期流产者，多无自觉症状，突然阵发腹痛，胎儿随之排出。

【诊断】

1. 病史

堕胎或小产连续发生 3 次或 3 次以上者，且多数发生在同一个妊娠月。应注意其连续性、自然性和应期而下的发病特点。注意是否合并全身性疾病，如高血压、慢性肝肾疾病、血栓性疾病等。

2. 症状

孕前多有腰酸乏力的症状。孕后可无明显症状，或有腰酸腹痛，或阴道有少量流血等胎漏、胎动不安的症状。子宫颈内口松弛的中晚期流产者，多无自觉症状，突然阵发腹痛，胎儿随之排出。

3. 检查

（1）体格检查：测血压，检查全身情况，妇科检查了解有无合并子宫畸形、子宫肌瘤、子宫腺肌病、子宫颈内口松弛，是否存在子宫颈手术史或宫颈重度裂伤等病史。

（2）辅助检查：①血常规、垂体、卵巢功能、甲状腺激素等检查。②夫妇双方染色体和血型检查。③男方精液检查。④免疫功能检查。⑤其他风疹病毒、巨细胞病毒、弓形虫等病原体相关检查有助于诊断。⑥B超检查观察子宫形态、大小，有无畸形，子宫颈内口的宽度。有较大月份小产史应注意是否存在宫颈机能不全。非孕期，8号宫颈扩张器可顺利通过宫颈内口，妊娠期B超检查子宫颈内口宽>15mm者，有助于诊断宫颈功能不全。子宫输卵管造影、宫腹腔镜检查可了解生殖道畸形、子宫肌瘤、子宫腺肌病、宫腔粘连等情况。

【辨证施膳】

1. 肾虚证

（1）证候：屡孕屡堕，甚或应期而堕；精神萎靡，头晕耳鸣，腰酸膝软，小便频数，目眶暗黑，或面色晦暗。舌质淡，苔白，脉沉弱。

（2）证候分析：肾气亏虚，冲任不固，胎元失养，胎失所系，故屡孕屡堕；肾阳亏虚，命火不足，阳气不布，则精神萎靡，目眶暗黑，或面色晦暗；肾主骨生髓，肾虚则腰酸膝软，髓海不足；清窍失养，故头晕耳鸣；膀胱失约，气化失职，则小便频数。舌质淡，苔白，脉沉弱，为肾虚之象。

（3）治法：补肾益气固冲。

（4）主方：猪肾汤。

原料：猪肾（猪腰子）1 只，茯苓 9g，桑寄生、干地黄、麦冬各 6g，川芎 3g，白术 12g。

制作：将新鲜的猪肾剖开，除去肾内筋膜，洗净，切成小块，与上药一同放入砂锅，加水煎煮，待猪肾烂熟即可。

用法：食猪肾饮汤，每日 1 剂，分 2 次温热服食。

方义：方中猪肾补肾疗虚；白术为健脾补气第一要药，又有安胎之功；茯苓健脾利水，宁心安神；干地黄补血养阴，填精益髓，麦冬清热养阴；川芎为血中之气药，善活血行气；桑寄生补肝肾，强筋骨，安胎。全方合用，补后天，滋先天，益精血，使肾气健旺，冲任巩固，胎有所系，则自无殒堕之虑。

（5）备选方：山药固胎粥（山药 90g，续断 15g，杜仲 15g，苎麻根 15g，糯米 250g）。

（6）推荐食材：山药、糯米、瘦猪肉、老母鸡、葱、生姜等。

2. 气血虚弱证

（1）证候：屡孕屡堕；头晕眼花，神倦乏力，心悸气短，面色苍白。舌质淡，苔薄，脉细弱。

（2）证候分析：气血两虚，冲任不足，不能养胎载胎，故使屡孕屡堕；气血两虚，上不荣清窍，则头晕眼花；外不荣肌肤，则面色苍白；内不荣脏腑，则神倦乏力，心悸气短。舌质淡，苔薄，脉细弱，为气血两虚之象。

（3）治法：益气养血固冲。

（4）主方：参芪术枣糯米粥。

原料：白术、党参各 10g，黄芪 30g，红枣 15g，糯米 50g。

制作：先煎前四味药，去滓取汁；另煮糯米粥，待将熟时，下药汁同煮 1~2 沸即成。

用法：早、晚各食 1 次。

方义：白术、党参共奏益气健脾之功；黄芪益气生津养血；红枣补中益气；糯米健脾暖胃、益气补虚、补血。

（5）备选方：益气固胎粥（党参 9g，白术 9g，黄芪 9g，红枣 5 枚，糯米适量）。

（6）推荐食材：鸡蛋、红枣、红糖、糯米等。

3. 血瘀证

（1）证候：素有癥瘕之疾，孕后屡孕屡堕；时有少腹隐痛或胀痛，肌肤无华。舌质紫暗或有瘀斑，苔薄，脉细弦或涩。

（2）证候分析：子宫素有癥瘕，有碍于胎儿生长发育，瘀血阻滞，冲任损伤，胎元受损，则屡孕屡堕；瘀血阻滞，冲任气血不畅，故时有少腹隐痛或胀痛；不能荣于肌肤，故肌肤无华。舌质紫暗或有瘀斑，苔薄，脉弦或涩，均为血瘀之征。

（3）治法：祛瘀消癥固冲。

（4）主方：桂枝芍药粥。

原料：桂枝 10g，白芍 6g，大枣 3 枚，糯米适量。

制作：先煎前四味药，去滓取汁；另煮糯米粥，待将熟时，下药汁同煮 1~2 沸即成。

用法：早、晚各食 1 次。

方义：桂枝温经通阳，以促血脉运行而散瘀；白芍养肝和营，缓急止痛；红枣补中益气；糯米健脾暖胃、益气补虚、补血。

（5）备选方：茯苓赤芍粥（茯苓 10g，赤芍 6g，糯米适量）。

（6）推荐食材：大枣、糯米、菠菜、花生米等。

【施膳中应注意的问题】

习惯性流产患者身体多比较虚弱，饮食上要以补虚、增强体质为主，可以多吃含有丰富蛋白质和维生素的食物，如鱼类、肉类、蛋类、奶类、坚果等。多食富含各种维生素及微量元素、易于消化的食品，如各种蔬菜、水果、豆浆等。胃肠虚寒者，慎服性味寒凉的食品，如绿豆、白木耳、苦瓜等；体质阴虚火旺者，慎服雄鸡、牛肉、狗肉、鲤鱼等易使人上火的食品。多食富含膳食纤维的食物，以加强肠胃蠕动功能，避免腹胀及便秘。便秘的孕妇禁止用泻药通便，如大黄、番泻叶等。

第三节　胎死不下

【概念】

胎死胞中，历时过久，不能自行产出者，称为"胎死不下"，亦称"子死腹中"。

现代医学死胎及稽留流产可参照本病辨证治疗。

【病因病机】

本病病机不外虚实两端，虚者气血虚弱，无力运胎外出；实者瘀血、湿浊阻滞，碍胎排出。

1. 气血虚弱

素体虚弱，或饮食劳倦伤脾，化源不足，气血虚弱，冲任空虚，胎失气载血养，遂致胎死胞中；又因气虚推动无力，血虚产道不润，故死胎难以产出，遂为胎死不下。

2. 瘀血阻滞

孕期跌仆外伤，或寒凝血滞，或感染邪毒，热结血瘀，或湿浊内停，湿浊瘀阻，损及冲任，胎失所养，以致胎死胞中；复因瘀血内阻，产道不利，碍胎排出，故而胎死不下。

【临床表现】

妊娠早期可无症状，或早孕反应、乳胀等感觉消失；中晚期自觉胎动消失，子宫不再增大。若胎儿死亡时间较长，可出现口中恶臭、腰酸腹坠、阴道流血、脉涩等症。

【诊断】

1. 病史

有早期妊娠史，或有胎漏、胎动不安病史。

2. 症状

妊娠早期可无症状，或早孕反应、乳胀等感觉消失；中晚期自觉胎动消失，子宫不再增大。若胎儿死亡时间较长，可出现口中恶臭、腰酸腹坠、阴道流血、脉涩等症。

3. 检查

(1) 腹部检查：妊娠中晚期腹围减小，宫底下降，胎动、胎心消失。

(2) 妇科检查：子宫颈口闭合，子宫小于妊娠月份；若妊娠中晚期胎死不久，子宫大小可与妊娠月份相符。

(3) 辅助检查：B超检查可见妊娠囊不规则、无胎心、胎动。妊娠中晚期胎死日久，可见胎头塌陷，胎盘肿胀。必要时进行凝血功能检查。

【辨证施膳】

1. 气血虚弱证

(1) 证候：胎死不下，小腹隐痛，或有冷感，或阴道流淡红色血水；头晕眼花，心悸气短，精神倦怠，面色苍白。舌淡，苔白，脉细弱。

(2) 证候分析：气虚运送无力，血虚失于濡润，故胎死腹中久不产下；死胎内阻，气血运行不畅，胞脉失于温养，故小腹隐痛，或有冷感；胎死已久，气血虚弱，冲任不固，是以阴道可见淡红色血水流出；气血不足，外不荣肌肤，上不荣清窍，故面色苍白，头晕眼花；内不荣脏腑，则精神倦怠，心悸气短。舌淡，苔白，脉细弱，为气血虚弱之象。

（3）治法：益气养血，活血下胎。

（4）主方：参归川芎粥。

原料：人参 10g，当归 10g，川芎 10g，荆芥穗 10g，红枣 3 枚，糯米适量。

制作：先煎前五味药，去滓取汁；另煮糯米粥，待将熟时，下药汁同煮 1~2 沸即成。

用法：早、晚各食 1 次。

方义：人参大补元气；当归、川芎补血，使气充血旺；荆芥穗引血归经，使胎下而不致流血过多；红枣补中益气；糯米健脾暖胃、益气补虚、补血。全方有补气血，下死胎之效。

（5）备选方：人参益母草粥（人参 10g，益母草 10g，当归 10g，赤石脂 6g，糯米适量）。

（6）推荐食材：糯米、薏米仁、红糖、阿胶膏、母鸡、大枣等。

2. 瘀血阻滞证

（1）证候：胎死不下，小腹或刺痛或胀痛，或阴道流血，紫暗有块；面色青暗，口气恶臭。舌紫暗，舌苔厚腻，脉沉涩。

（2）证候分析：瘀血阻滞冲任，损及胎气，则胎死胞中；瘀血碍胎排出，则死而不下；瘀血阻滞冲任，"不通则痛"，故小腹刺痛；瘀血内阻，血不归经而外溢，则阴道流血，色紫暗；胎死瘀久，秽气上冲，故口气恶臭。舌紫暗，舌苔厚腻，脉沉涩，为瘀血内阻的征象。

（3）治法：活血祛瘀，燥湿行气。

（4）主方：当归川芎苍术粥。

原料：当归 10g，川芎 10g，红花 10g，苍术 9g，糯米适量。

制作：先煎前四味药，去滓取汁；另煮糯米粥，待将熟时，下药汁同煮 1~2 沸即成。

用法：早、晚各食 1 次。

方义：方中当归、川芎、红花活血祛瘀，催生下胎；苍术燥湿健脾，健运中州。

（5）备选方：川芎红花粥（川芎 10g，红花 10g，益母草 10g，红枣 3 枚，糯米适量）。

（6）推荐食材：红枣、红花、粳米、糯米、枸杞等。

【施膳中应注意的问题】

胎死不下的患者身体多比较虚弱，饮食上要以补虚、增强体质为主，可以多吃含有丰富蛋白质和维生素的食物，如鱼类、肉类、蛋类、奶类、坚果等。多食富含各种维生素及微量元素、易于消化的食品，如各种蔬菜、水果、豆浆等。胃肠虚寒者，慎服性味寒凉的食品，如绿豆、白木耳、苦瓜等；体质阴虚火旺者，慎服雄鸡、牛肉、狗肉、鲤鱼等易使人上火的食品。多食富含膳食纤维的食物，以加强肠胃蠕动功能，避免腹胀及便秘。便秘的孕妇禁止用泻药通便，如大黄、番泻叶等。

第四节　异　位　妊　娠

【概念】

中医古籍中没有"异位妊娠"的病名，但在"妊娠腹痛"

"停经腹痛""少腹瘀血""经漏""妊娠下血"及"癥瘕"等病证中有类似症状的描述。

异位妊娠是指受精卵在子宫体腔以外着床发育，俗称"宫外孕"。但两者含义有所不同。宫外孕是指子宫以外的妊娠，如输卵管妊娠、卵巢妊娠、腹腔妊娠、阔韧带妊娠等；异位妊娠是指受精卵在子宫正常体腔以外的妊娠，除上述妊娠部位外，还包括宫颈妊娠、子宫残角妊娠、子宫瘢痕妊娠等，较"宫外孕"的含义更广。其中又以输卵管妊娠最为常见，占异位妊娠的 95%以上，所以本节以输卵管妊娠为重点展开论述。

【病因病机】

输卵管妊娠的主要病机是冲任不畅，少腹血瘀。少腹宿有瘀滞，冲任不畅，运送孕卵受阻，不能到达子宫体腔；或先天肾气不足，后天脾气虚弱，运送孕卵无力，不能按时到达子宫体腔，在输卵管内着床生长而致本病发生。输卵管妊娠在疾病的不同阶段，其主要证候表现不同，在未破损期（输卵管妊娠未发生破裂或流产）有胎元阻络和胎瘀阻滞；在已破损期（输卵管妊娠已发生破裂或流产）为气血亏脱、正虚血瘀和瘀结成癥。

1. 胎元阻络

素性抑郁，或忿怒过度，肝气不疏，血行不畅；或经期产后，余血未尽，房事不节；或感染邪毒，邪与余血相搏结，致瘀血阻滞冲任；或先天肾气不足或气虚运送无力，致孕卵不能运达子宫。此证发生于输卵管妊娠未破损期的早期。

2. 胎瘀阻滞

胎元停于子宫外，继而自殒，与余血互结而成瘀，但未破损。此证发生于输卵管妊娠未破损期的晚期。

3. 气血亏脱

胎元停于子宫外后渐长，致脉络破损，血液离经妄行，血亏气脱而致厥脱。此证发生于输卵管妊娠已破损期。

4. 正虚血瘀

胎元停于子宫外，继而自殒，阴血外溢但量较少，气随血泄，离经之血积聚少腹。此证发生于输卵管妊娠已破损期。

5. 瘀结成癥

胎元停于子宫外，自殒日久，离经之血与胎物互结成瘀，久积少腹成癥。此证发生于输卵管妊娠已破损期的晚期。

【临床表现】

1. 下腹痛

早期可有一侧下腹隐痛；输卵管妊娠流产或破裂时，突感一侧下腹疼痛或撕裂样剧痛，持续或反复发作，常伴有恶心呕吐、肛门坠胀和排便感。

2. 阴道流血

阴道有不规则流血，量少，亦有阴道流血量较多者，可同时排出蜕膜样组织。

3. 晕厥与休克

由腹腔内急性出血和剧烈腹痛引起，初始或轻者出现晕厥，严重者出现低血容量性休克，休克程度与腹腔内出血的速度及血量成正比，但与阴道流血量无明显关系。

4. 腹部包块

输卵管妊娠流产或破裂时所形成的血肿时间较久者，由于血液凝固并与周围组织或器官发生粘连，形成包块。

【诊断】

1. 病史

（1）既往可有盆腔炎性疾病、不孕症、异位妊娠等病史。

（2）多有停经史。

2. 症状

（1）下腹痛：早期可有一侧下腹隐痛；输卵管妊娠流产或破裂时，突感一侧下腹疼痛或撕裂样剧痛，持续或反复发作，常伴有恶心呕吐、肛门坠胀和排便感。

（2）阴道流血：阴道有不规则流血，量少，亦有阴道流血量较多者，可同时排出蜕膜样组织。

（3）晕厥与休克：由腹腔内急性出血和剧烈腹痛引起，初始或轻者出现晕厥，严重者出现低血容量性休克，休克程度与腹腔内出血的速度及血量成正比，但与阴道流血量无明显关系。

（4）腹部包块：输卵管妊娠流产或破裂时所形成的血肿时间较久者，由于血液凝固并与周围组织或器官发生粘连，形成包块。

3. 检查

（1）全身检查：输卵管妊娠破裂或流产，腹腔内出血较多时，出现面色苍白，脉数而细弱，血压下降等；下腹部有明显压痛及反跳痛，以患侧为甚，但腹肌紧张不明显；叩诊移动性浊音阳性。

（2）妇科检查：输卵管妊娠未破损期有宫颈举摆痛；子宫略增大，小于孕月，质稍软；一侧附件区可有轻度压痛，或可扪及质软有压痛的包块。若输卵管妊娠破损内出血较多时，阴道后穹窿饱满，宫颈举摆痛明显，子宫有漂浮感；一侧附件区或子宫后方可触及质软肿块，边界不清，触痛明显。陈旧性输卵管妊娠时，可在子宫直肠窝处触到半实质性压痛包块，边界不清楚。

（3）辅助检查。①血 HCG 测定：常低于同期的正常宫内妊娠水平，动态监测其上升幅度也常小于同期的正常宫内妊娠的升幅。②B 超检查：宫内未见妊娠囊，一侧附件区出现低回声或混合性回声包块，包块内或可见原始心管搏动。输卵管妊娠破裂或流产时可见盆腔、腹腔积液。③诊断性刮宫：刮出的宫内组织物病理检查未见绒毛等妊娠组织物。④阴道后穹隆穿刺或腹腔穿刺：腹腔内出血较多时，可经阴道后穹隆或腹腔穿刺抽出暗红色不凝血。⑤腹腔镜检查或剖腹探查：可见患侧输卵管局部肿胀增粗，表面紫蓝色；或患侧输卵管管壁见破裂口，破口处活动性出血；或患侧输卵管伞端血块附着，或活动性出血，腹腔内或可找到妊娠组织物。

【辨证施膳】

1. 未破损期

1）胎元阻络证

（1）证候：停经，或有不规则阴道流血，或伴下腹隐痛；B 超检查一侧附件区或有包块，血 HCG 阳性，但未发生破裂或流产。舌质暗，苔薄，脉弦滑。

（2）证候分析：孕后故停经，血 HCG 阳性；在未破损的早期，胎元不能运达子宫而停于宫外，瘀阻冲任，阻滞气机，故少腹隐痛，有附件区包块；血不循经，则有不规则阴道流血。舌质暗，苔薄，脉弦滑，为妊娠瘀阻之征。

（3）治法：化瘀消癥杀胚。

（4）主方：丹参赤芍粥。

原料：丹参 10g，赤芍 10g，桃仁 10g，适量糯米。

制作：先煎前三味药，去滓取汁；另煮糯米粥，待将熟时，下药汁同煮 1~2 沸即成。

用法：早、晚各 1 次。

方义：方中丹参、赤芍化瘀；桃仁消癥。

（5）备选方：桃仁紫草粥（桃仁 10g，紫草 10g，丹参 10g，糯米适量）。

（6）推荐食材：糯米、鸡蛋、红枣、红糖、母鸡等。

2）胎瘀阻滞证

（1）证候：停经，可有小腹坠胀不适；B 超检查或有一侧附件区局限性包块，血 HCG 曾经阳性现转为阴性。舌质暗，苔薄，脉弦细涩。

（2）证候分析：孕后故停经；在未破损的晚期，胎元自殒，则血 HCG 阴性；自殒的胎元与血互结成瘀，故有局限性包块；瘀阻冲任，气机不畅，故小腹坠胀不适。舌质暗，苔薄，脉弦细涩，为胎瘀阻滞之征。

（3）治法：化瘀消癥。

（4）主方：三棱莪术粥。

原料：三棱 10g，莪术 9g，丹参 10g，赤芍 10g，适量糯米。

制作：先煎前四味药，去滓取汁；另煮糯米粥，待将熟时，下药汁同煮 1~2 沸即成。

用法：早、晚各 1 次。

方义：三棱、莪术消癥散结；丹参、赤芍化瘀消癥。

（5）备选方：赤芍红花粥（赤芍 10g，桃仁 10g，红花 10g，适量糯米）。

（6）推荐食材：红枣、红糖、猪心、牛肉、三七粉等。

2. 已破损期

1）气血亏脱证

（1）证候：停经，不规则阴道流血，突发下腹剧痛；血 HCG

阳性，B超提示有盆腔、腹腔积液，后穹隆穿刺或腹腔穿刺抽出不凝血；面色苍白，冷汗淋漓，四肢厥冷，烦躁不安，甚或昏厥，血压明显下降。舌淡，苔白，脉细微。

（2）证候分析：胎元停于宫外并致破损，故突发下腹剧痛；络伤血崩，阴血暴亡，气随血脱，则面色苍白，四肢厥逆，冷汗淋漓；亡血则心神失养，故烦躁不安。舌淡，苔白，脉细微，为气血亏脱之征。

（3）治法：益气止血固脱。

（4）主方：四物粥。

原料：当归10g，熟地黄10g，白芍10g，川芎10g，黄芪15g，糯米适量。

制作：先煎前五味药，去滓取汁；另煮糯米粥，待将熟时，下药汁同煮1~2沸即成。

用法：早、晚各1次。

方义：当归养血和血；熟地黄滋阴养血；白芍敛阴养血；川芎活血行气；黄芪补气生血，使全方补而不滞。

（5）备选方：十全大补粥（当归10g，熟地黄10g，白芍10g，川芎10g，黄芪15g，人参10g，白术10g，茯苓10g，炙甘草9g，肉桂5g，糯米适量）。

（6）推荐食材：山药、乳鸽、红枣、母鸡、枸杞等。

2）正虚血瘀证

（1）证候：输卵管妊娠发生破损不久，腹痛拒按，不规则阴道流血；血HCG阳性，B超检查盆腔一侧有混合性包块；头晕神疲，但生命体征平稳。舌质暗，苔薄，脉细弦。

（2）证候分析：输卵管妊娠破损后，血溢脉外成瘀，胎元与瘀互结，故有包块；瘀阻冲任，"不通则痛"，则腹疼痛拒按。头晕神疲，舌质暗，苔薄，脉细弦，为正虚血瘀之征。

（3）治法：益气养血，化瘀杀胚。

（4）主方：黄芪党参天花粉粥。

原料：黄芪 15g，党参 10g，天花粉 10g，莪术 9g，三棱 10g，适量糯米。

制作：先煎前五味药，去滓取汁；另煮糯米粥，待将熟时，下药汁同煮 1~2 沸即成。

用法：早、晚各 1 次。

方义：黄芪、党参益气养血；天花粉加强化瘀消癥杀胚之效；莪术、三棱消癥散结。

（5）备选方：制何首乌紫草粥（制何首乌 10g，紫草 10g，适量糯米）。

（6）推荐食材：羊肉、白萝卜、糯米、大枣、红糖、豆浆等。

3）瘀结成癥证

（1）证候：输卵管妊娠发生破损已久，腹痛减轻或消失，小腹坠胀不适，血 HCG 曾经阳性现转为阴性，检查盆腔一侧有局限的混合性包块。舌质暗，苔薄，脉弦细涩。

（2）证候分析：络伤血溢于外而成瘀，瘀积日久则成癥，故见盆腔包块；瘀阻冲任，阻滞气机，故小腹坠胀不适。舌质暗，苔薄，脉弦细涩，为瘀血内阻之征。

（3）治法：活血化瘀消癥。

（4）主方：乳香没药粥。

原料：乳香 10g，没药 10g，丹参 10g，赤芍 10g，适量糯米。

制作：先煎前四味药，去滓取汁；另煮糯米粥，待将熟时，下药汁同煮 1~2 沸即成。

用法：早、晚各 1 次。

方义：乳香、没药行气活血；丹参、赤芍化瘀消癥散结。

（5）备选方：没药桃仁粥（没药 10g，桃仁 10g，赤芍 10g，三棱 10g，莪术 9g，适量糯米）。

（6）推荐食材：猪肚、鸡蛋、扁豆、荞麦、山药、大枣等。

【施膳中应注意的问题】

1. 多吃新鲜食物，不吃生冷辛辣、容易过敏的食物，如凉拌菜、隔夜菜、辛辣食物、没有煮透的海鲜、腌制熏制食物、本身曾过敏过的食物，以免发生胃肠不适，引起腹痛、腹泻、过敏等不良事件，增加治疗困难。

2. 饮食应荤素合理搭配，适当增加优质蛋白质类食物，但并不建议增加太多高蛋白的荤腥食物或久煲肉汤鸡汤。

3. 烹调需简单，口味清淡，少加调味料，不建议高盐、高油、高糖及油腻做法，清蒸、煮、炒、焖等平常做法就好，尽量不煎炸不熏烤。

4. 可以多吃容易吸收的食物，特别是有胃肠病史的患者，每餐不宜过多，尽量吃得慢点，多咀嚼，应避开不好消化的过于粗糙、坚硬、高膳食纤维和容易胀气反酸的食物，如番薯、老玉米、芹菜、笋等。

5. 足量饮水，促进代谢，预防便秘。

第五节　妊娠恶阻

【概念】

妊娠早期，出现严重的恶心呕吐、头晕厌食，甚则食入即吐者，称为"妊娠恶阻"，又称"妊娠呕吐""子病""病儿""阻病"等。本病是妊娠早期常见的病证之一，以恶心呕吐、头重眩晕、厌食为特点。治疗及时，护理得法，多数患者可迅速康复，预后大多良好。若仅见恶心择食，偶有吐涎等，不作病论。

属于西医学妊娠剧吐范畴，妊娠剧吐（hyperemesis gravidarum，HG）指妊娠早期孕妇出现严重持续的恶心、呕吐，并引起脱水酮症甚至酸中毒，需要住院治疗者。有恶心呕吐的孕妇中通常只有 0.3%~1.0%发展为妊娠剧吐。

【病因病机】

本病的主要发病机制是冲气上逆，胃失和降。

1. 胃虚

胃气素虚，孕后经血停闭，血聚冲任养胎，冲脉气盛，夹胃气上逆，胃失和降，而致恶心呕吐。

2. 肝热

平素性躁多怒，郁怒伤肝，肝郁化热，孕后血聚冲任养胎，肝血益虚，肝火愈旺，加之冲脉气盛，冲气、肝火上逆犯胃，胃失和降，遂致恶心呕吐。

3. 痰滞

脾阳素虚，水湿不化，痰饮内停，孕后血聚冲任养胎，冲脉气盛，冲气夹痰饮上逆，以致恶心呕吐。

【临床表现】

1. 症状

多见于年轻初孕妇，于停经 6 周左右出现，初为早孕反应，逐渐加重。

（1）轻症：早孕期间经常出现择食、食欲不振、厌油腻、轻度恶心、流涎、呕吐、头晕、倦怠乏力、嗜睡等症。

（2）重症：孕妇出现频繁呕吐、不能进食，呕吐物中有食物、胆汁或咖啡样物，导致营养不足、体重下降、极度疲乏、脱水、口唇干裂、皮肤干燥、眼球凹陷。

2. 体征

明显消瘦，精神萎靡，面色苍白，皮肤干燥，脉搏加快，体温可轻度升高，酸碱平衡失调，以及水、电解质代谢紊乱严重，严重者可见黄疸、昏迷等。

妊娠剧吐可致两种严重的维生素缺乏症。①维生素 B_1 缺乏：可致 Wernicke 脑病，临床表现为眼球震颤、视力障碍、共济失调、急性期言语增多，以后逐渐精神迟钝、嗜睡，个别发生木僵或昏迷。若不及时治疗，病死率达 50%。②维生素 K 缺乏：可致凝血功能障碍，常伴血浆蛋白及纤维蛋白原减少，可出现鼻出血、骨膜下出血，甚至视网膜出血。

【诊断】

根据患者停经后尿妊娠试验阳性、停经 6 周左右出现频繁呕吐不能进食等，本病一般不难诊断，但为判断病情轻重尚需借助实验室检查和辅助检查动态监测。

1. 病史

有停经史、早期妊娠反应，多发生在孕 3 个月内。

2. 检查

（1）妇科检查：妊娠子宫。

（2）辅助检查。①尿液检查：测定尿量、尿比重、尿酮体、尿蛋白及管型。尿酮体是诊断妊娠剧吐引起代谢性酸中毒的重要指标。②血液检查：测定血常规及血细胞比容，血钾、钠、氯及二氧化碳结合力，血胆红素、转氨酶、尿素氮、肌酐等，以判断有无血液浓缩、水电解质紊乱及酸碱失衡、肝肾功能是否受损及受损程度。③其他：必要时进行心电图检查、眼底检查及神经系统检查。

【辨证施膳】

本病辨证着重从呕吐物的性状及患者的口感，结合舌脉综合分析辨其寒热、虚实。呕吐清水清涎，口淡者，多属虚证；呕吐酸水或苦水，口苦者，多属实证、热证；呕吐痰涎，口淡黏腻者，为痰湿阻滞；吐出物呈咖啡色黏涎或带血样物，则属气阴两亏之重证。

1. 胃虚

（1）证候：妊娠早期，恶心呕吐，甚则食入即吐；脘腹胀闷，不思饮食，头晕体倦，怠惰思睡。舌淡，苔白，脉缓滑无力。

（2）证候分析：孕后血聚于下以养胎元，冲气偏盛，胃气素虚，失于和降，冲气夹胃气上逆，则呕吐，或食入即吐；脾胃虚弱，运化失职，则脘腹胀闷，不思饮食；中阳不振，清阳不升，则头晕体倦，怠惰思睡。舌淡，苔白，脉缓无力，为脾胃虚弱之征。滑脉，有妊之象也。

（3）治法：健胃和中，降逆止呕。

（4）主方：砂仁黄猪肚汤（《百病食疗大全》）。

原料：猪肚 250g，银耳 100g，黄芪 25g，砂仁 10g，盐适量。

制作：银耳以冷水泡发，去蒂，撕小块；黄芪洗净，砂仁洗净去核。猪肚刷洗净，汆水，切片。将所有材料放入瓦煲内，大火烧沸转小火煲 2h，加盐调味即可。

用法：每日 1 次。

（5）备选方：

甘蔗姜汁饮（《食物与治病》）（原料：甘蔗、生姜各适量。制作：甘蔗去皮，压榨取汁约 100ml；生姜洗净，压榨取汁约

10ml。二汁混合，隔水炖服。每服 30ml，每日 3 次）。

苏梗陈皮饮（《妇科疾病食疗药膳》）（原料：苏梗 5g，陈皮 5g，白豆蔻 3g，茶叶适量。制作：将苏梗、陈皮、白豆蔻捣碎或剪细后，再与茶叶一起加入开水浸泡约 10min。用法：代茶饮）。

（6）推荐食材：粳米、红枣、饴糖、丁香、生姜、甘蔗、白豆蔻等。

2. 肝热

（1）证候：妊娠早期，呕吐酸水或苦水；胸胁满闷，嗳气叹息，头晕目眩，口苦咽干，渴喜冷饮，便秘溺赤。舌红，苔黄燥，脉弦滑数。

（2）证候分析：肝胆相表里，孕后冲气夹肝火上逆犯胃，胆热随之溢泄，故呕吐酸水或苦水，肝郁气滞，气机不利，故胸胁满闷，嗳气叹息；肝火上逆，故头晕目眩，口苦咽干；热盛伤津，故渴喜冷饮，便秘溺赤。舌红，苔黄燥，脉弦数，为肝热内盛之征。脉滑，为有妊之象。

（3）治法：清肝和胃，降逆止呕。

（4）主方：白菜鸡蛋大米粥（《百病食疗大全》）。

原料：大米 100g，白菜 3g，鸡蛋 1 个，盐 3g，香油、葱花适量。

制作：大米淘净，入清水浸泡，白菜切丝；鸡蛋煮熟切碎。锅置火上，注入清水，放入大米煮至粥将成。放入白菜、鸡蛋煮至粥黏稠时加盐、香油调匀，撒上葱花即可。

用法：趁热服用，每日 1 次。

（5）备选方：

苏叶黄连饮（《妇科疾病食疗药膳》）（原料：黄连 0.5g，苏叶 5g，生姜 5g。制作：每天早晨以水煎汤。用法：代茶饮）。

②白糖米醋蛋（《家庭饮食疗法》）(原料：鸡蛋1个，白糖30g，米醋60ml。制作：米醋煮沸，入白糖调溶，打入鸡蛋，煮至半熟。用法：全部服食，每日2次)。

（6）推荐食材：陈皮、芦根、乌梅、甘蔗、竹茹、生姜等。

3. 痰滞

（1）证候：妊娠早期，呕吐痰涎；胸膈满闷，不思饮食，口中淡腻，头晕目眩，心悸气短。舌淡胖，苔白腻，脉滑。

（2）证候分析：痰湿之体，或脾虚停饮，孕后血塞气盛，冲气上逆，夹痰饮上泛，故呕吐痰涎；膈间有痰饮，中阳不运，故胸膈满闷，不思饮食，口中淡腻；痰饮中阻，清阳不升，故有头晕目眩；饮邪上凌心肺，则心悸气短。舌淡胖，苔白腻，脉滑，为痰饮内停之征。

（3）治法：健胃和中，降逆止呕。

（4）主方：竹茹粥（《常见病食疗食补大全》）。

原料：竹茹15g，粳米50g，生姜2片。

制作：竹茹煎汤，去渣取汁，粳米同生姜水煮稠粥，待粥将熟时兑入竹茹汁，再煮1沸。

用法：每日2次，稍温服食。

（5）备选方：

砂仁蒸鲫鱼（《家庭食疗手册》）[原料：鲜鲫鱼1条（约250g），砂仁5g，调料适量。制作：油、盐、砂仁末拌匀，待鱼洗净后，纳于其腹内，以豆粉封其腹部刀口，置器内，封盖后隔水蒸熟食用。每日1次，连服3~4d]。

香菜鱼片汤（《百病食疗大全》）(原料：紫苏叶10g，砂仁5g，生姜5片，香菜50g，鱼100g，盐、酱油、味精各适量。制作：将香菜洗净切碎，紫苏叶洗净、切丝，生姜洗净切丝，鱼肉洗净切薄片，用盐、姜丝、紫苏叶丝、酱油拌匀，腌渍 10min。最后放入鱼片、砂仁煮熟，加盐、味精即可）。

（6）推荐食材：砂仁、竹笋、玉米、茯苓、冬瓜、地瓜、海带、海藻、竹茹、柠檬等。

【施膳中应注意的问题】

本病发生与精神因素密切相关，患者应保持乐观的情绪，避免精神刺激。并且应注意休息，保证充足的睡眠。

本病的食疗宜清淡蔬菜瓜果类及易消化食物，品种以孕妇喜食者为主，可不断变换花样，调整口味，让孕妇喜食，忌甜黏油腻滋补太过。容易失眠者，可用泡温水澡及喝热牛奶的方式催眠，同时应解除紧张、焦虑的情绪。要补充充足的水分，可以通过食用香蕉、喝运动饮料等补充体内电解质。睡眠时发生抽筋者应多摄取一些含钙的食物或补充钙片。便秘者可多服用富含纤维素的食物。

孕妇忌食山慈姑、胡椒等动血之饮食，禁用破血通经、剧毒、催吐及辛热、滑利之品。

第六节 子 晕

【概念】

子晕，又称妊娠眩晕。常发生在妊娠中晚期，以眩晕为主症。轻者，除血压升高外无明显自觉症状。重者，头晕目眩伴血压升高、面浮肢肿等症。西医学的妊娠期高血压疾病等引起的眩晕，可参照本病辨证治疗。

【病因病机】

本病的发病机理多由气虚冲任不固；或热扰冲任，血海不宁；或湿热蕴结冲任，扰动血海；或瘀阻冲任，血不循经所致。

1. 脾虚

脾气素弱，水湿停聚，精血传输受阻；脾虚化源不足，营血亏虚；孕后阴血养胎，精血愈虚，肝失濡养，脾虚肝旺，发为子晕。

2. 肾虚

素体肝肾阴虚，加之孕后血聚养胎，阴血益亏，肝失所养，肝阳上亢，上扰清窍，发为子晕。

3. 气滞

痰浊中阻，清阳不升，则发为子晕。

【临床表现】

子晕常见于妊娠中晚期，以头晕目眩，甚则昏眩欲厥为主要症状。

【诊断】

1. 病史

本病主要发生在妊娠中、晚期，初产妇多见；有营养不良、贫血、双胎、羊水过多及葡萄胎等病史。

2. 症状

头目眩晕，视物昏花，甚至失明，常兼浮肿，小便短少等。如头晕眼花，头痛剧烈，往往是子痫的前期症状，应引起重视。

3. 检查

（1）产科检查：中晚期妊娠腹形，可伴不同程度水肿或血压升高，收缩压≥140mmHg 和（或）舒张压≥90mmHg。

（2）辅助检查：血常规、尿常规、肝肾功能、心电图、B超等检查，了解母体与胎儿状况。对可疑子痫前期孕妇应测 24h 尿蛋白定量（见子肿）。病情需要时，应酌情增加眼底检查、凝血功能、电解质及影像学等检查。

【辨证施膳】

1. 阴虚肝旺证

（1）证候：妊娠中晚期，头目眩晕，视物模糊；心中烦闷，颧赤唇红，口燥咽干，手足心热，甚或猝然昏倒。舌红，苔少，脉弦细数。

（2）证候分析：素体阴虚，孕后血聚冲任养胎，阴血愈感不足，肝阳偏亢，水不涵木，风阳易动，上扰清窍，则头晕目眩，视物模糊；阴虚内热，则颧赤唇红，口燥咽干，手足心热；热扰心神，则心中烦闷，甚或猝然昏倒。舌红，苔少，脉弦细数，为肝肾阴虚之征。

（3）治法：滋阴补肾，平肝潜阳。

（4）主方：玉米须茶。

原料：玉米须、冰糖。

制作：将玉米须清洗干净并用清水煮至沸腾，加入适量的冰糖以添加甜味，一来提香，二来激发食欲。玉米须茶可以代替茶水饮用，孕妇每日可多次服用。

用法：煮沸可多次口服。

方义：玉米须除了能缓解头晕外，还有去湿热、消肿和泄热等功能。

（5）备选方：玉兰鸽蛋汤（《妇科疾病食疗药膳》）（鸽蛋 10 个，玉兰片 20g，火腿 20g，口蘑 20g，豆油、淀粉各少许，料酒、酱油、精盐、葱花、香菜段、汤、花椒油各适量。制作：将玉兰片、火腿、口蘑切成 1cm 宽、2cm 长的片，再用开水烫一下。将鸽蛋煮熟，剥去皮，蘸上酱油，放入八成热的油锅中，炸至金黄色时捞出。锅内加豆油，烧热，用葱花炝锅，加入料酒、酱油、精盐、火腿、口蘑、玉兰片翻炒。加汤后，将鸽蛋下锅煨一下，调好口味，用水淀粉勾芡，加入味精、花椒油出锅，放上香菜段即成。用法：煮熟即可食用）。

（6）推荐食材：银耳、雪梨、黑芝麻、枸杞、桑椹等。

2. 脾虚肝旺证

（1）证候：妊娠中晚期，头晕眼花；头胀而重，面浮肢肿，胸闷欲呕，胸胁胀满，纳差便溏。舌红，苔白腻，脉弦滑。

（2）证候分析：脾虚湿停，痰浊中阻，孕后血聚养胎，阴血益虚，肝失滋养，肝阳夹痰浊上扰清窍，故头晕眼花，头胀而重；脾失健运，水湿泛溢肌肤，故见面浮肢肿；脾虚肝旺，则见胸闷欲呕，胸胁胀满，纳差便溏。舌红，苔白腻，脉弦滑，为脾虚肝旺之证。

（3）治法：健脾利湿，平肝潜阳。

（4）主方：红枣汤。

原料：红枣、冰糖。

制作：先将红枣洗净去核，辅以冰糖加入清水煮沸即可。

用法：煮沸即可食用。

方义：红枣味甘、性温，归脾、胃经，富含维生素、氨基酸、糖类、矿物质、有机酸等营养物质，有补气养血、健脾益胃、养肝补脑等功效。

（5）备选方：川芎白芷天麻炖猪脑（《防治妇科疾病药膳大全》）(原料：猪脑1个，川芎10g，白芷10g，天麻10g，盐适量，生姜1片。制作：羌活、天麻、白芍、红枣各洗净。把脑花放进冷水中，撕下表面的塑料薄膜。以木签挑出红筋，洗净，焯水。

把所有原料放入炖锅中，注入凉开水，盖上，防水、防火以慢火煮约 4h，放盐调味即可。用法：煮熟即可服用，每日 1 次)。

(6) 推荐食材：草莓、红枣、山药、菊花等。

【施膳中应注意的问题】

1. 阴虚证患者宜食甘凉滋润的食物，慎食羊肉、狗肉、辣椒、葱、蒜等温热之品，妊娠患者应三餐规律，少食多餐，营养均衡，少进食辛辣刺激及生冷食物。

2. 脾虚肝旺者宜食清肝泻火、健脾养胃的食物，如草莓、苹果、黄瓜、苦瓜等，此外辛散温燥者、阴虚血热者忌食本方，孕妇应慎食寒凉之品。

第七节　妊 娠 咳 嗽

【概念】

妊娠期间咳嗽不已，称为"妊娠咳嗽"，亦称"子嗽""子咳"。西医学妊娠期合并慢性支气管炎、肺炎可参照本病辨证治疗。

【病因病机】

本病病位主要在肺，关系到脾，主要病机为阴虚肺燥、脾虚痰饮、痰火犯肺导致肺失宣降而致咳嗽。

1. 阴虚肺燥

素体阴虚，孕后阴血下聚养胎，阴血愈亏，虚火内生，灼伤肺津，肺失濡润，肃降失职而成咳嗽。

2. 脾虚痰饮

素体脾胃虚弱，痰湿内生，孕后饮食失宜伤脾，脾失健运，水湿内停，聚湿生痰，上犯于肺发为咳嗽。

3. 痰火犯肺

素有痰湿，郁久生热化火，加之孕后阴血下聚养胎，阳气偏亢，两因相感，火邪刑金，肺失宣降，发为咳嗽。

【临床表现】

妊娠期间，咳嗽不已，甚或胸闷气促，不得平卧。

【诊断】

1. 病史

孕前有慢性咳嗽史或孕后有贪凉饮冷史。

2. 症状

妊娠期间，咳嗽不已，甚或胸闷气促，不得平卧等。

3. 辅助检查

可行血常规、痰培养等检查。胸部 X 线摄片有助于本病的诊断及鉴别诊断，但放射线可能对胎儿造成伤害，故应权衡利弊施行。

【辨证施膳】

1. 阴虚肺燥证

(1) 证候：妊娠期间，咳嗽不已，干咳无痰或少痰，甚或痰中带血；口燥咽干，手足心热。舌红，苔少，脉细滑数。

(2) 证候分析：素体阴虚，孕后阴血下聚冲任养胎，因孕重虚，虚火内生，灼肺伤津，故干咳无痰或少痰，口干咽燥；肺络受损，则痰中带血；阴虚内热，则手足心热。舌红，苔少，脉细数，为阴虚内热之征。

(3) 治法：养阴润肺，止咳安胎。

(4) 主方：杏仁荸荠藕粉羹。

原料：苦杏仁 10g，荸荠 50g，藕粉 50g，冰糖 15g。

制作：先将苦杏仁拣杂，放入温开水中泡胀，去皮尖，连同浸泡液放入碗中，备用。将荸荠洗净，除去荸荠头及根须，用温开水冲一下，连皮切碎，剁成荸荠泥糊，待用。锅置火上，加清水适量，放入杏仁浸泡液，煎煮 30min，过滤取汁，与荸荠泥糊同放入锅中，拌和均匀。小火煨煮至沸，拌入调匀的湿藕粉及冰糖（研末），边拌边煨煮成羹。早晚 2 次分服。

用法：煮熟即可食用。

方义：苦杏仁止咳平喘，荸荠清热化痰，再加藕粉、冰糖可养阴润肺。

（5）备选方：南杏桑白猪肺汤（《妇科疾病药膳大全》)〔原料：南杏 15g，桑白皮 10g，猪肺 1 块（约 250g）。制作：将猪肺洗净，切块，放入沸水中先煮 5min（俗称飞水），换适量清水，将南杏、桑白皮一并放入锅中煎煮 2h，食盐少许调味即可。炖煮 40min。用法：煮熟即可食用，每日 1 次〕。

（6）推荐食材：薄荷、西瓜、蜂蜜、雪梨、川贝等。

2. 脾虚痰饮证

（1）证候：妊娠期间，咳嗽痰多，胸闷气促，甚则喘不得卧；神疲纳呆。舌质淡胖，苔白腻，脉濡滑。

（2）证候分析：素体脾虚，孕后气以载胎，脾虚益甚，运化失司，水湿内停，聚而成痰，痰饮犯肺，肺失肃降，故咳嗽痰多，胸闷气促，甚则喘不得卧；脾虚中阳不振，故神疲纳呆。舌质淡胖，苔白腻，脉濡滑，为脾虚痰饮内停之征。

（3）治法：健脾除湿，化痰止咳。

（4）主方：鱼腥草炖雪梨。

原料：鱼腥草 20g，雪梨 250g，白糖适量。

制作：先将新鲜雪梨洗净，晾干后，连皮切成碎小块，备用。将鱼腥草拣杂，洗净，晾干后切成碎小段，放入砂锅，加水适量，煮沸后用小火煎煮 30min，用纱布过滤，去渣。收集过滤液汁再放入砂锅，加入生梨碎小块，视需要可加适量清水，调入白糖，用小火煨煮至梨块完全酥烂，即可食用。

用法：原料煮熟即可食用。

方义：雪梨清肺化痰，鱼腥草用于咳嗽痰多，二者合用可达祛痰之功。

（5）备选方：沙参玉竹莲子百合汤（《妇科疾病食疗药膳》）（原料：沙参 20g，玉竹、莲子、百合各 15g，鸡蛋 1 个。制作：将原材料洗净，放入锅中，炖煮 30min。用法：煮熟即可服用，每日 1 次）。

（6）推荐食材：山药、莲藕、薏米等。

3. 痰火犯肺证

（1）主要证候：妊娠期间，咳嗽不已，咳痰不爽，痰液黄稠；面红口干，胸闷烦热。舌质偏红，苔黄腻，脉弦滑而数。

（2）证候分析：素有痰湿，郁久生热化火，加之孕后阴血下聚养胎，阳气偏亢，两因相感，痰火犯肺，灼肺伤津，故咳痰不爽，痰液黄稠；痰火扰心，故胸闷烦热；津液不能上承，故面红口干。舌质偏红，苔黄腻，脉弦滑而数，均为痰火内盛之征。

（3）治法：清热降火，化痰止咳。

（4）主方：川贝母蒸梨。

原料：雪梨或鸭梨 1 个（约 400g），川贝母 5g，冰糖 20g。

制作：将梨于柄部切开，挖空去核。将川贝母研成粉末后，装入雪梨内，用牙签将柄部复原固定。放大碗中，加入冰糖，加少量水，隔水蒸半小时。将蒸透的梨和其中的川贝母一起食入。

用法：煮熟即可食用。

方义：川贝母化痰止咳，雪梨清热化痰，加入冰糖共用可以清热化痰。

（5）备选方：雪梨炖冰糖（《防治妇科疾病药膳大全》）(原料：雪梨 1 个，冰糖 30g。制作：将材料放入锅中，炖煮 30min。用法：煮熟即可服用，每日 1 次)。

（6）推荐食材：梨、柿子、山药等。

【施膳中应注意的问题】

1. 阴虚肺燥者应避免食用辛辣刺激、温热香燥类汤膳，以免加重病情，导致咳嗽加重。可在日常生活中适当吃一些润肺生津的食物，如雪梨、银耳、百合等。

2. 脾虚痰饮者属于本虚标实的一种证型，此类患者应慎食肥甘油腻，忌食乌梅、石榴等；另外妊娠患者应少食用海鲜类食物，如虾、蟹等。

3. 对于痰火犯肺者，饮食中需忌口，慎食辛辣刺激性食物，如葱、姜、蒜、辣椒等；不建议食生冷寒凉的食物。

第五章 产 后 病

第一节 产 后 发 热

【概念】

产后发热是指分娩及产褥期常见的并发症，临证可见发热持续不断，或乍寒乍热，或突然高热寒战，多数产妇有虚汗、神疲乏力、头晕或头痛、纳眠差、小腹疼痛、恶露量少色黯等特点。西医产褥感染、产褥中暑、产褥期上呼吸道感染属于本病范畴。

【病因病机】

1. 感染邪毒

产后气血耗伤，血室正开，产时接生不慎，或产后护理不洁，或不禁房事，使邪毒乘虚而入，稽留于冲任、胞脉，正邪交争，因而发热。若邪毒炽盛，与血相搏，则传变迅速，直犯胞宫，热入营血，甚则逆传心包，出现危急重症。

2. 外感

产后耗伤气血，百脉空虚，腠理不密，卫阳不固，以致风寒暑热之邪乘虚而入，正邪相争，营卫不和，因而发热。如明·龚信《古今医鉴·产后》曰："产后荣卫俱虚，腠理不密，若冒风发热者，其脉浮而微，或自汗。"

3. 血虚

素体血虚，因产伤血，血虚愈甚；或产时产后血去过多，阴血暴虚，阳无所附，以致虚阳越浮于外，而令发热。

4. 血瘀

产后情志不遂，或为寒邪所客，瘀阻冲任，恶露不下，败血停滞，阻碍气机，营卫不通，而致发热。如《陈素庵妇科补解·产后众疾门》云："产后瘀血陆续而至，十日外血海未有不净者……一遇风冷外袭，则余血凝结，闭而不行，身即发热，所谓血瘀发热也。"

【临床表现】

临证可见发热持续不断，或乍寒乍热，或突然高热寒战，多数产妇有虚汗、神疲乏力、头晕或头痛、纳眠差、小腹疼痛、恶露量少色黯等特点。

【诊断】

1. 病史

素体虚弱，营养不良；孕期贫血、子痫、阴道炎，孕晚期不禁房事；分娩产程过长，胎膜早破，产后出血，剖宫产、助产手术及产道损伤或胎盘、胎膜残留，消毒不严，产褥不洁等；或产时、产后当风感寒，不避暑热，或情志不畅。

2. 症状

产褥期内，尤其是新产后出现发热，表现为持续发热，或突然寒战高热，或发热恶寒，或乍寒乍热，或低热缠绵。

3. 检查

(1) 妇科检查：如外阴、阴道、宫颈创面或伤口感染，可见局部红肿、化脓或伤口裂开、压痛，脓血性恶露，气臭；若出现子宫内膜炎或子宫肌炎，则子宫复旧不良，压痛，活动受限；若炎症蔓延至附件及宫旁组织，检查时可触及附件增厚、压痛或盆腔肿物，表现出盆腔炎性疾病和腹膜炎的体征。

（2）辅助检查。①血液检查：血常规检查可见白细胞总数及中性粒细胞升高；血培养可发现致病菌，并做药敏试验。检测血清 C–反应蛋白>8mg/L，有助于早期诊断产褥感染。②宫颈分泌物检查：分泌物检查或培养并做药敏试验，可发现致病菌。③B超检查：有助于盆腔炎性肿物、脓肿的诊断。

【辨证施膳】

1. 感染邪毒证

（1）证候：产后发热恶寒，或高热寒战，小腹疼痛拒按，恶露初时量多，继则量少，色紫暗，质如败酱，其气臭秽；心烦不宁，口渴喜饮，小便短赤，大便燥结。舌红，苔黄而干，脉数有力。

（2）证候分析：新产血室正开，百脉俱虚，邪毒乘虚内侵，损及胞宫、胞脉，正邪交争，致令发热恶寒，高热寒战；邪毒与血相搏，结而成瘀，胞脉阻滞，则小腹疼痛拒按，恶露色紫暗；热迫血行则量多，热与血结则量少；热毒熏蒸，故恶露质如败酱，其气臭秽；热扰心神，则心烦不宁；热为阳邪，灼伤津液，则口渴喜饮，小便短赤，大便燥结。舌红，苔黄而干，脉数有力，为毒热内盛之征。

（3）治法：清热解毒，凉血化瘀。

（4）主方：地丁败酱糖茶。

原料：紫花地丁、蒲公英、败酱草各30g，红糖适量。

制作：上三味药加水500ml，煎取400ml，去渣，加入红糖即成。

用法：温服，每次200ml，每日2次。

方义：紫花地丁、蒲公英、败酱草皆能清热解毒、抗菌消炎；红糖矫味兼和诸药。

（5）备选方：化瘀解毒粥（原料：丹皮 10g，赤芍 12g，蒲公英 20g，野菊花 20g，紫花地丁 20g，粳米 50g。制作：前五味共放锅内，加水适量，煎取药汁共 3 次，最后去渣合并药汁，与粳米共煮稀粥食用。每日 1 剂，连服 5d）。

（6）推荐食材：金银花、菊花、莲藕、苦瓜、豆腐、赤小豆、绿豆、甘草等。

2. 外感证

1）外感风寒证

（1）证候：产后恶寒发热，头痛身疼，鼻塞流涕，咳嗽，无汗。舌淡，苔薄白，脉浮紧。

（2）证候分析：产后元气虚弱，卫阳失固，腠理不实，风寒袭表，正邪交争，则恶寒发热，头痛身疼；肺与皮毛相表里，肺气失宣，则鼻塞流涕，咳嗽。无汗，舌淡，苔薄白，脉浮紧，为风寒表实之征。

（3）治法：养血祛风，散寒解表。

（4）主方：姜糖苏叶饮（《本草汇言》）。

原料：苏叶、生姜各 3g，红糖 15g。

制作：生姜、苏叶洗净切成细丝，放入锅内，以沸水冲泡，加盖温浸 10min 即可。

用法：每日 2 次，趁热温服。

方义：方中苏叶辛温，可发表散寒，理气和营，能治疗感冒风寒见恶寒发热、咳嗽气喘等。《本草正义》记载："紫苏，芳香气烈。外开皮毛，泄肺气而通腠理，上则通闭塞，清头目，为风寒外感灵药。""叶本轻扬，则风寒外感用之，疏散肺闭，宣通肌表，泄风化邪，最为敏捷。"其与生姜相须配伍，可增强发散解表散寒之功。红糖甘温，既可温中散寒，助苏叶、生姜发散在表之寒；又可作为调味品，缓生姜、苏叶辛辣苦涩之味。功能散寒解表，适用于外感风寒之产后发热。

（5）备选方：葱豉黄酒汤（《孟诜方》）（原料：豆豉 15g，葱须 30g，黄酒 50g。制作：豆豉加水 1 小碗，煎煮 10min，再加洗净的葱须，继续煎 5min，最后加黄酒，出锅。每日 2 次，热服）。

（6）推荐食材：黄酒、红糖、粳米、葱白、芥菜、生姜、芫荽、苏叶等。

2）外感风热证

（1）证候：产后发热，微汗或汗出恶风；头痛，咳嗽或有黄痰，咽痛口干，口渴，恶露正常，无下腹痛。舌红，苔薄黄，脉浮数。

（2）证候分析：产后气血俱虚，卫外之阳不固，风热之邪袭表，热郁肌腠，卫表失和，故发热；风性开泄，卫表不固，则微汗或汗出恶风；风热上扰清窍，则头痛；肺失肃降，则咳嗽；风热之邪熏蒸清道，故咽痛口干；热邪伤津，则口渴；邪尚在表，未伤及胞宫气血，故恶露正常，无下腹痛。舌红，苔薄黄，脉浮数，为风热侵于肺卫之征。

（3）治法：疏风清热解表。

（4）主方：薄荷豆豉粥。

原料：薄荷 6g，淡豆豉 6g，粳米 60g。

制作：先将淡豆豉煎至软烂，后加入薄荷，煮开后继续煎煮 5min 即可，去渣取汁，备用。粳米煮粥，待米烂时兑入药汁，同煮为粥，

用法：每日 1 剂，每日 2 次热服，3d 为 1 个疗程。

方义：豆豉味甘、性平，有解表除烦、清热祛毒之功效，可

用于治疗感冒发热、头痛发汗、胸中烦闷等症。薄荷味辛、性凉，有散风热、清头目、利咽、透疹、疏肝解郁之功效，可用于治疗外感风热、头痛、目赤、咽喉肿痛。两药入粥，共奏疏风清热解表之功，适用于外感风热之产后发热。

（5）备选方：葛根粥（《食医心鉴》）（原料：葛根 30g，粳米 60g。制作：先煮葛根，去渣，以药汁下米煮粥，趁热一次服完。功效：辛凉解表。适用于外感风热之产后发热）。

（6）推荐食材：薄荷、淡豆豉、葛根、金银花、茶叶、冰糖等。

3. 血瘀证

（1）证候：产后乍寒乍热 恶露不下，或下亦甚少，色紫暗有块，小腹疼痛拒按。舌紫暗，或有瘀点、瘀斑，苔薄，脉弦涩有力。

（2）证候分析：产后瘀血内阻，营卫不通，阴阳失和，则乍寒乍热；瘀血内停，阻滞胞脉，则恶露不下，或下也甚少，色紫暗有块；胞脉瘀阻不通，则腹痛拒按。舌紫暗，或有瘀点、瘀斑，苔薄，脉弦涩有力，为血瘀之征。

（3）治法：活血化瘀。

（4）主方：双花益母膏。

原料：红花 9g，玫瑰花 9g，益母草 15g，川芎、牛膝各 9g，红糖 30g。

制作：红花、玫瑰花、益母草、川牛膝浓煎取汁，将红糖放入药汁拌匀，文火慢慢收膏。

用法：每日 1 剂，分 2 次于早、晚空腹时服用，温开水送服。

方义：产后瘀血阻络，阴阳失调，故见发热；治当活血化瘀。方中"益母草，性滑而利，善调妇女胎产诸证，固有益母之号"(《本草正》)，其"去死胎，安生胎，行瘀血，生新血"(《本草蒙筌)》，为治妇科疾病之要药。"红花，破血行血和血调血之药也"(《本草汇言》)，为治一切血瘀病证的常用药。玫瑰花活血化瘀，疏肝行气。川芎辛散温通，善活血化瘀，行气止痛，为"血中之气药"。牛膝活血通经，且引血下行，善治下部瘀血。红糖和中补虚。诸味药食相伍，共奏活血化瘀、行气止痛之功，气行瘀去脉通，则诸症可除。

(5) 备选方：三七鸡（原料：三七 6g，仔鸡 1 只 1000g 左右。制作：三七磨成粉备用；将仔鸡宰杀洗净，用文火将鸡炖熟，适量放入生姜、香葱、食盐。食鸡肉，并用鸡汤冲服三七粉，每次 1 剂，分 3 次温热服食，每次冲服三七粉 2g。功能活血化瘀、祛瘀止痛，适用于血瘀之产后发热，恶露不下或量少，色紫黯有块者）。

(6) 推荐食材：山楂、黑木耳、黄酒、莲藕、油菜、鲤鱼、当归、阿胶等。

4. 血虚证

(1) 证候：产时、产后失血过多，身有微热，头晕眼花，心悸少寐，恶露或多或少，色淡质稀，小腹绵绵作痛，喜按。舌淡红，苔薄白，脉细弱。

(2) 证候分析：产后亡血伤津，阴血骤虚，阳无所依，虚阳越浮于外，则身有微热；血虚不能上荣清窍，则头晕眼花；血虚心神失养，则心悸少寐；气随血耗，气虚冲任不固，则恶露量多；血虚冲任不足，则恶露量少；气血虚弱则恶露色淡质稀；血虚不荣，则小腹绵绵作痛，喜按。舌淡红，苔薄白，脉细弱，为血虚之征。

(3) 治法：补气益血。

(4) 主方：当归山药羊肉汤。

原料：当归 90g，红枣 20g，生姜 150g，山药 200g，羊肉 500g。

制作：将当归、川芎、生姜洗净切片；羊肉剔去筋膜，入沸水锅内洗去血水后，捞出晾凉，切成条状；将羊肉条、生姜、山药、川芎、当归放入锅内，加水适量，置武火上烧沸，拂去浮沫，继用文火炖 1h，至羊肉熟烂即可。

用法：饮汤食肉，每日 1 次，每次 1 碗，可常服。

方义：气血不足，血海空虚，产后阴血骤虚，阳无所依，虚阳越浮于外，则身热，治当益气养血。方中重用羊肉，其性味甘温，能温中补虚、温阳补血，血肉有情以补气血；当归味甘、辛，性温，归心、脾、肝三经，为养血之要品，增强羊肉补虚之力；山药健脾益胃，使气血生化有源；生姜散寒暖胃，又可辟除羊肉之膻味；再加红枣养血补血。以上诸味，合而为汤，补血益气，适用于气血亏虚之产后发热。

(5) 备选方：参芪乌鸡汤（原料：人参 6g，黄芪 30g，乌鸡 1 只。制作：将乌鸡剖洗干净，去内脏，与人参、黄芪同炖至鸡肉烂熟，放入适量食盐、生姜、葱花。食鸡肉饮汤。功能补血益气，适用于气血虚弱之产后发热）。

(6) 推荐食材：龙眼、大枣、桑椹、羊肝、羊血、猪肉、乌鸡、瘦肉、鹌鹑蛋等。

【施膳中应注意的问题】

1. 感染邪毒证施膳中应注意的问题：此茶不可久服，热退即停。脾胃虚寒者忌服。

2. 外感风寒证施膳中应注意的问题：趁热服之，服后盖被而卧，微出汗，则风寒之邪随汗而解。内热重及风热感冒咽喉疼痛者忌服，忌发大汗。食用期间注意保暖，避风寒。

3. 外感风热证施膳中应注意的问题：临出锅时再加入薄荷，避免薄荷久煮。风寒感冒者不宜服用。

4. 血瘀证施膳中应注意的问题：血虚发热忌服。服用期间忌食生冷辛辣刺激油腻食物，忌饮酒及大量饮咖啡、浓茶，保持心情愉悦。

5. 血虚证施膳中应注意的问题：外感余热未清，或感染高烧者忌服。血虚低热者，不忌滋补，如甲鱼、桂圆、红枣、银耳等滋阴补血食品皆可应用。

第二节　产后身痛

【概念】

产褥期内，出现关节或肢体酸楚、疼痛、麻木、重着者，称产后身痛。中医学称本病为"产后身痛""产后痹症"，古称"产后遍身痛"。

西医学无产后身痛病症，临床因产后缺钙（尤其是哺乳期妇女）引起全身肌肉关节疼痛，以及妊娠期孕激素升高引起关节韧带松弛，产后未能恢复可能是本病的主要病因。此外，妊娠后、分娩中致耻骨联合分离，或产后运动、休息不当等因素亦可引发本病。产褥期肌肉关节疼痛，除外风湿、类风湿、血栓性静脉炎等疾病者，可参照本病论治。

【病因病机】

本病多因产后气血虚弱，风、寒、湿等邪乘虚而入，使气血凝滞，"不通则痛"；或产后伤血耗气，经脉失养，"不荣则痛"。

1. 血虚

产后失血过多，阴血大亏，四肢百骸及经脉、关节失养，则肢体麻木、酸痛。

2. 血瘀

产伤血瘀，或产后恶露下少，瘀滞冲任，瘀血不去，留滞于经脉关节，气血运行不通而痛。

3. 外感

产后百骸空虚，卫外不固，腠理疏松，起居不慎，风寒湿邪乘虚入侵，留着于经络、关节、肌肉，凝滞气血，"不通则痛"。

4. 肾虚

素体肾虚，复因产伤动肾气，耗伤精血，胞脉失养，则腰腿疼痛，足跟作痛。

【临床表现】

产褥期间出现肢体关节酸楚、疼痛、麻木、重着，甚至活动不利，关节肿胀；或痛处游走不定，或关节刺痛，或腰腿疼痛。可伴面色不华，神疲乏力，或恶露量少色暗，小腹疼痛拒按，恶风畏寒等。

【诊断】

1. 病史

产后失血过多，或产伤，或感受外邪史。

2. 临床表现

肢体关节疼痛、麻木、重着，关节活动不利，甚则肿胀。

3. 实验室检查

血常规、红细胞沉降率、抗溶血性链球菌"O"、类风湿因子等。

【辨证施膳】

1. 血虚证

（1）证候：产后遍身酸痛，肢体麻木，关节酸楚；面色萎黄，头晕心悸。舌淡，苔薄白，脉细无力。

（2）证候分析：因产失血过多，百骸空虚，血虚经脉失养，则遍身疼痛，肢体麻木，关节酸楚；血虚不能上濡于面，则面色萎黄；血虚不能养心则心悸，上不荣髓海则头晕。舌淡，苔薄白，脉细无力，为血虚之征。

（3）治法：补血益气，通络止痛。

（4）主方：参芪母鸡汤。

原料：人参6g，黄芪30g，母鸡1只。

制作：将母鸡剖洗干净，去内脏，与人参、黄芪同炖至鸡肉烂熟。放入适量食盐、生姜、葱花。

用法：食鸡肉饮汤；每日1剂，分次佐餐温热服食。

方义：产后失血过多，冲任血虚，子宫失养，或血少气弱，血行迟滞，故令小腹隐痛，喜揉喜按。方中人参能"治男妇一切虚症"（《本草纲目》），"补气生血"（《本草汇言》）。黄芪善补气，为补药之长。母鸡有益气补虚，健脾益胃之功效。药食合用，益气健脾，补后天之本，使气血生化有源，"气为血帅"，气旺则血行，气旺则血生；气血旺盛，则冲任得充，子宫得养，血行通畅，则疼痛自止。

（5）备选方：

红糖鸡蛋汤（红糖20g，鸡蛋1~2枚。将红糖加水适量煎煮鸡蛋，待蛋熟即可。食蛋饮汤，每日1剂，分2次温热服食）。

熟地黄炖羊肉（熟地黄20g，当归15g，黄芪30g，生姜10g，羊肉250g。将羊肉洗净切块，用纱布包裹当归、熟地黄，将羊肉、生姜及药包一同放入炖锅内，加水适量，炖至羊肉烂熟，再放入适量调味品即可。食羊肉饮汤。每日 1 剂，分次佐餐温热服食，可连用 3~5 剂为 1 个疗程）。

山药韭根粥（山药 30g，韭菜根 60g，红糖 20g，粳米 60g。将山药、韭菜根用水煎煮取汁，再将粳米放入药汁中，添加适量清水，熬煮成粥，后入红糖拌匀即可。每日 1 剂，分 2 次于早、晚温热服食，连服 5~7 剂为 1 个疗程）。

（6）推荐食材：党参、人参、白术、黄芪、白芍、龙眼肉等。

2. 血瘀证

（1）证候：产后遍身疼痛，或关节刺痛，屈伸不利，按之痛甚；恶露量少色暗，或小腹疼痛拒按。舌紫暗，苔薄白，脉弦涩。

（2）证候分析：产后多瘀，恶露不畅，瘀血稽留肌肤、经络、骨节之间，脉络瘀阻，气血运行不畅，则产后遍身疼痛，或关节刺痛，按之痛甚；瘀血留滞，胞脉不利，则恶露量少色暗，或小腹疼痛拒按。舌紫暗，苔薄白，脉弦涩，为瘀血内阻之征。

（3）治法：养血活络，行瘀止痛。

（4）主方：益母红花膏。

原料：益母草 15g，红花、蒲黄、川芎、牛膝各 9g，红糖 30g。

制作：将益母草、红花、蒲黄、川芎、牛膝浓煎取汁，将红糖放入药汁拌匀，文火慢慢收膏。

用法：每日 1 剂，分 2 次于早、晚空腹时服用，温开水送服。

方义：产后气滞血瘀，瘀阻胞宫，不通则痛。治当活血祛瘀，行气止痛。方中"益母草，性滑而利，善调女人胎产诸证，故有益母之号"（《本草正》），其"去死胎，安生胎，行瘀血，生新血"（《本草蒙筌》），为治妇科疾病之要药。"红花，破血行血和血调血之药也"（《本草汇言》），为治一切血瘀病证的常用药。

"蒲黄，血分行止之药也，主诸家失血。至于治血之方，血之上者可清，血之下者可利，血之滞者可行，血之行者可止。凡生用则性凉，行血而兼消，炒用则味涩，调血而兼止也"（《本草汇言》），因此蒲黄有活血化瘀之功，有止血不留瘀的特点，为止血行瘀之良药。川芎辛散温通，善活血化瘀，行气止痛，为"血中之气药"。牛膝活血通经，且引血下行，善治下部瘀血。红糖和中补虚。诸味药食相伍，共奏活血化瘀、行气止痛之功，气行瘀去脉通，则诸症可除。

（5）备选方：

三七鸡（三七 6g，仔鸡 1 只约 1000g。三七磨成粉备用；将仔鸡宰杀洗净，用文火将鸡炖熟，适量放入生姜、香葱、食盐。食鸡肉，并用鸡汤冲服三七粉，每次 1 剂，分 3 次温热服食，每次冲服三七粉 2g）。

桃仁延胡索粥（桃仁 12g，延胡索 10g，红糖 30g，粳米 60g。将桃仁、延胡索煎煮取汁，再将洗净的粳米放入药汁熬成粥，放入红糖，拌匀即可。每日 1 剂，分 2 次服用，连服 3~5 剂为 1 个疗程）。

益母草煮鸡蛋（益母草 15~30g，鸡蛋 2 枚，红糖适量。将益母草与鸡蛋一同入锅，放入适量水煎煮，待鸡蛋刚熟时，捞出鸡蛋，剥去蛋壳，再放入药汁中稍煎煮片刻，加入红糖，拌匀即可。食蛋饮汤；每日 1 剂，分 2 次服食）。

（6）推荐食材：山楂、黑木耳、香菇、茄子、洋葱、油菜、黑豆、金橘、丝瓜、鸡冠花、玫瑰花、月季花、桃仁等。

3. 外感证

（1）证候：产后遍身疼痛，项背不舒，关节不利，或痛处游走不定，或冷痛剧烈，恶风畏寒，或关节肿胀、重着，或肢体麻木。舌淡，苔薄白，脉浮紧。

（2）证候分析：产后失血耗气，腠理不密，百骸空虚，摄生不慎，风、寒、湿邪乘虚内侵，稽留于肌肤、经络、关节之间，阻痹气血运行，则遍身疼痛，项背不舒，关节不利；风邪偏盛者，则其痛处游走无定；寒邪偏盛者，则冷痛剧烈，恶风畏寒；湿邪偏盛者，则关节肿胀、重着；邪阻经脉，血行不畅，肢体失养，则肢体麻木。舌淡，苔薄白，脉浮紧，为外感邪气之征。

（3）治法：温阳散寒，祛风通络。

（4）主方：双桂粥（《粥谱》）。

原料：肉桂 2~3g，桂枝 10g，粳米 50~100g。

制作：将肉桂、桂枝共煎 2 次，每次 20min，合并煎液，去渣。用淘洗净的粳米，加适量水煮粥，待粥煮沸时，放入二桂煎汁和红糖，同煮成粥。

用法：每日早晚温热服。3~5d 为 1 个疗程。

方义：产后百骸空虚，卫外不固，腠理疏松，风寒湿邪乘虚入侵，留着于经络、关节、肌肉，不通则痛。治当温阳散寒，祛风通络。方中肉桂，性大热，味辛、甘；归肾、脾、心、肝经，长于温养阳气，去沉寒痼冷，又能通血脉，凡寒邪内侵、阳虚阴寒之症均可应用，《日华子本草》曰："治一切风气，补五劳七伤，通九窍，利关节，益精，明目，暖腰膝，破痃癖癥瘕，消瘀血，治风痹，关节挛缩，续筋骨，生肌肉。"桂枝温通经络，善走四肢，横行肢节，尤以肩臂肢节疼痛为宜，为疗风湿痹痛常用药，《医学启源》："去伤风头痛，开腠理，解表，去皮风湿。"配伍粳米、红糖护益胃气以固后天之本；红糖兼能活血，可助活血祛瘀之力。诸品合用，共奏温阳散寒、祛风通络之功效。

（5）备选方：

祛风湿药酒（乌梢蛇 100g，杜仲、牛膝、川芎、当归、僵蚕、威灵仙、生黄芪、五加皮各 20g，钟乳石、生薏苡仁、生地黄各 30g，桂枝 10g。钟乳石研碎，棉布包上药共入黄酒 1500ml 浸泡，密封 2 周后即成。每次 20ml 温服，每日 2 次）。

威灵仙酒（《中药大辞典》）（威灵仙 500g，白酒 1500ml。威灵仙切碎，加入白酒，入锅内隔水炖半小时，过滤后备用。每次 10~20ml，每日 3~4 次）。

（6）推荐食材：生姜、红糖、葱白、白菜根、威灵仙、羌活、独活、川芎、鳝鱼、酒等。

4. 肾虚证

（1）证候：产后腰膝、足跟疼痛，艰于俯仰，头晕耳鸣，夜尿多。舌淡暗，苔薄，脉沉细弦。

（2）证候分析：腰为肾之外府，膝属肾，足跟为肾经所过，素体肾虚，因产伤肾气，耗伤精血，肾之精血亏虚，失于濡养，故腰膝、足跟疼痛。头晕耳鸣，夜尿多，舌淡暗，苔薄，脉沉细弦，均为肾虚之征。

（3）治法：补肾填精，强腰壮骨。

（4）主方：杜仲山药栗子粥。

原料：杜仲 10g，山药 30g，去壳栗子 50g，糯米 100g。

制作：先将杜仲洗净、泡透，然后砂锅内放入山药、去壳栗子、糯米及泡好的杜仲，用文火炖成稠粥即可。

用法：佐餐服食，一剂可分多次随量食用，常食有效。

方义：可因产妇素体肾虚，复因产伤动肾气，耗伤精血，胞脉失养，则不荣则痛。治以补肾填精，强腰壮骨。方中杜仲甘微辛温，主要治疗腰脊痛，同时可以补中益精气，强筋骨；山药甘平，具有健脾、固肾、益精作用；板栗味甘性温，具有健脾、补肾、强筋、活血、止血的功效。诸品合用，共奏补肾填精、强腰壮骨之功效。

(5) 备选方：

山药桑椹汤（养生食疗方》》（黄豆、山药各 30g，三七、桑椹、钩藤各少许，鸡肉 200g，切块。将前五味一同水煎，去渣取汁，放入砂锅内，与鸡肉块炖至熟烂，吃肉喝汤。每日分 3 次食用）。

枸杞鸡汤（验方）（取枸杞子 30g、母鸡 1 只，按常法煮汤食用。每日分 3 次食用）。

(6) 推荐食材：山药、枸杞子、黄精、牛膝、红枣、鸽子、何首乌、猪肝、海参等。

【施膳中应注意的问题】

产后妇女由于气血亏虚，营卫失调，最容易受外邪侵袭，故不易食用寒凉刺激的食物及水果，比如梨、柚子、山竹等，亦不易食用过于油腻之品。

第三节　产后恶露不绝

【概念】

产后恶露不绝指产后血性恶露持续 10d 以上仍淋沥不尽。以产后 1~2 周发病最常见，亦有产后 2 月余发者。本病属中医学"产后恶露不绝""产后血崩"范畴。

西医学因产后子宫复旧不全、胎盘胎膜残留、子宫内膜炎所致晚期产后出血及中期妊娠引产、人工流产、药物流产后表现恶露不尽者,均可参照本病。

【病因病理】

1. 西医病因病理

(1) 胎盘胎膜残留:最常见的原因。残留的胎盘组织发生变性、坏死、机化,形成胎盘息肉,当坏死组织脱落时,暴露基底部血管,可引起大量出血。

(2) 蜕膜残留:蜕膜因剥离不全而长时间残留可影响子宫复旧,继发子宫内膜炎症,引起晚期产后出血。

(3) 子宫胎盘附着面复旧不全:胎盘附着面复旧不全可引起血栓脱落,血窦重新开放,导致子宫出血。

(4) 感染:以子宫内膜炎多见,炎症可引起胎盘附着面复旧不良和子宫收缩欠佳,血窦关闭不全可导致子宫出血。

(5) 剖宫产术后子宫伤口裂开:多见于子宫下段剖宫产横切口两侧端。因术中子宫切口止血不良、切口缝合过密、切口对合不良、感染等可影响切口愈合,甚至伤口裂开,导致大出血。

(6) 其他:产后子宫滋养细胞肿瘤、子宫黏膜下肌瘤等均可引起晚期产后出血。

2. 中医病因病机

本病的主要病机为冲任不固,气血运行失常。虚、热、瘀是本病的基本病理特征。

(1) 气虚:素体气虚,复因产时失血耗气;或产后操劳过早,损伤脾气,致气虚冲任不固,血失统摄。

(2) 血热:素体阴虚,复因产时伤血,阴液愈亏,虚热内生;或产后嗜食辛燥助阳之品;或情志不畅,肝郁化热;或感受热邪,热扰冲任,致迫血下行。

(3) 血瘀:产后胞脉空虚,寒邪乘虚客于胞中,血为寒凝,冲任瘀阻；或因七情郁结，气滞血瘀；或因劳倦，气虚无力运血，败血滞留为瘀；或因胞衣残留，阻滞冲任，瘀血内阻，新血不得归经为患。

【临床表现】

1. 症状

（1）阴道流血：胎盘胎膜残留、蜕膜残留引起的阴道流血多在产后 10d 发生。胎盘附着部位复旧不良常发生在产后 2 周左右，可出现反复多次阴道流血，也可突然大量阴道流血。剖宫产子宫伤口裂开所致的阴道流血多在术后 2~3 周发生，表现为突然大量阴道流血，甚至引起失血性休克。

（2）腹痛和发热：反复出血并发感染者，可出现腹痛和发热，恶露恶臭。

（3）全身症状：出血多时有头晕、心悸等，甚至休克表现。

2. 体征

妇科检查：子宫复旧不佳可扪及子宫增大、变软，宫口松弛，有时可触及残留组织和血；伴有感染者，子宫有压痛；剖宫产切口裂开，宫颈内有血块，宫颈外口松，有时可触及子宫下段明显变软，切口部位有凹陷或突起；滋养细胞肿瘤患者，有时可于产道内发现转移结节。

【诊断】

1. 病史

若为阴道分娩，应注意产程进展，以及产后恶露变化情况，有无反复或突然阴道流血病史；若为剖宫产，应了解手术指征、术式及术后恢复情况。

2. 临床表现

分娩24h后，在产褥期内发生的子宫大量出血。具体临床表现同前。

3. 实验室及其他检查

（1）实验室检查。①血常规：了解贫血和感染情况。②血HCG：有助于排除胎盘残留及产后滋养细胞肿瘤。③病原菌和药敏实验：有助于选择有效广谱抗生素。

（2）辅助检查。①B 型超声：可了解子宫大小、宫腔有无残留物及子宫切口愈合情况。②病理检查：宫腔刮出物或切除子宫标本应送病理检查。

【辨证施膳】

1. 气虚证

（1）证候：产后恶露过期不止，量多，色淡红，质稀，无臭味；面色㿠白，精神倦怠，四肢无力，气短懒言，小腹空坠。舌淡，苔薄白，脉缓弱。

（2）证候分析：素体虚弱，产时气随血耗，其气益虚，或产后操劳过度，损伤脾气，中气虚陷冲任失固，血失统摄，以致恶露日久不止。

（3）治法：益气摄血固冲。

（4）主方：人参乌鸡汤（《中华食疗大全》）。

原料：人参 10g，乌鸡 1 只，姜片、调味料适量。

制作：将人参浸泡软后切片，洗净备用。乌鸡宰杀，清除内脏，洗净，切块后用清水浸泡，其间换水数次，至水清亮为止。将准备好的人参片装入鸡腹中，然后将其放入砂锅内，放入姜片隔水炖至鸡烂熟，加入调料调味即可。

用法：空腹时食肉喝汤，1d 内分次食完。佐餐服食。

方义：产后操劳过早，损伤脾气，致气虚冲任不固，血失统摄。治当益气摄血固冲。方中人参味甘、微苦，性温、平，归脾、肺、心经，长于大补元气、复脉固脱，《本草纲目》："治男妇一切虚证……胎前产后诸病。"乌鸡性平、味甘，长于滋阴补血、补肝益肾，《本草纲目》记载乌鸡有补虚劳羸弱、制消渴、益产妇，治妇人崩中带下及一些虚损诸病的功用。佐以生姜温中暖胃，固涩止血。诸品合用，共奏益气摄血固冲之功效。

（5）备选方：

鳝鱼党参大枣汤（《家庭食疗方 1100 种》）[鳝鱼 1 条（约重250g），党参 9g，大枣 10 枚，食盐、味精、葱、姜适量。将鳝鱼活杀，去内脏，洗净切丝。党参用纱布包好，同大枣共入锅中。加水适量煮熟，调入食盐、味精、葱姜即成。随餐服食]。

黄芪橘皮粥（《孕产妇康复食谱集锦》）（黄芪 30g，橘皮 3g，粳米 100g，红糖适量。将黄芪、橘皮洗净，放入锅中，加适量清水，上火煎熬后去渣，取汁待用。锅置火上，放入粳米、黄芪橘皮汁和适量清水煮粥。粥成后加入红糖调匀，即可食用。空腹温服）。

（6）推荐食材：人参、党参、黄芪、乌鸡、鳝鱼、猪瘦肉、淡菜、海参、莲子、山药、大枣、花生衣等。

2. 血热证

（1）证候：产后恶露过期不止，量较多，色鲜红，质黏稠；口燥咽干，面色潮红。舌红，苔少，脉细数无力。

（2）证候分析：产妇素体阴虚，因产亡血伤津，营阴更亏，阴虚则内热，或产后过食辛辣温之品，或肝气郁滞，久而化热，热伤冲任，迫血妄行，而致恶露不绝。

（3）治法：养阴清热，凉血止血。

（4）主方：生地黄粥。

原料：生地黄 50g，大米 100g，生姜 2 片。

制作：生地黄加适量清水，煎取约 500ml 药汁，去药渣。大米洗净，加水煮粥，煮沸后兑入生地黄汁、生姜片，煮至粥熟食用。

用法：随意食用。

方义：产后热扰冲任，致迫血下行。治当养阴清热，凉血止血。方中生地黄味甘、苦，性寒，归心、肝、肾经，长于清热凉血、养阴、生津，《药性论》云"生地黄，味甘，平，无毒。解诸热，破血，通利月水闭绝。不利水道，捣薄心腹，能消瘀血。病人虚而多热，加而用之"。佐以生姜以制生地黄寒凉，可助健脾。诸品合用，共奏养阴清热、凉血止血之功效。

（5）备选方：

茅根赤豆粥（《肘后备急方》)[鲜茅根 200g（或干茅根 50g），赤小豆 50g，粳米 100g。将鲜茅根洗净，加水适量，煎煮半小时，捞去药渣，将除净杂质的赤小豆用水洗净，放在锅中，加水煮至六七成熟，再将淘净的大米倒入一起继续煮粥。分顿一日内食用]。

荠菜马齿苋汤（《食疗本草学》)(荠菜 60g，马齿苋 60g。将荠菜和马齿苋煎汤。空腹温服）。

苦瓜菊花猪瘦肉汤（《百病食疗大全》)(材料：瘦肉 400g，苦瓜 200g，菊花 10g，盐、鸡精各 5g)。

（6）推荐食材：生莲藕、荠菜、马齿苋、木耳、芹菜、苦瓜、赤小豆、鲜荠、蒲公英、栀子、白茅根、鸡蛋、猪瘦肉等。

3. 血瘀证

（1）证候：产后恶露过期不止，淋漓量少，或突然量多，色暗有块，或伴小腹疼痛拒按，块下痛减。舌紫暗，或有瘀点，苔薄，脉弦涩。

（2）证候分析：产后胞宫、胞脉空虚，寒邪乘虚而入，血为寒凝，结而成瘀；或七情内伤，或有气滞血瘀，瘀阻冲任，新血难安，以致恶露淋漓不绝。

（3）治法：活血化瘀，理血归经。

（4）主方：当归白芍排骨（《养生药膳》）。

原料：川芎 15g，三七粉 5g，当归、白芍、熟地、丹参各 15g，排骨 500g，料酒 50ml，盐 5g。

制作：将排骨洗净，氽烫去腥，再用冷开水冲洗干净，沥水。将当归、白芍、熟地、丹参、川芎入水煮沸，下排骨，加料酒，待水煮开，转小火续煮 1h。最后加入三七粉拌匀，加适量盐调味即可。

用法：佐餐服食；一剂可分多次随量食用，常食有效。

方义：瘀血内阻，新血不得归经，血溢脉外。治当活血化瘀，理血归经。方中当归味甘、辛，性温，归肝、心、脾经，补血活血、调经止痛，为血中气药，长于动而活血，为妇科调经要药，《本草纲目》载"当归为妇人要药"；白芍，苦、酸，微寒，归肝、脾经，可升可降，养血敛阴、柔肝止痛，为血中阴药，善于静而敛阴，一动一静，相配有养血理血之效；川芎长于行气、活血、化瘀，被称为"血中之气药"；三七长于止血不留瘀，化瘀不伤正，《医药学衷中参西录》"三七善化瘀血，又善活血妄行、为血衄要药，有止血不留瘀血、行瘀不伤新血的优点"；丹参长于活血化瘀，兼有养血的功效，《本草纲目》曰"破宿血，补新血"；当归长于活血补血，同时能润肠，适用于血虚兼有轻度血瘀的患者；熟地黄性微温，味甘，归肝、肾经，长于补血滋润、益精填髓，《本草纲目》"填骨髓，生精血，补五脏、通血脉，利耳目，黑须发"，治"女子伤中胞漏，经候不调，胎产百病"。诸品合用，共奏活血化瘀，理血归经之功效。

（5）备选方：

益母草煮鸡蛋（《食疗药膳学》）（益母草 30~60g，鸡蛋 2 枚。鸡蛋洗净，与益母草加水同煮，熟后剥去蛋壳，入药液中复煮片刻。食蛋饮汤。每天 1 剂，连用 5~7d）。

桃仁莲藕汤（《饮食疗法》）[桃仁 10g（汤浸去皮尖），莲藕 250g。莲藕洗净，切成小块。与桃仁一同加水适量煮汤，以食盐少许调味。饮汤食莲藕。空腹食用]。

山楂粥（《粥谱》）[山楂 30~40g（或鲜山楂 60g），粳米 100g，砂糖 10g。将山楂入砂锅煮取浓汁，去渣，然后加入粳米和砂糖煮粥。此粥连食 7~10d 为好，宜作上、下午点心服用，最好不要空腹食]。

（6）推荐食材：山楂、红曲、木耳、黄酒、醋、油菜、茄子、韭菜等。

【施膳中应注意的问题】

膳食过程中应当予以辨证施治，气虚型应当益气摄血，血热型应当凉血止血，血瘀型应当活血化瘀。多进食营养丰富的食物，清淡饮食，并忌辛辣及寒凉，以避免强烈刺激子宫，造成恶露不尽持续出现。而像红糖、生化汤等活血化瘀的食物不宜食用太久，一般一周左右即可。

第四节　产后情志异常

【概念】

产妇在产褥期出现精神抑郁，沉默寡言，情绪低落；或心烦不安，失眠多梦；或神志错乱，狂言妄语等症者，称为"产后情志异常"，通常在产后 2 周出现症状。

西医学的产褥期抑郁症，可参照本病辨证治疗。

【病因病机】

本病主要发病机制为产后多虚，心血不足，心神失养；或情志所伤，肝气郁结，肝血不足，魂失潜藏；或产后多瘀，瘀血停滞，上攻于心。

1. 心血不足

素体血虚，或产后失血过多，或产后思虑太过，所思不遂，心血暗耗，血不养心，心神失养，故致产后情志异常。

2. 肝气郁结

素性忧郁，胆怯心虚，气机不畅，复因产后情志所伤或突受惊恐，加之产后血虚，肝血不足，肝不藏魂，魂不守舍，而致产后情志异常。

3. 血瘀

产后元气亏虚，复因劳倦耗气，气虚无力运血，血滞成瘀，或产时、产后感寒，寒凝血瘀，或产后胞宫瘀血停滞，败血上攻，扰乱心神，神明失常，而致产后情志异常。

【临床表现】

产后忧郁焦虑，悲伤欲哭，不能自制，心神不安，失眠多梦，气短懒言，舌淡，脉细者，多属虚；产后忧郁寡欢，默默不语，失眠多梦，神志恍惚，狂言妄语，舌暗有瘀斑，苔薄，脉弦或涩，多属实。

【诊断】

1. 病史

产时或产后失血过多，产后忧愁思虑，过度劳倦，或素性抑郁，以及既往有精神病史、难产史。

2. 症状

精神抑郁，情绪低落，伤心落泪，默默不语，悲观厌世，失眠多梦，易感疲乏无力，或内疚、焦虑、易怒，甚则狂言妄语，如见鬼神，喜怒无常，哭笑不休，登高弃衣，不认亲疏等。多在产后 2 周内发病，产后 4~6 周症状逐渐明显。

3. 检查

（1）妇科检查：多无明显异常变化。

（2）辅助检查：血常规检查正常或血红蛋白低于正常。

【辨证施膳】

1. 心血不足证

（1）证候：产后精神抑郁，沉默寡言，情绪低落，悲伤欲哭，心神不宁，失眠多梦，健忘心悸，恶露量多；神疲乏力，面色苍白或萎黄。舌质淡，苔薄白，脉细弱。

（2）证候分析：产后失血过多，或思虑太过，所思不遂，心血暗耗，心失所养，神明不守，血虚不能养神，神不足则悲，故产后精神抑郁，沉默寡言，情绪低落，悲伤欲哭，心神不宁，失眠多梦，健忘心悸；血虚气弱，肌肤失养，故神疲乏力，面色苍白或萎黄。舌质淡，苔薄白，脉细弱，均为血虚之征。

（3）治法：养血滋阴，补心安神。

（4）主方：百合莲子排骨汤。

原料：排骨 500g，百合 30g，莲子 50g，枸杞 10g，米酒 20ml。

制作：把莲子、干百合提前洗净泡发；排骨洗净切块后焯水，去掉血水；将准备好的所有食材放入砂锅里，并加入适量的水，先大火煮开，后转小火慢炖 2h；最后出锅前加适量的盐调味即可。

用法：煮熟即可食用。

方义：枸杞能滋补肝肾；百合、莲子均能清心安神解郁；米酒能够行气活血、养血疏肝。几味合用，对于改善产后抑郁、失眠多梦、烦躁不安等症状均有不错的效果。产后 7d 内不建议食用，可以去掉米酒后食用。

(5) 备选方：酸枣仁莲子茶（《妇科疾病食疗药膳》）（原料：莲子 20g，炒酸枣仁 10g，冰糖适量。制作：开水浸泡约 30min。用法：代茶饮用）。

(6) 推荐食材：桂圆、黑木耳、香菇、土豆、核桃等。

2. 肝气郁结证

(1) 证候：产后心情抑郁，或心烦易怒，心神不安，夜不入寐，或恶梦纷纭，惊恐易醒；恶露量或多或少，色紫暗，有血块；胸胁、乳房胀痛，善太息。舌淡红，苔薄，脉弦或弦细。

(2) 证候分析：素性忧郁，产后复因情志所伤，肝郁胆虚，魂不归藏，故心神不安，夜不入寐，或恶梦多而易惊醒；肝郁气滞，气机失畅，故胸胁、乳房胀痛，善太息；肝郁化火，则心烦易怒；肝气郁结，疏泄失调，故恶露量或多或少，色紫暗，有血块。舌淡红，苔薄，脉弦或弦细，为肝郁之象。

(3) 治法：疏肝解郁，镇静安神。

(4) 主方：猪肉苦瓜丝。

原料：苦瓜 300g，瘦猪肉 150g。

制作：苦瓜切丝，加清水急火烧沸，弃苦味汤。瘦猪肉切片，油煸后，入苦瓜丝同炒，加调味品食用。

用法：煮熟即可食用。

方义：适用于烦躁性急，情绪不稳定，冲动易怒的产后抑郁症患者。

（5）备选方：莲心大枣汤（《防治妇科疾病药膳大全》）（原料：莲心 3g，大枣 10 枚。制作：煮 30min。用法：煮熟即可服用，每日 1 次）。

（6）推荐食材：绿豆、萝卜、甲鱼、芹菜等。

3. 血瘀证

（1）证候：产后抑郁寡欢，默默不语，神思恍惚，失眠多梦；或神志错乱，狂言妄语，如见鬼神，喜怒无常，哭笑不休；恶露不下，或下而不畅，色紫暗，有血块，小腹疼痛，拒按，面色晦暗。舌质紫暗，有瘀斑，苔白，脉弦或涩。

（2）证候分析：产后气血虚弱，劳倦过度，气血运行无力，血滞成瘀，或情志所伤，气滞血瘀，或胞宫内败血停滞，瘀血上攻，闭于心窍，神明失常，故产后抑郁寡欢，默默不语，失眠多梦，神思恍惚；败血成瘀，瘀攻于心，心神失常，故神志错乱，狂言妄语，如见鬼神，喜怒无常，哭笑不休；瘀血内阻，"不通则痛"，故恶露不下，或下而不畅，色紫暗，有血块，小腹疼痛，拒按。面色晦暗及舌脉均为血瘀之征。

（3）治法：活血化瘀，镇静安神。

（4）主方：山楂粥。

原料：山楂 30g，粳米 200g，白糖适量。

制作：山楂去核洗净，粳米淘洗下净一起入锅内，加水约 800ml，放火上煮。煮至米开花汁浓稠时离火，稍凉即可食用。

用法：煮熟放凉即可食用。

方义：山楂具有活血化瘀、健脾开胃、消食导滞之功，因其有化瘀血之功效，可促进子宫恢复，对产后恶露不尽及产后腹痛者有良好的食疗作用。

（5）备选方：小米枣仁粥（《防治妇科疾病药膳大全》）[原料：小米100g，酸枣仁（捣末）15g，蜂蜜30g。制作：将材料洗净，放入锅中，炖煮40min。用法：煮熟即可食用，每日1次]。

（6）推荐食材：火龙果、橘子、荔枝、胡椒、洋葱等。

【施膳中应注意的问题】

1. 对于心血不足者应忌食过咸的食物，如咸菜、咸鱼等食物容易引起水钠潴留，增加心脏负担，猪脑、油炸带鱼、油条、核桃等食品含胆固醇量较高，可能会增加动脉硬化，应少吃。

2. 肝气郁结者不宜食黏腻的食物以及寒凉性质的食物，否则会导致病情加重，也应慎食寒凉之品，会导致体内寒气聚积，影响脾胃收纳和运化的功能。

3. 血瘀证患者不应食用寒凉、温燥、油腻、涩血、产气的食物，否则会加重血瘀的情况，山楂含有大量的果酸，可以促进食欲，针对胃酸分泌过多者，会加重胃黏膜消化负担，甚至造成胃结石、胃出血的发生。

第五节　产后小便频数与失禁

【概念】

产后小便次数过多，日夜数十次者，称为小便频数。产后排尿失去控制，不受约束而排出者称为尿失禁。

相当于西医学产后尿失禁范畴。产后尿失禁是指妇人产后不能如意约束小便而尿自遗者，常伴小便过频，甚至于白昼达数十次。产后尿失禁是由于分娩时，胎儿先露部分对盆底韧带及肌肉的过度扩张，胎儿压迫膀胱过久，致使膀胱被压处成瘘，特别是使支持膀胱底及上 2/3 尿道的组织松弛所致。又称为"产后尿崩"。

【病因病机】

主要病机是因肺肾气虚,膀胱气化失司。与肺、肾有密切关系。因肾司二便,与膀胱为表里;肺主一身之气,通调水道,下输膀胱。产时劳伤气血,脾肺气虚,不能制约水道;或多产早婚,房劳伤肾,肾气不固,膀胱失约所致;产程过长或处理不当,损伤膀胱而发生产后尿失禁。

1. 肺脾气虚

素体虚弱,肺气不足,加之产时伤血耗气,气虚益甚;或产程过长劳力耗气,终致气虚不能制约水道,膀胱失约而致小便频数或失禁。

2. 肾气亏虚

素禀不足,肾气虚弱,产时损伤元气,以致肾气不固,开阖不利,膀胱失约,而致小便频数或失禁。

【临床表现】

小便频数或失禁发生在产后 1 星期左右,初起多有排尿疼痛,尿时淋沥不断、尿中夹有血丝,继则小便自遗。

产后尿失禁是属于张力性尿失禁。当分娩时胎儿先露部通过产道,使盆底韧带及肌肉产生过度伸张;特别是初产妇及手术者。如臀位牵引,产钳、胎头吸引器等,可直接损伤盆底软组织,影响复旧可致尿道膨出,盆底软组织松弛,或有会阴切开裂伤等。张力性尿失禁可随产次增多而加重。

【诊断】

1. 病史

平素体虚,有难产、产程过长、手术助产病史。

2. 症状

产后见小便次数增多，甚至日夜数十次。

3. 检查

尿道内口松弛，或有尿瘘。

【辨证施膳】

本病的辨证主要在于观察小便，如小便频数，其量昼夜相等，尿液清，伴有倦怠乏力，少气懒言者，多属于肺气虚；如夜尿多，尿色清，伴有面色晦暗，头晕耳鸣者，则为肾气虚。

1. 肺脾气虚

（1）证候：产后小便频数，或失禁，尿液清，面色㿠白，气短懒言，倦怠乏力，语音低微，小腹下坠，面色不华。舌淡，苔薄白，脉缓弱。

（2）证候分析：素体虚弱，肺气不足，则见倦怠乏力；气虚不能上荣头面，则见面色不华。

（3）治法：益气、升提、固脬。

（4）主方：红豆花生大枣粥（《健康饮食宝典》）。

原料：红小豆 50g，花生米 10g，大枣（去核）适量。

制作：将红小豆、花生米、大枣洗净后用清水浸泡 2h，泡水不换，直接煮粥，先用大火烧开，再用小火煮 1h，以烂成粥最好。

用法：每日 1 次，温服。

（5）备选方：

党参核桃煎（原料：党参 18g，核桃仁 15g。制作：加水适量浓煎。用法：饮汁，食核桃仁）。

黄实怀山粥〔原料：黄实粉、山药粉各 30g，核桃仁 20g，大枣 8 枚（去核）。制作：洗净，同煮粥。用法：温服，每日 1 次〕。

（6）推荐食材：山药、黄芪、核桃仁、大枣、党参等。

2. 肾气亏虚

（1）证候：产后小便频数，甚至白昼达到数十次，或小便失禁自遗，夜尿频多，尿色清，面色晦暗，头晕耳鸣，腰膝酸软，畏寒肢冷。舌淡，苔白滑，脉沉细无力，两尺尤弱。

（2）证候分析：肾虚则见头晕耳鸣、腰膝酸软；肾虚不固，气化失司，则见小便频数或失禁。

（3）治法：补肾、温阳、固脬。

（4）主方：龙眼枣仁饮。

原料：龙眼肉 15g，炒枣仁 12g，芡实 10g。

制作：上述三药洗净后用水煎。

用法：代茶饮。

（5）备选方：核桃拌韭菜（《健康饮食宝典》）（原料：核桃仁30g，韭菜 200g，虾仁 50g，盐适量。制作：将核桃仁用油炒，拌入切段韭菜及虾肉。加少许盐调味即可。用法：佐餐食用）。

（6）推荐食材：龙眼肉、桑椹、益智仁、韭菜、荠菜等。

【施膳中应注意的问题】

产后尿失禁发生在产后 1 星期左右，应及时诊断和治疗。如瘘孔较小而瘘孔周围有肉芽形成瓣状，可给予补脬的中药治疗，以促进组织再生与修补，也有止血、止痛与镇静的作用。治疗期间必须绝对卧床休息，可在一定程度上减轻或消除患者的痛苦，甚至可能避免手术。而对于产程手术操作较多、难产而致尿瘘者，应及时进行手术修补。

除此之外，产后尿失禁可做凯格尔运动来帮助复原，凯格尔运动就是骨盆底肌肉的收缩运动，经由反复的运动训练来复原及加强骨盆底肌肉的功能。

第六节 产后大便难

【概念】

产后饮食如常，大便数日不解，或艰涩难以排出者，称为"产后大便难"，又称"产后大便不通""产后便秘"。本病始见于《金匮要略·妇人产后病脉证并治》："新产妇人有二病，一者病痉，二者病郁冒，三者大便难。"《诸病源候论》列有"产后大便不通候"。

属于西医学产后便秘范畴。产后便秘是指产后饮食如常，大便数日不解，或大便干结疼痛者。

【病因病机】

本病主要病机为血虚津亏，肠燥失润；或脾肺气虚，传导无力；或阳明腑实，肠道阻滞。

1. 血虚津亏

素体阴血亏虚，因产时或产后失血过多；或产后多汗，津液亏耗；或阴虚内热，火灼津液，肠失濡润，无水行舟，故令大便难，甚至不通。

2. 脾肺气虚

素体气虚，因产失血耗气，脾肺之气益虚，脾气虚则升降无力，肺气虚则肃降失司，大肠传送无力，致大便难解。

3. 阳明腑实

因产正气耗伤，复伤饮食，食热内结，糟粕壅滞，肠道阻滞，阳明腑实，以致大便艰涩。

【临床表现】

新产后或产褥期，饮食如常，排便次数减少、粪便量减少、粪便干结、排便费力。

【诊断】

1. 病史

便秘无论排便周期延长，或是排便过程延长，实属大便难。有滞产或难产史，产时、产后失血过多，或汗出过多，或素体气虚、血虚，大便困难。

2. 检查

体格检查腹软无压痛，或可触及肠型；妇科检查无异常。

【辨证施膳】

大便干燥，艰涩难下者，多属血虚津亏；大便不坚、努责难解者，多属肺脾气虚；脘腹胀满，大便燥结不下，属阳明腑实。

1. 血虚津亏

(1) 证候：产后大便干燥，数日不解，或解时艰涩难下，腹无胀痛；饮食正常，或伴心悸少寐，肌肤不润，面色萎黄。舌淡，苔薄白，脉细弱。

(2) 证候分析：素体血虚，营阴不足，因产重虚，血虚津伤，肠道失于滋润，而致大便干燥，数日不解；非里实之证，故腹无胀痛；血虚不能上奉于心，心神失养，则心悸少寐；血虚不能外荣于头面肌肤，故面色萎黄，肌肤不润。舌淡，苔薄白，脉细弱，为血虚之征。

(3) 治法：滋阴养血，润肠通便。

(4) 主方：当归红枣煲鸭汤（《百病食疗大全》）。

原料：鸭肉 750g，当归 25g，红枣 12 颗，怀山药 25g，枸杞 25g，冷水 3000ml。

制作：将鸭洗净，斩块，氽水；当归用温水稍浸后切成厚片；红枣、怀山药、枸杞分别洗干净，红枣去核。煲内注入冷水烧开，放入以上用料。待煲内水再开后，用小火煲 3h 调味即可。

（5）备选方：

松子芝麻膏（《妇科疾病食疗药膳》）（原料：黑芝麻 50g，松子 20g，白糖 60g。制作：将黑芝麻、松子炒，加白糖与少量温开水，研成膏。每服 1 匙，每日 2 次）。

柏子仁粥（《妇科疾病食疗药膳》）（原料：柏子仁 20g，粳米 100g，蜂蜜适量。制作：柏子仁去皮、稍捣，同粳米煮粥，粥成加适量蜂蜜即成。用法：随量服用，每日 1 次）。

菜心螺片猪瘦肉汤（《百病食疗大全》）（原料：菜心 300g，螺片 225g，猪瘦肉 225g，胡萝卜 188g，姜 4 片，葱 2 段，盐适量。制作：洗干净菜心、螺片；洗净猪瘦肉，氽烫后再冲洗干净；胡萝卜去皮，洗净后切块。煲滚适量水，放入菜心、螺片、猪瘦肉、胡萝卜和姜片，水滚后改文火煲约 90min，加盐调味即成。用法：每日 1 次，趁热服用）。

当归芝麻粥（《中医养生药膳与食疗》）（原料：杏仁 50g，当归 10g，大米、黑芝麻各 100g，白糖适量。制作：黑芝麻、杏仁浸水后磨成糊状备用。当归洗净，煎煮，去药渣，取浓汁。大米洗净，放入锅中，加入药汁黑芝麻糊、杏仁糊及适量清水，煮粥，粥熟后调入白糖，拌匀即可食用。用法：每日 1 剂，佐餐食用，连用 5d 为 1 个疗程）。

（6）推荐食材：大枣、柏子仁、桑椹、黑芝麻、当归、熟地等。

2. 脾肺气虚

（1）证候：产后大便数日不解，或努责难出；神倦乏力，气短汗多。舌淡，苔薄白，脉缓弱。

（2）证候分析：素体虚弱，因产用力耗气，其气益虚，气虚大肠传送无力，则大便数日不解，努责难出；气虚中阳不振，则神倦乏力；气虚卫气不固，腠理不密，则气短汗多。舌淡，苔薄白，脉缓弱，为气虚之征。

（3）治法：补脾益肺，润肠通便。

（4）主方：五益膏（《妇科疾病食疗药膳》）。

原料：玉竹 500g，蜜炙黄芪 500g，白术 500g，熟地 250g，枸杞子 250g，蜂蜜适量

制作：上述药物水煎 3 次，去渣取汁，合并浓缩，入蜜取膏。

用法：每次 10g，每日 2 次，开水送服。

（5）备选方：

春砂仁花生猪骨汤（《百病食疗大全》）（原料：春砂仁 8g，猪骨 250g，花生 30g，盐适量。制作：花生、春砂仁均洗净，入水稍泡；猪骨洗净，斩块。锅中注水烧沸，下猪骨，滚尽猪骨上的血水，捞起洗净备用。将猪骨、花生、春砂仁放入瓦煲内，注入清水，以大火烧沸，改小火煲 2h，加盐调味即可。用法：隔日 1 次，趁热服用）。

黄芪核桃粥（原料：黄芪 20g，核桃 50g，粳米 50g。制作：将以上食材洗净，放入锅中，大火煮沸，改用小火熬制 20min，加盐或糖再煮 5min 即可）。

红薯粥（《百病食疗大全》）（原料：红薯 50g，大米 150g，黑芝麻、白糖适量。制作：红薯削皮，切成小丁，加清水适量煎煮；大米淘洗干净。大米放入锅内煮开，再放入红薯，待红薯熟透变软后，加入白糖，再煮片刻，撒上黑芝麻即可。用法：每日 1 次）。

（6）推荐食材：黄芪、柏子仁、蜂蜜、粳米、核桃等。

3. 阳明腑实

(1) 证候：产后大便艰结，多日不解；身微热，脘腹胀满疼痛，或时有矢气臭秽，口臭或口舌生疮。舌红，苔黄或黄燥，脉弦数。

(2) 证候分析：产后正气已伤，复因饮食失节，食热内结，糟粕塞滞，肠道阻塞以致大便艰结，脘腹胀满疼痛；肠胃积热已久，腑气不通，故矢气臭秽，口舌生疮；里热炽盛，蒸腾于外，故见身有微热。舌红，苔黄或黄燥，脉弦数，为热盛之象。

(3) 治法：通腑泄热，养血通便。

(4) 主方：罗汉杏仁饮（《妇科疾病食疗药膳》）。

原料：罗汉果 10g，杏仁 10g。

制作：上药捣碎，加开水适量，开水浸泡约 10min。

用法：代茶饮。

(5) 备选方：

菜心螺片猪瘦肉汤（《百病食疗大全》）（原料：菜心 300g，螺片 225g，猪瘦肉 225g，胡萝卜 188g，姜 4 片，葱 2 段，盐适量。制作：洗干净菜心、螺片；洗净猪瘦肉，汆烫后再冲洗干净，胡萝卜去皮，洗净后切块。煲滚适量水，放入菜心、螺片、猪瘦肉、胡萝卜和姜片，水滚后改文火煲约 90min，加盐调味即成）。

西兰花香菇粥（《百病食疗大全》）（原料：西兰花 35g，鲜香菇 25g，胡萝卜 20g，大米 100g。制作：大米洗净，西兰花洗净，撕成小朵；胡萝卜洗净，切成小丁；香菇泡发洗净，切条。锅置火上，注入清水，放入大米用大火煮至米粒绽开，放入西兰花、胡萝卜、香菇。改小火煮至粥成，加入盐、味精调味）。

怀山药芝麻糊（《中医养生药膳与食疗》）（原料：大米 120g，怀山药 30g，鲜牛奶 400g，黑芝麻、冰糖各 200g，玫瑰糖 12g。

制作：大米用清水浸泡 1h，捞出沥干。怀山药切成小丁。黑芝麻炒香。将大米、怀山药丁、黑芝麻一起放入碗中加鲜牛奶和清水拌匀，然后磨成浆，滤出浆汁。将冰糖放入清水中煮溶，然后将准备好的浆汁倒入锅内与冰糖水搅匀，加入玫瑰糖，边煮边搅拌成糊，熟后食用。用法：随意饮用）。

（6）推荐食材：柏子仁、香蕉、香菇、菠菜、西兰花、红薯、白菜等。

【施膳中应注意的问题】

防止产后大便难的发生，关键要注意饮食调养，要多饮水，多食清淡新鲜蔬菜，少食辛辣、煎炒之品；产后应早期起床活动；同时养成每日定时排便的习惯。

产后多亡血伤津，身体较为虚弱，临证治疗时以养血润肠为主，或佐以滋阴，或佐以益气；如有腑实便燥，对苦寒峻泻之品需慎用，以免更伤阴血。一旦大便通畅，应立即停止，再辨证改用他药。同时，要注意产伤的护理，以免会阴肿胀影响产妇排便。

第七节　缺　乳

【概念】

产后缺乳是指产后哺乳期内，产妇乳汁甚少或无乳可下，不够喂养婴儿，乳房检查松软，不胀不痛，挤压乳汁点滴而出、质稀，又称"产后乳汁不行""无乳""乳难"等。

【病因病机】

本病发病机制为化源不足，无乳可下；或气滞、痰阻，乳络不畅，乳不得下。常由气血虚弱、肝郁气滞、痰浊阻滞所致。若素体气血虚弱，复因分娩失血耗气；或脾胃虚弱，气血生化不足，致气血亏虚，乳汁化生乏源，则产后乳汁甚少，或全无。正如《景岳全书·妇人规》云："妇人乳汁，乃冲任气血所化，故下则为经，上则为乳。若产后乳迟乳少者，由气血之不足，而犹或无乳者，其为冲任之虚弱无疑也。"若素性抑郁，或产后七情所伤。肝失条达，气机不畅、乳脉不通，乳汁运行不畅，故无乳。若素体肥胖，痰湿内盛，或产后膏粱厚味，脾不健运，聚湿成痰，痰湿内阻，乳络不通，或"肥人气虚痰湿"，气虚无力行乳，痰阻乳络不通，本虚标实，遂致缺乳。《景岳全书·妇人规》说："肥胖妇人痰气壅盛，乳滞不来。"此外，《儒门事亲》还指出"妇人有本生无乳者不治"，提出先天发育不良致缺乳，不属本药膳治疗范畴。

【临床表现】

产妇哺乳期完全无乳或乳汁甚少，不足以喂养婴儿。

【诊断】

1. 病史

素体气血不足，或脾胃虚弱，或素性抑郁，或产后情志不遂，或产时、产后失血过多等。

2. 症状

哺乳期乳汁甚少，不足以喂养婴儿，或乳汁全无。

3. 检查

乳腺发育正常，乳房柔软，不胀不痛，挤出乳汁点滴而下，质稀；或乳房胀满而痛，挤压乳汁难出，质稠；或有乳腺发育不良者。此外，还应注意有无乳头凹陷和乳头皲裂造成的哺乳困难而致乳汁壅塞不通。

【辨证施膳】

1. 气血虚弱证

(1) 证候：产后乳少，甚或全无，乳汁清稀，乳房柔软，无胀感；面色少华，倦怠乏力，神疲食少。舌质淡，苔薄白，脉细弱。

(2) 证候分析：气血虚弱，乳汁化源不足，无乳可下，故乳少或全无，乳汁清稀；乳汁不充，乳腺空虚，故乳房柔软，无胀感；气虚血少，不能上荣头面、四肢，故面色少华，倦怠乏力；阳气不振，脾虚失运，故神疲食少。舌质淡，苔薄白，脉细弱，均为气血虚弱之征。

(3) 治法：补气养血，佐以通乳。

(4) 主方：甲鱼乌鸡汤。

原料：红枣 10 枚，1kg 重的甲鱼 1 只，一只乌鸡（也可用老母鸡代替），香菜、姜、胡椒粉、盐、调料各适量。

制作：将甲鱼去头去尾去内脏后，用清水洗净，放热水中焯后捞出，刮去黑皮；乌鸡处理干净后切块，和甲鱼、红枣一起放入炖锅中，加入适量净水，加入一元硬币大的生姜 6 片、适量料酒，大火炖开后改小火，炖至肉质软嫩（大致需 1.5h）。起锅前 2min 放入适量盐进行调味，可撒适量香菜加以点缀，根据口味可加胡椒粉。用于气血虚弱型产后缺乳。

用法：喝汤吃肉，佐以主食，可久食。

方义：红枣味甘性温，甘味补脾，温性暖中，入脾、胃经，可益气补血；妇人在产后流失的阴精血液过多，甲鱼能补产后劳伤，更可大补阴血不足；乌鸡能补虚劳、滋阴清热；胡椒粉和生姜辛温发散，既可增强脾胃蠕动，又可调和汤味和药性，使整个汤既鲜甜又补而不滞。诸药配伍可益气补血，滋阴下乳。

（5）备选方：芪归猪手汤〔原料：黄芪 9g，当归 9g，通草 9g，猪手（即猪蹄）1 只。制作：将猪手整理清洗干净，放入沸水锅内烫一下，捞出放入砂锅内，加水、食盐、香葱炖至将熟，放入黄芪、当归，煮熟即可。用法：饮汤食猪蹄，每日 1 剂，不拘时服用，可连续饮食数日。功能：补气养血、增液通乳，适用于气血虚弱所致产后缺乳〕。

（6）推荐食材：猪蹄、羊肉、牛肉、鲍鱼、鲫鱼、虾、鸡肉、花生、黄豆、党参、黄芪等。

2. 肝郁气滞证

（1）证候：产后乳少，甚或全无，乳汁浓积，乳房胀硬、疼痛；胸胁胀满，情志抑郁，食欲不振。舌质正常，苔薄黄，脉弦或弦数。

（2）证候分析：情志不舒，肝气郁结，气机不畅，乳络受阻，故乳汁少或全无；乳汁壅滞，运行受阻，故乳房胀满而痛，乳汁浓稠；肝经布胁肋，肝气郁结，疏泄不利，故胸胁胀满；肝气不疏，故情志抑郁；肝气犯胃，脾胃受累，故食欲不振。舌质正常，苔薄黄，脉弦或弦数，均为肝郁气滞之征。

（3）治法：行气散结，解郁催乳。

（4）主方：海带佛手浆。

原料：海带 20g，佛手 10g，陈皮 6g，豆浆 300ml。

制作：将海带、佛手、陈皮洗净，加入适量水煮 30min，再加入豆浆煮 20min，可将海带、佛手、陈皮捞出，留下汤液。适用于气滞型产后缺乳。

用法：佐餐食用，每日 1 剂，每次适量，可常食。

方义：海带味咸，可软坚散结，下气化痰；佛手味辛，入肝、胃二经，可行气开郁，疏肝悦脾；陈皮苦辛而温，能散能降，既可下气消痰，又可健脾开胃，消谷进食；豆浆味甘，滋阴润燥又可补脾。诸药配伍可行气散结、解郁催乳。

（5）备选方：芎芦燕麦粥（原料：川芎 6g，漏芦、柴胡各 9g，冰糖适量，燕麦片 50g。制作：将川芎、漏芦、柴胡用水煎煮，去渣取汁，燕麦片加水熬成粥，将药汁慢慢兑入粥中，放入冰糖，拌匀即可。用法：每日 1 剂，分 2 次于早、晚服食。功能：疏肝解郁、活血养血、通络下乳，适用于肝郁气滞、情志失畅所致的产后缺乳）。

（6）推荐食材：黄花菜、豌豆、丝瓜、莴笋、芫荽、海带、橘皮、橘络、丝瓜络等。

3. 痰热阻滞证

（1）证候：形体肥胖，产后乳汁不行，乳房胀痛，胸闷不舒，恶心呕吐，纳谷不香，厌油腻厚味，嗜卧倦怠，头晕头重，咳嗽痰多，形体肥胖。舌质胖，苔黄腻，脉弦滑。

（2）证候分析：痰热壅阻引起的缺乳又称"躯脂乳少"，常见于肥胖之人。系由于体内多痰多湿，脾阳不振，痰湿内生滞于冲任，壅阻乳络导致乳汁不下。痰湿困脾，故胸闷不舒，恶心呕吐，嗜卧倦怠；湿浊中阻则纳谷不香，厌油腻厚味。舌质胖，苔黄腻，脉弦滑均为痰湿之象。

（3）治法：清热化痰，通络下乳。

（4）主方：贝母陈皮猪蹄煲。

原料：猪蹄 1 只，川贝母 10g，全瓜蒌 10g，漏芦 10g，陈皮 5g，料酒、葱姜少许。

制作：将猪蹄洗净，加入冷水锅中，加入陈皮和生姜烧开去除浮沫、油脂后，再放入砂锅，加入瓜蒌、漏芦，清水没过猪蹄两指，加入少许食盐大火烧开后转小火慢炖 1.5h 即可。适用于痰热壅滞型产后缺乳。

用法：吃肉喝汤，佐以主食。

方义：猪蹄可润滑窍道，通乳下奶；川贝味辛、苦，性平，可散可泻可清热，入手太阴、手少阴经，故可治心肺因热而结实于窍道之病；漏芦苦、咸，寒，能软坚散结且除热，可治邪热结于窍道之病；全瓜蒌苦，寒，瓜蒌子可滑痰涤垢，瓜蒌根可清热润燥；陈皮可开畅气机以消痰浊；料酒、葱、姜助行药力兼以调味。诸药配伍可清热化痰、通络下乳。

(5) 备选方：桔梗桂花粥（原料：桔梗 6g，通草 3g，香附 9g，桂花、冰糖适量，大米 50g。将桔梗、通草、香附加水煎煮，去渣取汁，将大米加水熬成粥，再将药汁兑入粥中，放入冰糖、桂花，拌匀即可。用法：每日 1 剂，分 2 次于早、晚温热服食。功能：疏肝解郁、理气化痰、通络下乳，适用于肝郁气滞兼痰饮阻滞之产后缺乳）。

(6) 推荐食材：砂仁、通草、陈皮、鲫鱼、赤小豆、莴苣、南瓜子、木瓜。

4. 瘀血阻滞证

(1) 证候：产后乳汁不行，乳房硬痛拒按，腹部疼痛，恶露颜色紫暗有血块。舌质暗紫，舌边有瘀斑，脉弦涩。

(2) 证候分析：乳血同源，如血脉瘀滞则乳络不通，而产后又多虚多瘀，故常使乳汁缺少。瘀血内停，阻滞胞脉，则恶露色紫暗有块；乳络瘀阻不通，则乳房硬痛拒按。舌质暗紫，舌边有瘀斑，脉弦涩，均为瘀血阻滞之征。

(3) 治法：活血祛瘀通乳。

(4) 主方：王不留黄酒烧鸡。

原料：老母鸡 1 只，黄酒 200ml，王不留行 10g，生姜 30g。

制作：将老母鸡洗净切块，入冷水烧开，去除浮沫，再捞出，放入热锅冷油中炒 3min，再放入砂锅中，加入王不留行、黄酒、生姜，大火烧开，再转小火煲至肉质软嫩，再放入锅中加入少量食盐收汁即可。适用于瘀血阻滞型产后缺乳。

用法：吃肉，佐以主食。

方义：土母鸡，味甘性温，土属黄，母属雌，更可补益妇人中焦；王不留行走血分，活血化瘀，为下乳之要药；黄酒辛温，补中焦活血又助药性；生姜调和药性和药味；食盐佐味。诸药配伍，可温中补虚、活血通经、化瘀通乳。

（5）备选方：蛋花赤豆酒（原料：赤小豆 50g，糯米酒 250ml，鸡蛋 3 个，红糖少许。将赤小豆浸泡 1h 后加 250ml 净水煮烂，倒入糯米酒酿后烧至再次沸腾，将鸡蛋打入搅拌，煮至鸡蛋凝固成型后加入少许红糖。用法：每日 1 剂，温服之。功效：补气养血、化瘀催乳，适用于气血不足、瘀血阻滞型产后缺乳）。

（6）推荐食材：黑木耳、莲藕、油菜、鲤鱼、当归、阿胶等。

【施膳中应注意的问题】

1. 气血虚弱证施膳中应注意的问题：焯甲鱼时不能用沸水，否则不易去黑皮；要分先后批次地加入材料，否则影响口感；老母鸡至少要选一年以上的母鸡，否则不足以称为老母鸡。

2. 肝郁气滞证施膳中应注意的问题：饮用后切勿立即饮茶。

3. 痰热阻滞证施膳中应注意的问题：炖猪蹄时冷水下锅，这样炖出的猪蹄才能容易软烂。

4. 瘀血阻滞证施膳中应注意的问题：酒精过敏者忌服。

附：回乳

【概念】

若产妇不欲哺乳，或产妇体质虚弱，或因病不宜授乳，或已到断乳之时，可予回乳。

【推荐食疗方】

回乳方。

原料：生麦芽 60g。

制作：将其放入砂锅内加 500ml 的清水浸泡 30min，用大火煮沸，再用小火熬煮 20min，去渣取汁（约可取得 300ml 的药汁）即成。

用法：可在断奶的前 2d 开始服用此方，每日服 1 剂，连续用药 3~5d 为 1 个疗程。

方义：麦芽名出《本草纲目》，亦称麦蘖、大麦蘖、大麦芽、大麦毛。味甘性平，归脾、胃经，具行气消食、健脾开胃、退乳消胀之功。

推荐食材：全麦麦片、韭菜、花椒、苦瓜、薄荷、山楂、浓茶、咸菜。

施膳中应注意的问题：在服用期间宜少吃高蛋白、高能量的食物。

备选方：

回乳粥（焦麦芽 80g，焦山楂 80g，柴胡 12g，郁金 10g，夏枯草 20g，海藻 20g，紫草 20g，车前子 10g，薏米 200g。制作：以上诸药放入砂锅内加 500ml 清水用大火煮沸，再用小火熬煮 20min，去渣取汁，加入薏米煮至粥熟。用法：每日 1 剂，分 2 次空腹服用。功能：退乳消胀，健脾行气）。

绝乳汤（川牛膝 20g，炒麦芽 60g，陈皮 10g，红花 10g，赤芍 12g。制作：以上诸药放入砂锅内加 500ml 清水浸泡 30min，用大火煮沸，再用小火熬煮 20min，去渣取汁。用法：每日 1 剂，分 2 次于早、晚温热服食。功能：引血下行，疏肝回乳）。

第六章　妇 科 杂 病

第一节　不 孕 症

【概念】

不孕症是一种由多种原因导致的生育障碍状态。凡育龄期女性，有正常性生活，与配偶同居 1 年而未受孕者，可称为不孕症。

其中从未妊娠者，古称"全不产"，现代医学称之原发性不孕；有过妊娠而后不孕者，古称"断续"，现代医学称之继发性不孕。

【病因病机】

1. 肾虚

先天不足，或房劳多产，或久病大病，或年逾五七，肾气亏虚，精不化血，则冲任虚衰，难以受孕；素体阳虚或寒湿伤肾，肾阳不足，胞宫失煦，则冲任虚寒，不能成孕；肾阴素虚，或久病耗损真阴，天癸乏源，胞宫失养，冲任血海空虚，或阴虚内热，热扰冲任，乃致不孕。

2. 肝气郁结

情志不畅，或盼子心切，肝郁气滞，疏泄失常，气血失调，冲任失和，胎孕不受。

3. 痰湿内阻

思虑劳倦，或肝木犯脾，伤及脾阳，健运失司，水湿内停，湿聚成痰，冲任壅滞，而致不孕；或素体肥胖，嗜食肥甘，躯脂满溢，痰湿内盛，胞脉受阻，致令不孕。

4. 瘀滞胞宫

经行产后，摄生不慎，邪入胞宫致瘀；或寒凝血瘀，或热灼血瘀，或气虚运血无力致瘀，瘀滞冲任、胞宫，以致不孕。

【临床表现】

未避孕，性生活正常，同居 1 年或曾孕育后未避孕 1 年而未孕。

【诊断】

2015 年美国生殖医学会女性不孕诊断评估指南：育龄夫妇双方同居 1 年以上，有正常性生活，未采取任何避孕措施的情况下，未能成功怀孕者为不孕。

【辨证施膳】

1. 肾虚证

1）肾气虚证

（1）证候：婚久不孕，月经不调或闭经，经量或多或少，色暗；头晕耳鸣，腰酸膝软，小便清长。舌淡，苔薄，脉沉细，两尺尤甚。

（2）证候分析：肾气不足，冲任虚衰，不能摄精成孕，而致不孕；冲任不调，血海失司，故月经不调或停闭，量或多或少；肾主骨生髓，腰为肾之府，肾虚则腰酸膝软，精神疲倦；肾开窍于耳，脑为髓海，髓海不足，则头晕耳鸣；气化失常，则小便清长，经色淡暗质稀。舌淡，苔薄白，脉沉细，均为肾气虚之象。

（3）治法：补肾益气，温养冲任。

（4）主方：人参核桃饮。

原料：人参 30g，核桃肉 30 个。

制作：将人参切片，与核桃肉同时放入锅内加水 2000ml，用文火煎煮 1h 即可。用法：食核桃肉饮汤，或作饮料随时饮用。每日 1 剂，分 2 次于早、晚服食。

方义：肾气虚衰，冲任失养，故不能摄精成孕。治当补肾益气，温养冲任。方中人参甘温之品，补益脾肺，且擅长大补元气；配以核桃仁性温味甘，温肾滋肾。两药同用，既养先天肾气以生精髓，又补后天脾气以化气血，使精充血足，冲任得养，胎孕乃成。

（5）备选方：菟丝子粥（原料：菟丝子 30~60g，粳米 100g。先将菟丝子洗净后捣碎，或用新鲜菟丝子 60~100g 捣烂，加水煎取汁，去渣后，入米煮粥，粥将成时加入白糖，稍煮即可。每日 1 剂，分 2 次空腹服用。功能：补肾益气，适用于肾虚型不孕症。本方作用比较和缓，须坚持服用，方可达到预期目的）。

（6）推荐食材：乌鸡、鹌鹑、羊肉、海参、虾、鸡蛋、枸杞子、小米、黑米、黑芝麻、黑豆、芡实、莲子、山药、板栗等。

2）肾阳虚证

（1）证候：婚久不孕，初潮延迟，月经后期，量少，色淡质稀，甚至停闭，带下量多，清稀如水；腰膝酸冷，性欲淡漠，面色晦暗，大便溏薄，小便清长。舌淡，苔白，脉沉迟。

（2）证候分析：肾阳不足，冲任虚寒，胞宫失煦，故婚久不孕；阳虚内寒，天癸迟至，冲任血海空虚，故初潮延迟，月经后期，甚至闭经；阳虚水泛，湿注任带，故带下量多，清稀如水；肾阳虚外府失煦，则腰膝酸冷，火衰则性欲淡漠；火不暖土，脾阳不足，则大便溏薄；膀胱失约，则小便清长；肾阳虚衰，血失温养，脉络拘急，血行不畅，则面色晦暗，经少色淡质稀。舌淡，苔白，脉沉迟，均为肾阳虚之象。

(3) 治法：温肾助阳，调补冲任。

(4) 主方：羊肉鹿胶苁蓉粥。

原料：白羊肉（切碎末）120g，肉苁蓉（水洗，切片）30g，粳米（洗）80g，鹿角胶（炒黄燥，打碎）12g，葱白（切段）7茎，鸡蛋（去壳1枚）。

制作：将肉苁蓉放入砂锅，加水，煎煮1h，滤渣留汁，加入羊肉、粳米，煮至粥熟；再下鹿角胶、鸡蛋搅匀后，稍煮至溶，加葱、姜、盐、味精等调味即可。

用法：每日1剂，分2次于空腹时食用。

方义：肾阳不足，冲任虚寒，精血亏耗，胞宫失养，故婚久不孕。治宜补肾温阳，养血填精。方中羊肉为食补动物的代表，具有滋补强壮、助阳温中之效。鹿角胶味甘微咸，性温无毒，入肝、肾经，乃血肉有情之品，有补肾壮阳、养血益精之功，"鹿角胶入粥食，助元阳，治诸虚"（《本草纲目》）。肉苁蓉甘咸温而质地润柔，能补肾壮阳，益精补血，其"温而不热，补而不峻，暖而不燥，滑而不泄，故有从容之名"（《本草纲目》），不失为滋补强壮药中之上品。鸡蛋甘平补血以养胞宫，且滋阴润燥可制温药之燥。以粳米熬粥，有健脾益胃以促先天之意。诸药食合用，相辅相成，共奏温肾助阳填精助孕之效。

(5) 备选方：苁蓉羊肉粥（原料：肉苁蓉30g，精羊肉100g，粳米100g，细盐、葱白、姜末、胡椒粉各适量。将肉苁蓉微火煎煮30min，去渣留汁，备用；羊肉洗净后切细，粳米淘洗干净，二者同入锅中，加水适量，兑入药汁，熬煮至粥熟时，加葱、姜、盐等调味料，再煮2沸即成。每日1剂，分2次于空腹时食用，连服 5~7 剂为 1 个疗程。功能：补肾温阳，适用于肾阳虚衰之不孕症）。

（6）推荐食材：核桃仁、豇豆、韭菜、丁香、刀豆、羊乳、羊肉、鹿肉、鸽肉、鹌鹑肉、雀肉、鱼、海虾、蛋菜、肉苁蓉等。

3）肾阴虚证

（1）证候：婚久不孕，月经先期，量少，色红质稠，甚或闭经，或带下量少，阴中干涩；腰酸膝软，头晕耳鸣，形体消瘦，五心烦热，失眠多梦。舌淡或舌红，少苔，脉细或细数。

（2）证候分析：肾阴亏虚，冲任血海匮乏，胞宫失养，故致不孕；精血不足，则月经量少，甚或闭经；阴虚内热，热迫血行，故月经先期；血少津亏，阴液不充，任带失养，阴窍失濡，故带下量少，阴中干涩；腰为肾之府，肾虚则腰膝酸软；阴虚血少，清窍失荣，血不养心，故头晕耳鸣，失眠多梦；阴虚火旺，故形体消瘦，五心烦热，经色红质稠。舌淡或舌红，少苔，脉细或细数，均为肾阴虚之象。

（3）治法：滋阴益肾，调补冲任。

（4）主方：枸杞肉丝。

原料：枸杞子 100g，熟青笋 100g，瘦猪肉 500g，猪油 100g，盐、砂糖、味精、料酒、食油、水淀粉、酱油适量。

制作：枸杞子洗净待用；瘦肉洗净，去筋膜，切成 7cm 长的肉丝；熟青笋洗净切丝。炒锅入油烧热，将肉丝、笋丝同时下锅翻炒，烹入料酒，加入砂糖、酱油、食盐、味精搅匀，放入枸杞子，翻炒几下，装盘即成。

用法：佐餐食用，每日 1 剂，每次适量，可常食。

方义：肾阴亏虚，胞宫失养，故致不孕。方中枸杞子味甘性平，入肝、肾经，功能补肾益阴养血填精。瘦猪肉味甘性平，归脾、胃、肾经，有滋阴润燥、益气养血之功效，为滋补营养之佳品。青笋"甘而微寒，清热除痰，同肉多煮，益阴血"。枸杞子、青笋、瘦猪肉配用，共奏滋肾养血调经之效，精血充足，冲任得滋，自能受孕。本方荤素结合，滋而不腻，补而不滞，诚为补益精血之良方。

(5) 备选方：木耳汤（原料：白木耳 30g，鹿角胶 7.5g，冰糖 15g。将白木耳用温水发泡，除去杂质，洗净，放砂锅内，加水适量，用文火煎熬，待木耳熟透时，加入鹿角胶和冰糖使之烊化，和匀熬透即成。每日 1 剂，可分次或 1 次服食。功能：补肾养阴，适用于肾阴虚所致的婚久不孕，症见腰膝酸软、五心烦热等）。

(6) 推荐食材：海参、猪肉、黑芝麻、鸭肉、乌鸡、甲鱼、葡萄、桑椹、牛乳、鸡蛋、银耳、枸杞、阿胶等。

2. 肝气郁结证

(1) 证候：婚久不孕，月经周期先后不定，量或多或少，色暗，有血块，经行腹痛，或经前胸胁、乳房胀痛；情志抑郁，或烦躁易怒。舌淡红，苔薄白，脉弦。

(2) 证候分析：肝气郁结，疏泄失常，冲任失和故婚久不孕；气机不畅，血海蓄溢失常，故月经周期先后不定，量或多或少；气郁血滞，则经色暗，有血块；足厥阴肝经循少腹布胁肋，肝失条达，经脉不利，故经前胸胁、乳房胀痛；肝郁气滞，血行不畅，"不通则痛"，故经行腹痛；情怀不畅，郁久化火，故情志抑郁，或烦躁易怒。舌淡红，苔薄白，脉弦，均为肝郁之象。

(3) 治法：疏肝解郁，理血调经。

(4) 主方：开郁调经茶。

原料：香附 10g，柴胡 6g，当归 6g，红花 6g，炒白芍 6g，玫瑰花 3g。

制作：上述诸味加水煎汤，去渣取汁即可；或开水沏泡。

用法：每日 1 剂，分多次代茶饮。

方义：肝气郁结，肝失疏泄，冲任失和，故婚久不孕。方中香附、柴胡、玫瑰花均能疏肝解郁，调畅气机；而当归、红花、炒白芍共用，既养血又活血调经。诸药共用，共奏疏肝解郁、调经种子之效。

(5) 备选方：月季红茶（原料：月季花 3~5g，红茶 1~2g，红糖 25g。上 3 味共加水 300ml，煮沸 5min 即可。每日 1 剂，分 3 次饭后服用；月经前 5d 起开始服用，至月经来潮量多时停服，可连服 3~5 个月经周期。功能：疏肝解郁、祛瘀止痛，适用于治疗肝气郁结所致的婚久不孕，症见月经先后无定期、经前乳房胀痛）。

(6) 推荐食材：香橼、橙子、柚子皮、陈皮、佛手、荞麦、高粱米、刀豆、菠菜、白萝卜、玫瑰花、茉莉花等。

3. 痰湿内阻证

(1) 证候：婚久不孕，月经后期，甚或闭经，带下量多，色白质黏；形体肥胖，胸闷呕恶，心悸头晕。舌淡胖，苔白腻，脉滑。

(2) 证候分析：素体脾虚，聚湿成痰，或肥胖之体，躯脂满溢，痰湿内盛，壅滞冲任，故婚久不孕；痰阻冲任、胞宫，气机不畅，故月经后期，甚或闭经；湿浊下注，则带下量多，质黏稠；痰浊内阻，饮停心下，清阳不升，则胸闷呕恶、头晕心悸。舌淡胖，苔白腻，脉滑，均为痰湿内停之象。

(3) 治法：燥湿化痰，行滞调经。

（4）主方：芡实饼。

原料：生芡实 180g（磨粉），生鸡内金 90g（磨粉），白面 250g，白糖适量。

制作：先将鸡内金粉用沸水浸泡 4h，再加芡实、白面、白糖拌匀，做成小薄饼，烙成焦黄色即成。

用法：每次 50~100g，每日 1~2 次，作点心食用。

方义：痰湿内停，阻滞胞宫，冲任失和，故婚久不孕。方中芡实、鸡内金均可健脾祛湿，两药同用共奏健脾、化痰、祛湿之功。

（5）备选方。种玉粥（原料：制半夏、茯苓、陈皮、苍术各 10g，香附、神曲各 20g，川芎 6g，大米 100g。将上述 7 味药加水共煎，留汁去渣，加入洗净的大米，共煮成粥。每日 1 剂，分 2 次于早、晚空腹时温热服食。功能：健脾燥湿，适用于痰湿内阻之不孕）。

（6）推荐食材：薏苡仁、白扁豆、冬瓜、白萝卜、莱菔子、香椿、荠菜、生姜、桂花、橘皮等。

4. 瘀滞胞宫证

（1）证候：婚久不孕，月经后期，量或多或少，色紫黑，有血块，可伴痛经；平素小腹或少腹疼痛，或肛门坠胀不适。舌质紫暗，边有瘀点，脉弦涩。

（2）证候分析：瘀血内停，冲任阻滞，胞脉不通，故致不孕；冲任气血不畅，血海不能按时满溢，故月经周期延后，量少，色紫黑；瘀阻冲任，血不归经，则月经量多，有血块；血瘀气滞，"不通则痛"，故经行腹痛，或小腹、少腹疼寒痛，肛门坠胀不适。舌质紫暗，边有瘀点，脉弦涩，均为血瘀之象。

（3）治法：活血化瘀，调经助孕。

（4）主方：活血化瘀饮。

原料：川芎 18g，当归 15g，赤芍 12g，生地黄 12g，延胡索 12g，鸡血藤 18g，益母草 20g，月季花 12g，红糖适量。

用法：以上诸药洗净后，加水煎汤，去渣取汁，入红糖调味即可。用法：每日 1 剂，分 2 次于早、晚温热饮服。可用药渣趁热敷小腹部。

方义：瘀血阻滞胞宫、冲任，难以成孕。方中川芎、延胡索能行气活血，配以当归、生地黄、赤芍、益母草诸药养血活血、化瘀调经，鸡血藤活血通络。全方共奏活血化瘀、调经通络之效。

（5）备选方：黑豆红花饮（原料：黑豆、红糖各 30g，红花 6g。将黑豆洗净，与红花、红糖一同入锅加水约 2000ml，煮沸 30min 取汁。每日 1 剂，每次服 10~20ml，每日 3 次，代茶频饮。功能：活血化瘀，适用于瘀血内阻所致的婚久不孕、经色紫暗）。

（6）推荐食材：油菜、山慈姑、茄子、莲藕、山楂、玫瑰花、月季花、酒、醋、红糖、桃仁、当归等。

【施膳中应注意的问题】

1. 肾虚证——肾气虚证施膳中应注意的问题：食用期间避免食用萝卜、莱菔子、五灵脂、茶等，否则影响人参疗效。

2. 肾虚证——肾阳虚证施膳中应注意的问题：阴虚火旺者忌服。

3. 肾虚证——肾阴虚证施膳中应注意的问题：食用期间避免食用温热之品。

4. 肝气郁结证施膳中应注意的问题：食用期间应保持心情愉悦，避免情志刺激及过度劳累。

5. 痰湿内阻证施膳中应注意的问题：热性体质人群慎用。

6. 瘀滞胞宫证施膳中应注意的问题：食用期间忌食生冷、辛辣、刺激等食物。

第二节　盆腔炎性疾病

一、急性盆腔炎

【概念】

中医古籍无此病名记载，根据其症状特点，归属于"热入血室""带下病""妇人腹痛""癥瘕""产后发热"等范畴。

西医学上，盆腔炎性疾病（pelvic inflammatory disease，PID）指女性上生殖道及其周围组织的一组感染性疾病，主要包括子宫内膜炎、输卵管炎、输卵管卵巢脓肿、盆腔腹膜炎。炎症可局限于一个部位，也可同时累及几个部位，以输卵管炎、输卵管卵巢炎最常见。PID 大多发生在育龄期妇女，初潮前、绝经后或未婚者很少发病，若发生也往往是邻近器官炎症的扩散。严重的 PID 可引起弥漫性腹膜炎、败血症、感染性休克，甚至危及生命。

【病因病机】

本病主要机制为湿、热、毒交结，邪正相争于胞宫、胞脉，或在胞中结块，蕴积成脓。

1. 热毒炽盛

经期、产后、流产后或手术后血室正开，若摄生不慎，或房事不禁，湿热毒邪内侵，直中胞宫，客于冲任、胞宫、胞脉，化热酿毒，或蕴积成脓而发病。

2. 温毒壅盛

经行产后,血室正开;若摄生不慎,或房事不禁,湿热毒邪入侵,客于冲任、胞宫、胞脉,或留滞于少腹,与气血搏结,邪正交争而发病。

3. 湿热蕴结

经行产后,血室正开,余血未净,若摄生不慎,或房事不禁,则湿热内侵,蕴结冲任、胞宫、胞脉,或留滞于少腹而发病。

【临床表现】

下腹部或全腹部疼痛难忍,高热伴恶寒或寒战,头痛,带下量多或赤白兼杂,甚至如脓血,可伴有腹胀、腹泻、尿频、尿急等症状。

【诊断】

1. 病史

多有近期妇产科手术史;或经期产后摄生不慎,或房事不洁史;或慢性生殖器炎症史。

2. 检查

(1)妇科检查。阴道可见脓臭分泌物;宫颈举痛或充血,或见脓性分泌物从宫颈口流出;子宫体可增大;压痛明显,附件区压痛明显,甚至触及包块;伴腹膜炎时,下腹部有压痛、反跳痛及腹肌紧张;盆腔脓肿形成位置较低者则后穹隆饱满,有波动感。

(2)辅助检查。①血常规检查:白细胞总数及中性粒细胞数增高。②血沉>20mm/h。③宫颈管分泌物检查:可做病原体检测、培养及药敏试验。④B超检查:可见盆腔积液或包块。⑤后穹隆穿刺:若B超检查示直肠子宫陷凹积液,穿刺抽出脓液即可确诊，穿刺物涂片检查或细菌培养可明确病原体。⑥腹腔镜检查：输卵管表面明显充血，输卵管管壁水肿，输卵管伞端或浆膜面有脓性渗出物。

3. 诊断标准（美国 CDC 诊断标准，2010 年）

（1）最低标准：子宫压痛或附件压痛或宫颈举痛。

（2）附加标准：①口腔温度≥38.3℃。②子宫颈或阴道脓性分泌物。③阴道分泌物显微镜检查有白细胞增多。④红细胞沉降率升高。⑤C-反应蛋白水平升高。⑥实验室检查证实有宫颈淋病奈瑟菌或沙眼衣原体感染。

（3）特异性诊断标准：①子宫内膜活检组织学证实子宫内膜炎。②阴道超声或磁共振检查显示输卵管增粗、输卵管积液，伴或不伴有盆腔积液、输卵管或卵巢肿块。③腹腔镜发现 PID 征象。

【辨证施膳】

1. 热毒炽盛证

（1）证候：下腹胀痛或灼痛剧烈，高热，或壮热不退，恶寒或寒战，带下量多，色黄或赤白杂下，味臭秽；口苦烦渴，精神不振，或月经量多或崩中下血，大便秘结，小便短赤。舌红，苔黄厚或黄燥，脉滑数或洪数。

（2）证候分析：感染热毒，直犯冲任胞宫，与气血搏结，正邪急剧交争，营卫不和，则下腹胀痛或灼痛剧烈，高热，或壮热不退，恶寒或寒战；热毒壅盛，损伤任带二脉，则带下量多，色黄或赤白杂下，味臭秽；热毒之邪迫血妄行，则月经量多或崩中下血；热毒炽盛，伤津耗液则口苦烦渴，尿赤便结。舌红，苔黄厚或黄燥，脉滑数或洪数，均为热毒炽盛之征。

（3）治法：清热解毒，凉血消痈。

（4）主方：凉拌鱼腥草。

原料：鱼腥草 350g，红椒 20g，盐 2g，香油 10ml，醋 10ml。

制作：将鱼腥草洗净，切段；红椒洗净，切丝。锅中加水烧开，放入鱼腥草焯后，捞出装入碗内。在鱼腥草内加入红椒丝和所有调味料一起拌匀即可。

用法：每日 1 剂，佐餐服食。

方义：鱼腥草可清热解毒、消肿排脓，还有镇痛、止血、抑制浆液分泌的作用，适用于热毒炽盛之盆腔炎症见白带分泌增多以及合并感染出现脓血性排液，并伴有恶臭者。

（5）备选方：半枝莲藕汁饮（半枝莲 30g，鲜藕汁 250g，冰糖 10g。将半枝莲洗净，砂锅洗净，放入半枝莲倒入适量清水至没过材料，以大火煮开，转小火后加入鲜藕汁煮至黏稠时拌入白砂糖，搅拌均匀后即可）。

（6）推荐食材：羊肝、猪皮、鸭肉、带鱼、甲鱼、白菜、苦瓜、白萝卜等。

2. 湿毒壅盛证

（1）证候：下腹胀痛拒按，或伴腰骶部胀痛难忍，发热恶寒，或高热不退，带下量多，色黄绿如脓，味臭秽；月经量多，经期延长或淋漓不尽，口苦口腻，大便溏泄，小便短少。舌红，苔黄腻，脉滑数。

（2）证候分析：湿毒之邪气客于冲任、胞宫，与气血相搏，则下腹胀痛拒按，或伴腰骶部胀痛难忍；邪正交争，互有进退，则发热恶寒，或高热不退；湿毒流注下焦，损伤任带二脉，则色黄绿如脓，味臭秽；湿毒扰及冲任，血海不宁，故月经量多，经期延长或淋沥不尽；湿毒内蕴，肠道传化失司，则大便溏泄，湿毒下连膀胱，则小便黄少。舌红，苔黄腻，脉滑数，均为湿毒壅盛之征。

（3）治法：解毒利湿，活血止痛。

（4）主方：解毒化瘀饮。

原料：白头翁 15g，金银花 30g，牡丹皮 12g，赤芍 12g，白糖适量。

制作：白头翁洗净切片；金银花除去杂质。诸药加水适量，煎煮 40min，去渣取汁，兑入适量白糖，溶化晾温即可。

用法：每日 1 剂，早晚分服。

方义：白头翁、金银花清热解毒，牡丹皮、赤芍清热凉血的同时能散行血破瘀。四味共奏解毒利湿、活血止痛之功，适用于湿毒壅盛之盆腔炎症见发热恶寒、经期延长者。

（5）备选方：黄芩薏米酒（薏米 50g，牛膝、生地各 30g，黄芩、当归各 20g，白酒 2L。将所有药材捣成粗末，装入纱布袋，扎紧。置于净器中，放入白酒浸泡，封口，置阴凉干燥处，7d 后开封，过滤去渣即可。随意服食）。

（6）推荐食材：莲子、茯苓、赤小豆、蚕豆、绿豆、兔肉、甘蔗、卷心菜等。

3. 湿热蕴结证

（1）证候：下腹胀痛，或伴腰骶部胀痛，发热，热势起伏或寒热往来，带下量多，色黄味臭；或经期延长，或淋沥不止，口腻纳呆，小便黄；大便溏或燥结。舌红，苔黄厚，脉滑数。

（2）证候分析：湿热客于冲任、胞宫，与气血相搏，则下腹部胀痛，或伴腰骶部胀痛；邪正交争，互有进退，湿遏热伏，则热势起伏或寒热往来；湿热蕴结下焦，损伤任带二脉，则带下量多，色黄味臭；湿热扰及冲任，血海不宁，则经期延长或淋沥不止；湿热内蕴，肠道传化失司则大便溏或燥结；湿热下注膀胱，则小便黄。舌红，苔黄厚，脉滑数，均为湿热蕴结之征。

（3）治法：清热利湿，活血止痛。

（4）主方：苡仁瓜瓣汤。

原料：薏苡仁 15g，冬瓜子 30g，桃仁 10g，牡丹皮 6g。

制作：将薏苡仁、冬瓜子、桃仁、牡丹皮诸料一同放入砂罐中，加水浸泡 20min 后，先用大火煮沸，再用小火煎煮 20min 左右，过滤取汁，罐中再加水适量，反复煎煮 1 次，去渣取汁，2 次药汁合并即可。

用法：每日 1 剂，早晚分服。

方义：本汤清热利湿、活血化瘀，适用于湿热瘀阻之盆腔炎，症见经行加重、带下量多色黄、大便秘结、小便短赤者。

（5）备选方：红花丹参陈皮饮（丹参 10g，红花 5g，陈皮 5g。丹参、红花、陈皮洗净备用。将丹参、陈皮放入锅中，加水适量，大火煮开，装小火煮 5min 即可关火。再放入红花，加盖泡 5min，倒入杯内饮用。随意服食）。

（6）推荐食材：莴笋、黄瓜、莲藕、燕麦、薏苡仁、糙米、胡萝卜、茼蒿等。

【施膳中应注意的问题】

急性盆腔炎发作机制为湿、热、毒交结，邪正相争于胞宫，因此在急性期忌食温燥伤阴食物，如生姜、大蒜、辣椒、胡椒、桂皮、八角等。如盆腔炎并发高热，适合吃一点清淡易消化的饮食，如白粥、烂面条等。热象偏盛的患者可食用有清热作用的寒凉性食物，但不可食冰镇食物。急性盆腔炎患者应多饮水，给予半流质饮食，如米汤、藕粉、葡萄汁等。

二、盆腔炎性疾病后遗症

【概念】

盆腔炎性疾病后遗症（sequelae of PID）是 PID 的遗留病变，以往称为慢性盆腔炎，多是由于 PID 未能得到及时正确的治疗，迁延日久而来，临床缠绵难愈，以不孕、输卵管妊娠和慢性盆腔痛、炎症反复发作为主要临床表现，严重影响妇女的生殖健康和生活质量。根据发病部位及病理不同，可分为慢性输卵管炎与输卵管积水、输卵管卵巢炎及输卵管卵巢囊肿、慢性盆腔结缔组织炎。

中医古籍无此病名记载，根据其临床表现，归属于"癥瘕""妇人腹痛""带下病""月经不调""不孕症"等范畴。

【病因病机】

本病病因较为复杂，但可概括为湿、热、瘀、寒、虚 5 个方面。湿热是本病主要的致病因素，瘀血阻遏为本病的根本病机。

1. 湿热瘀结

湿热内蕴，余邪未尽，正气已伤，气血阻滞，湿热与瘀血交结，阻滞冲任胞宫、胞脉。

2. 气滞血瘀

素性抑郁，肝失条达，气机不利，气滞而血瘀，阻滞冲任、胞宫、胞脉。

3. 寒湿瘀滞

经行产后，余血未尽，冒雨涉水，感寒饮冷；或久居寒湿之地，寒湿伤及冲任、胞宫、胞脉，血为寒湿所凝，血行不畅，凝结瘀滞而发病。

4. 气虚血瘀

素体虚弱，或大病久病，正气不足，余邪留恋或复感外邪，留着于冲任、胞宫、胞脉，血行不畅，瘀血停聚而发病。

5. 肾虚血瘀

素禀肾气不足，或房劳多产，损伤肾气，冲任气血失调，血行瘀滞，或久病不愈，肾气受损，瘀血内结而发病。

【临床表现】

下腹部疼痛或坠胀痛，痛连腰骶，常在劳累、性交后及月经前后加重。可伴有低热起伏，易疲劳，劳则复发，带下增多，月经不调，不孕等。

【诊断】

1. 病史

大多有 PID 发作史，或宫腔、盆腔手术史，或不洁性生活史。

2. 检查

（1）妇科检查：子宫常后倾后屈，压痛，活动受限或粘连固定；宫体一侧或两侧附件增厚，或触及呈条索状增粗的输卵管，或触及囊性肿块，压痛；宫骶韧带增粗、变硬、触痛。

（2）辅助检查。①实验室检查：白带常规、BV、宫颈分泌物检测及血沉、血常规检查等可有异常发现。②B 超检查：可有一侧或两侧附件液性包块。③子宫输卵管造影检查：输卵管迂曲、阻塞或通而不畅。④腹腔镜检查：盆腔粘连，输卵管积水、伞端闭锁。

【辨证施膳】

1. 湿热瘀结证

（1）证候：少腹胀痛，或痛连腰骶，经行或劳累时加重，或有下腹癥块，带下量多，色黄；脘闷纳呆，口腻不欲饮，大便溏或秘结，小便黄赤。舌暗红，苔黄腻，脉滑或弦滑。

（2）证候分析：湿热之邪蕴结冲任、胞宫，日久致气血瘀阻，或瘀久成癥，则致下腹胀痛，或痛连腰骶，或见下腹癥块；经行、劳累耗伤气血，正气受损，则病势加重；湿热下注，则带下量多，色黄；湿热内伤，则脘闷纳呆，口腻不欲饮，便溏或秘结，小便黄赤。舌暗红，苔黄腻，脉滑或弦滑，均为湿热瘀结之象。

（3）治法：清热利湿，化瘀止痛。

（4）主方：败酱地丁煎。

原料：败酱草 15g，紫花地丁 15g，鸡蛋 3 枚。

做法：将败酱草、紫花地丁切碎，鸡蛋搅匀。将切碎后的败酱草、紫花地丁放入蛋液中共同搅匀，锅中放适量油，将混合物倒入锅中煎至两面金黄，即可出锅使用。

用法：每日 1 剂，佐餐服食。

方义：败酱草、紫花地丁能清热除湿、化瘀止痛，适用于湿热瘀结胞宫之慢性盆腔炎，症见经期腹痛加重、月经量多、带下量多色黄质稠者。

（5）备选方：苍术黄柏消炎茶（黄柏 9g，苍术 10g，绿茶 3g，纯净水 600ml。将黄柏、苍术洗净，放入锅中，加水 600ml，大火煮开，转小火续煮 10min 即可关火。再将绿茶放入锅中，加盖闷 5min，滤去药渣，即可饮用。随意服食）。

（6）推荐食材：绿豆、黄瓜、苦瓜、荷叶、金银花、菊花、莲藕、黑木耳等。

2. 气滞血瘀证

（1）证候：下腹胀痛或刺痛，情志不畅则腹痛加重，经行量多有瘀块，瘀块排出则痛缓，胸胁、乳房胀痛，或伴带下量多，色黄质稠，或婚久不孕。舌紫暗或有瘀点，苔白或黄，脉弦涩。

（2）证候分析：肝气郁结，气机不利，血行瘀阻，结于冲任、胞脉，故下腹胀痛或刺痛，经行量多有瘀块；肝失条达，肝经阻滞，故乳房胀痛；气血瘀结，带脉失约，故带下量多，色黄质稠；胞脉闭阻，不能摄精成孕，则婚久不孕。舌紫暗或有瘀点，苔白或黄，脉弦涩，均为气滞血瘀之象。

（3）治法：疏肝行气，化瘀止痛。

（4）主方：红花山楂酒。

原料：红花 15g，山楂 30g，黄酒 250ml。

制作：将红花、山楂洗净，泡入盛酒容器中，封口，每天摇动 3~5 次，1 周后滤取酒液即可。

用法：每次 15~20ml，早晚分服。

方义：本品能活血祛瘀、调经止痛，适用于瘀血阻滞之慢性盆腔炎症见月经不调，月经量少、色暗、有块，少腹痛而拒按者。

（5）备选方：荔枝核蜜饮（荔枝核 30g，蜂蜜 20g。荔枝核敲碎后放入砂锅，加水浸泡片刻，煎煮 30min，去渣取汁，趁温热调入蜂蜜，拌和均匀即可。早晚 2 次分服）。

（6）推荐食材：橙子、玫瑰花、葡萄、蜂蜜、芹菜、山楂、百合、蘑菇等。

3. 寒湿瘀滞证

（1）证候：下腹冷痛或刺痛，腰骶冷痛，得温则减，带下量多，色白质稀，月经量少或月经错后，经色暗或夹血块，形寒肢冷，大便溏泄，或婚久不孕。舌质淡暗或有瘀点，苔白腻，脉沉迟或沉涩。

（2）证候分析：寒湿伤及胞脉，血为寒湿所凝，冲任阻滞，血行不畅，故下腹冷痛或刺痛，腰骶冷痛；冲任阻滞，带脉失约，故带下量多；寒性凝滞，故月经量少或月经错后；寒湿伤阳，气血不畅，故形寒肢冷，大便溏泄，婚久不孕。舌质淡暗或有瘀点，苔白腻，脉沉迟或沉涩，均为寒湿瘀滞之象。

(3) 治法：祛寒除湿，化瘀止痛。

(4) 主方：姜桂苁蓉羊肉汤。

原料：肉苁蓉 15g，干姜 12g，肉桂 5g，羊肉 300g，胡椒粉、花椒粉各 2g，食盐适量。

制作：羊肉去骨，剔去筋膜，入沸水锅内焯去血水，捞出晾凉，切成长条状，砂锅内加适量清水，下羊肉，放肉苁蓉、干姜、肉桂。大火煮沸，去浮沫，小火炖 40min，至羊肉熟烂，加胡椒粉、花椒粉、食盐调味即成。

用法：饮汤食肉，每日 1 剂，佐餐服食。

方义：本品能温经养血、散瘀止痛，适用于寒湿瘀滞之慢性盆腔炎症见小腹绵绵而痛、四肢不温、小便频数或夜尿清长、面色青白者。

(5) 备选方：桃仁粥〔桃仁 20 枚（去皮尖），桂心 3g（研末），粳米 80g（细研），干姜 3g，米酒 150ml。将桃仁、干姜洗净，加米酒共研，绞取药汁备用；另以粳米煮粥，后下备好的药汁，再煮令熟，最后调入桂心末稍煮即成。每日 1 剂，早晚分服〕。

(6) 推荐食材：羊肉、洋葱、韭菜、生姜、红枣、鲫鱼、玉米、蚕豆、桂圆等。

4. 气虚血瘀证

(1) 证候：小腹隐痛或坠痛，缠绵日久，或痛连腰骶，或有下腹癥块，带下量多，色白质稀；经期延长或量多，经血淡暗，伴精神萎靡，体倦乏力，食少纳呆。舌淡暗，或有瘀点，苔白，脉弦细或沉涩。

（2）证候分析：正气亏虚，血行不畅，瘀血内停，或积久成癥，故小腹隐痛或坠痛，痛连腰骶，或有下腹癥块；气虚不摄，水湿下注，故带下量多；气虚冲任不固，故经期延长或量多；久病脾失健运，气血耗伤，中气不足，故精神萎靡，体倦乏力，食少纳呆。舌淡暗，或有瘀点，苔白，脉弦细或沉涩，均为气虚血瘀之象。

（3）治法：益气健脾，化瘀止痛。

（4）主方：山药炖牛肉。

原料：山药 200g，牛肉 125g，盐、香菜末各适量。

制作：将山药去皮洗净切块，牛肉洗净切块氽水。净锅上火倒入水，调入精盐，下入山药、牛肉煲至熟，撒入香菜末即可。

用法：每日 1 剂，佐餐服食。

方义：本品有调和脾胃、清热散血、补中益气的功效，适用于慢性盆腔炎患者，症见经血暗淡伴食少纳呆等。

（5）备选方：二仁白术粥（薏苡仁 30g，益智仁 10g，白术 10g，大米 50g，白糖适量。先将薏苡仁、白术、大米等洗净，再将白术用干净纱布包好，与薏苡仁、益智仁、大米同入砂锅内，煮至粥熟后，去掉药包，调入适量白糖即成。温热食服）。

（6）推荐食材：猪肚、鸡蛋、扁豆、红薯、荞麦、芡实、山药、大枣等。

5. 肾虚血瘀证

（1）证候：下腹绵绵作痛或刺痛，痛连腰骶，遇劳累则加重，喜温喜按，头晕耳鸣，畏寒肢冷，或伴月经后期或量少，经血暗、夹块，夜尿频多，或婚久不孕。舌暗淡，苔白，脉沉涩。

（2）证候分析：肾气不足，血行不畅，瘀血内停，故下腹绵绵作痛或刺痛，痛连腰骶；肾阳不足，不能温煦全身，故喜温喜按，头晕耳鸣，畏寒肢冷；阳虚寒凝，血行不畅，故月经后期或量少；肾气虚衰，膀胱失约，故夜尿频多；肾虚瘀血阻滞胞脉，不能摄精成孕，则婚久不孕。舌暗淡，苔白，脉沉涩，均为肾虚血瘀之象。

(3) 治法：温肾益气，化瘀止痛。

(4) 主方：仙茅杜仲猪蹄汤。

原料：仙茅 15g，杜仲 15g，猪蹄 1 只。

制作：猪蹄去毛洗净，斩成小块。仙茅、杜仲洗净，与猪蹄同入砂锅内，加水 6 碗，大火煮沸后，小火再熬至 2 碗，食盐调味即可。

用法：饮汤食猪蹄，每日 1 剂，佐餐服食。

方义：本品能固肾、涩精、止带，适用于肾阳虚之慢性盆腔炎，症见腰酸膝软、头晕耳鸣、带下增多、清稀透明者。

(5) 备选方：茱萸粥（山茱萸 10g，核桃仁 15g，猪肾 2 只。剖开猪肾，去除白色筋膜和臊腺，洗净；山茱萸、核桃仁洗净，然后装入猪肾中，用线扎紧，放入锅内，加水适量，用大火煮沸后，改用小火烧煮至熟。每日 1 剂，早晚温服）。

(6) 推荐食材：芝麻、干贝、海参、鲈鱼、桑椹、豇豆、牛骨髓、驴肉等。

【施膳中应注意的问题】

忌辛辣刺激性食物，否则会加重盆腔炎症反应，影响病情恢复。热象明显的患者可食用有清热作用的寒凉性食物，但不可食冰镇食物。饮食应注意营养，多食富含维生素、纤维素的食物，可增强身体免疫力，减少感染机会。保持饮食清淡，多饮水，多食蔬菜。多进食一些具有消炎抗菌作用的食物，如大蒜、油菜、芥菜、苦瓜等。忌甜食与油腻食物，这些食物会增加白带的分泌，影响治疗效果。

第三节　癥　瘕

【概念】

癥瘕是指妇女小腹内的结块，伴有或胀，或痛，或满，并常致月经或带下异常，甚至影响生育的疾病。

西医学内生殖器官良性肿瘤、盆腔炎性疾病后遗症、子宫内膜异位症、陈旧性宫外孕等可参照本病辨证治疗。

【病因病机】

本病的发生主要是机体正气不足，风寒湿热之邪内侵或七情、房事、饮食所伤，脏腑功能失调，致体内气滞、瘀血、痰湿、湿热等病理产物聚结于冲任、胞宫、胞脉，久而聚以成癥瘕。

1. 气滞血瘀

七情内伤，肝气郁结，阻滞经脉，血行不畅，气滞血瘀，积而成块，日久成癥。正如《灵枢·百病始生》云："若内伤于忧怒，则气上逆，气上逆则六输不通，温气不行，凝血蕴里而不散，津液涩渗，着而不去，而积皆成矣。"

2. 寒凝血瘀

寒邪客于冲任、胞宫，血脉凝涩不行，瘀血乃生，积而成块，日久则成癥瘕。正如《灵枢·百病始生》云："积之始生，得寒乃生。"《济阴纲目》云："妇人血海虚寒，外乘风冷，搏结不散，积聚成块。"

3. 痰湿瘀结

素体脾虚，或饮食所伤，脾失健运，水湿不化，凝而为痰，痰湿与瘀血相搏，痰瘀互结，积聚成块，久而成癥瘕。《陈素庵妇科补解·调经门》指出："经水不通有属积痰者大率脾气虚，土不能制水，水谷不化精，生痰不生血，痰久则下流胞门，闭塞不行，或积久成块。"

4. 气虚血瘀

素体脾虚，或积劳成疾，气虚行血无力，血行不畅，瘀血内停，积而成块，日久成癥瘕。如《景岳全书·妇人规》云："忧思伤脾，气虚而血滞，或积劳积弱，气弱而不行，总由血动之时，余血未净，而一有所逆，则留滞日积而渐以成癥矣。"

5. 肾虚血瘀

肾藏精，主生殖，为人体阴阳之根本。若先天肾气不足或后天伤肾，肾虚则脏腑之气失于资助，故血行无力，停滞为瘀，积而成块，日久为癥瘕。

6. 湿热瘀阻

经行产后，胞脉空虚，湿热之邪入侵，与气血相搏，或痰湿蕴结日久化热，结于冲任胞宫胞脉，日久成癥瘕。

【临床表现】

妇人可有异常子宫出血，如月经量多或经期延长等；或有腹部包块及压迫症状；或有异常带下；或有小腹胀满，或疼痛，或经期小腹疼痛等。亦有部分患者无明显症状。

【诊断】

1. 病史

有情志抑郁、经行产后感受外邪、月经不调、带下异常等病史。亦有部分患者无明显病史。

2. 症状

妇人可有异常子宫出血，如月经量多或经期延长等；或有异常带下；或有小腹胀满，或疼痛，或经期小腹疼痛等。亦有部分患者无明显症状。

3. 检查

（1）妇科检查：盆腔内可触及异常包块，或子宫附件大小、质地、活动度异常改变。

（2）辅助检查。①影像学检查：对子宫肌瘤、子宫腺肌病、子宫内膜异位症、子宫恶性肿瘤、卵巢肿瘤、输卵管肿瘤、异位妊娠等，行超声、CT、MRI 等影像学检查有助于诊断。②腹腔镜检查：对盆腔内包块有助于诊断，通过病理检查可明确诊断。③宫腔镜检查：对宫腔内肿块有助于诊断，通过活检有助于确定肿块性质。

【辨证施膳】

1. 气滞血瘀证

（1）证候：下腹包块质硬，下腹或胀或痛，经期延长，或经量多，经色暗、夹血块，经行小腹疼痛；精神抑郁，善太息，胸胁胀闷，乳房胀痛，面色晦暗，肌肤不润。舌质暗，边见瘀点或瘀斑，苔薄白，脉弦涩。

（2）证候分析：气血瘀结，滞于冲任、胞宫、胞脉，积结日久，结为癥块；冲任气血瘀阻，故见经期延长，或经量多，经血色暗、夹血块，经行小腹疼痛；精神抑郁，善太息，胸胁胀闷，乳房胀痛，面色晦暗，肌肤不润。舌质暗，边见瘀点或瘀斑，苔薄白，脉弦涩，均为气血瘀阻之征。

（3）治法：行气活血，化瘀消癥。

（4）主方：桃仁红花粥加香附。

原料：桃仁 10g，红花 6g，香附 12g，粳米 50g，红糖适量。

制作：将桃仁捣烂如泥，和红花、香附，加水煎煮约 20min，取汁去渣；将粳米淘洗干净，加水适量煮至五六成熟时，加入药汁继续煮至熟烂，兑入红糖矫味即成。

用法：每日 1 剂，分 2~3 次温热服食。连服 3~5 剂为 1 个疗程，可连续服食多个疗程。

方义：情志所伤，气结血滞，瘀结胞宫冲任，积久成块。治当行气活血，化瘀消癥。方中桃仁、红花皆入血分，长于活血通经、祛瘀止痛，为妇科经产瘀滞诸证的常用药，二药相须为用以增强活血通经之力，同为方中主药。李时珍《本草纲目》曰"桃仁主治瘀血血闭……通月水……治血结"。香附入肝经，寒热不偏，为理气良药，尤其对肝郁气滞引起的诸病证效佳，故被称为"气病之总司，女科之主帅"。陶弘景曰"桃仁以香附为之使"，意为香附是桃仁的"药引子"。故方中另加香附配桃仁、红花意在"气行则血行"，以增祛瘀消癥之功。配伍粳米、红糖护益胃气以固后天之本；红糖兼能活血，可助活血祛瘀之力。诸品合用，共奏行气活血、化瘀消癥之功效。

（5）备选方：

坤草童鸡［益母草（坤草）15g，童子鸡 500g，鲜月季花 10瓣，冬菇 15g，火腿 5g，香菜叶 2g，绍酒 30g，白糖 10g，精盐 5g，味精 1g，香油 3g，香葱、生姜适量。将益母草洗净，放碗内，加入绍酒、白糖上屉，用足汽蒸 1h 后取出，用纱布过滤，留汁备用；将童子鸡宰杀，去毛洗净，从背部剖开，除去内脏，剁去头、爪，入沸水中烫透；将烫透的童子鸡捞出放砂锅内，加入鲜汤、绍酒、冬菇、火腿、葱、姜，煮沸后再加精盐，盖上盖，用小火煨至熟烂；然后去葱、姜，加入味精、益母草汁、香油、香菜叶和鲜月季花瓣即成。食肉饮汤,佐餐随量服食]。

山楂红糖水(山楂 30g,红糖 20g,益母草 20g。将山楂、益母草洗净,放入砂锅内,加清水 2 碗半,煮至 1 碗,去渣,加入红糖,煮至红糖完全溶解即可。每日 1 剂,分 1~2 次温服)。

(6)推荐食材:红花、青皮、木香、香附、丹参、元胡、当归、玫瑰等。

2. 寒凝血瘀证

(1)证候:下腹包块质硬,小腹冷痛,喜温,月经后期,量少,经行腹痛,色暗淡、有血块;面色晦暗,形寒肢冷,手足不温。舌质淡暗,边见瘀点或瘀斑,苔白,脉弦紧。

(2)证候分析:寒凝血瘀,结于冲任、胞宫、胞脉,日久聚以成癥。冲任气血运行不畅,故见月经后期,量少,经行腹痛,经色暗淡、有血块;寒邪内盛,郁遏阳气,故面色晦暗,形寒肢冷,手足不温。舌质淡暗,边见瘀点或瘀斑,苔白,脉弦紧,均为寒凝血瘀之征。

(3)治法:温经散寒,祛瘀消癥。

(4)主方:红花饮。

原料:红花、苏木、当归各 10g,红糖、白酒适量。

制作:先将红花、苏木放入药罐,加水适量煎煮;然后加入当归、白酒再煎,煎好后过滤,去渣取汁,加红糖调味即成。

用法:每日 1 剂,分 3 次餐前温饮。

方义:寒凝血瘀,冲任失畅,胞宫瘀阻,积而成块。治当温经散寒,活血消癥。方中:红花辛散温通,有活血通经、散瘀止痛的功效,为活血祛瘀之要药,《本草汇言》言"红花乃破血、行血、和血、调血之药也,主胎产百病因血为患……非红花不能调",故凡内、妇、外、伤各种之瘀血疼痛证,无不相宜;苏木性味辛平，行血破瘀、消肿止痛，为妇科瘀滞经产诸证及其他瘀滞病证的常用药，《本草经疏》言苏木"凡祛一切凝滞留结之血，妇人产后尤为所须耳"，其功用类似于红花；当归甘补辛散温通，既善补血，又可活血、温经、止痛，能主多种血病，古人有"血药不容舍当归"之说，当归被誉为"女科之圣药"，凡妇女月经不调经闭、痛经及胎产诸证，不论属虚、属瘀、属寒，皆用为要药。本方集三味活血通经、祛瘀止痛之要药于一方，且辅以白酒、红糖助其药力，并矫药味。诸料相伍，使通中有补，消而不伤，乃辛散温通、活血化瘀之良方。

（5）备选方：

红花当归酒（红花 100g，当归 50g，赤芍 50g，桂枝 10g，40%食用酒精适量。将上药干燥碾成粗末，用 40%食用酒精 1000ml 浸渍 10~15d，过滤，补充一些溶剂续浸药渣 3~5d，过滤，添加酒至 10 000ml，即得。每次 10~20ml，每日 3 次，饮用）。

桂姜三棱蜜饮（肉桂 5g，干姜 15g，三棱 20g，蜂蜜 20ml。将肉桂、干姜、三棱洗净后，同入砂锅中，加适量水，武火煮沸，改用小火煎煮 30min，去渣取汁，待药汁转温调入蜂蜜，搅匀即成。每日 1 剂，分 2 次于早、晚温饮）。

桃仁粥［桃仁 21 枚（去皮尖），生地黄 30g，桂心 3g（研末），粳米 100g（细研），生姜 3g，米酒 180ml。将生地黄、桃仁、生姜洗净，加米酒共研，绞取药汁备用；另以粳米煮粥，后下备好的药汁，再煮令熟，最后调入桂心末稍煮即成。每日 1 剂，分 2 次于空腹时温热服食］。

（6）推荐食材：荔枝、艾叶、生姜、桂枝、红糖等。

3. 痰湿瘀结证

（1）证候：下腹包块按之不坚，小腹或胀或满，月经后期或闭经，经质黏稠、夹血块；体形肥胖，胸脘痞闷，肢体困倦，带下量多，色白质黏稠。舌暗淡，边见瘀点或瘀斑，苔白腻，脉弦滑或沉滑。

（2）证候分析：痰湿内结，阻于胞宫、胞脉、冲任，积久成块，痰湿内聚，故其包块不坚；痰湿蕴塞，冲任气血运行不畅，故见月经后期或闭经，经质黏稠、夹血块；痰湿下聚，任带失约，故见带下量多，色白质黏稠。舌暗淡，边见瘀点或瘀斑，苔白腻，脉弦滑或沉滑，均为痰湿瘀阻之征。

（3）治法：除湿化痰，散瘀消癥。

（4）主方：薏苡仁芡实排骨汤。

原料：猪排骨 400g，薏苡仁 60g，莲子 40g，芡实 30g，大枣 10g，盐少许。

制作：排骨洗净；锅内加水适量煲滚，排骨放入滚水中煮 5min 取出；将取出的排骨用凉水冲洗干净；薏苡仁、莲子、芡实、大枣洗净，备用；把适量清水煲滚，放入排骨、薏苡仁、莲子、芡实、大枣，煲 2h；汤煲好时，下盐调味即可。

用法：每日 1 剂，分 2 次于早、晚空腹温服。

方义：饮食所伤，脾失健运，水湿不化，凝而为痰，痰瘀互结，积聚成块。治当除湿化痰，散瘀消癥。方中薏苡仁味甘淡，性微寒，有利水消肿、健脾化湿、舒筋除痹等功效；莲子、芡实是健脾祛湿的佳品，既能补脾和胃，又不温燥伤阴，搭配食用还有收涩功能；大枣性味甘平，具有补中益气、护益胃气以固后天之本。诸品合用，共奏除湿化痰、散瘀消癥之功效。

（5）备选方：

二陈种玉饮（陈皮 6g，姜制半夏 6g，茯苓 6g，厚朴 3g，苍术 3g，香附 6g，当归 6g，甘草 3g，红糖适量。诸药洗净，加水同煎，去渣取汁，入红糖适量调味。每日 1 剂，分次饮服)。

三味苡仁羹加川芎 (薏苡仁、山药、莲子各 30g，川芎 10g。将川芎洗净放入药罐内，加水煎煮，去渣留汁备用；莲子浸泡后去芯，与薏苡仁、山药同置砂锅内，加水适量，文火熬煎，待羹将成之时，加入煎取的药汁即得。每日 1 剂，分 2 次于早、晚温服；连服 7 剂为 1 个疗程)。

(6) 推荐食材：泽兰、陈皮、厚朴、粳米、半夏、茯苓、白术等。

4. 气虚血瘀证

(1) 证候：下腹部结块，下腹空坠，月经量多，或经期延长，经色淡红、有血块，经行或经后下腹痛；面色无华，气短懒言，语声低微，倦怠嗜卧，纳少便溏。舌质暗淡，舌边有瘀点或瘀斑，苔薄白，脉细涩。

(2) 证候分析：气虚运血无力，瘀血结于冲任、胞宫、胞脉，日久积块成癥。气虚冲任不固，经血失于制约，故见月经量多，或经期延长；气血阳弱不能化血为赤，且血运无力，故见经色淡红、有血块；气虚下陷，故下腹空坠；面色无华，气短懒言，语声低微，倦怠嗜卧，纳少便溏等，均为气虚之象。舌暗淡，边见瘀点瘀斑，脉细涩，均为气虚血瘀之征。

(3) 治法：益气活血，散结消癥。

(4) 主方：归参炖母鸡加三棱、莪术。

原料：当归、党参各 15g，三棱、莪术各 9g，母鸡 1 只，生姜、葱、绍酒、食盐各适量。

制作：将母鸡宰杀后，去毛杂、内脏，洗净，备用；当归、党参、三棱、莪术用纱布包扎，连同葱、生姜、绍酒、食盐等一并放入鸡腹腔内；再将鸡放入砂锅内，加水适量，先以武火煮沸，再改文火慢炖，炖至鸡肉熟烂即可。

用法：空腹时食肉喝汤，一日内分次食完。

方义：气虚运血无力，血行迟滞，瘀阻胞宫、冲任，渐而成癥。治当益气补虚，养血活血，消癥散结。方中：当归补血活血；党参益气健脾；母鸡健脾益气，补精填髓；三棱、莪术破瘀散结。归、参补气血，得三棱、莪术之疏通，则补而不滞，气血流畅；三棱、莪术消散瘀血，又以归、参养护气血，使瘀血得去而气血不伤，如此相得益彰；再添姜味开胃，全方药食并用，攻补兼施，共奏益气活血、散结消癥之功效。

（5）备选方：

牛蛙丹参汤（牛蛙 250g，丹参 30g，党参 15g，精盐、麻油适量。牛蛙宰杀，去皮、内脏，洗净；丹参、党参用干净纱布包扎好；油锅烧热，入牛蛙爆炒一下，加适量水及药包，文火炖煮 30min，加精盐、麻油适量调味即成。食牛蛙饮汤；每日 1 剂，佐餐服食；连服半月）。

人参蒲黄红糖饮（白参 5g，炒蒲黄 15g，五灵脂 15g，红糖 20g。白参洗净，晒干或烘干后研成极细末，备用；炒蒲黄、五灵脂分别拣去杂质，同放入砂锅内，加水适量浸泡片刻，先武火煮沸，后改用中火煎煮 30min，用纱布过滤，去渣取汁；药汁回入锅中，视需要酌加温水，再用文火煮沸，加入红糖，待其溶化后熄火；最后调入白参细末，搅拌均匀即成。每日 1 剂，分 2 次于早、晚饮服）。

（6）推荐食材：人参、西洋参、党参、丹参、山楂、木耳、春笋、油菜、桃仁、黑大豆等。

5. 肾虚血瘀证

（1）证候：下腹部积块，下腹或胀或痛，月经后期，量或多或少，经色紫暗、有血块，面色晦暗，婚久不孕，腰膝酸软，小便清长，夜尿多。舌质淡暗，边见瘀点或瘀斑，苔白润，沉涩。

（2）证候分析：先天肾气不足或房劳多产伤肾，肾虚血瘀，阻于冲任、胞宫、胞脉，日久成癥；肾虚血瘀，冲任不畅，故见月经后期，量或多或少，经色紫暗、有血块；婚久不孕，腰膝酸软，小便清长，夜尿多，均为肾虚之象。舌质淡暗，边见瘀点或瘀斑，苔白润，脉沉涩，为肾虚血瘀之征。

（3）治法：补肾活血，消癥散结。

（4）主方：清炖茴香雀肉加红花。

原料：麻雀 12 只，茴香 9g，胡椒 5g，砂仁 10g，肉桂 3g，红花 6g，调料适量。

制作：将麻雀剖净，去内脏、脚爪，洗净。取茴香、胡椒、砂仁、肉桂洗净，研成粗末，拌均匀，填入麻雀肚内，用线缝合，放入炖盅内，加开水适量，加盖，上笼小火炖 3h，调味后即可。

用法：佐餐服食；1 剂可分多次随量食用，或供 2~4 人顿食；常食有效。

方义：肾阳不足，冲任失于温煦，胞脉寒凝，血行迟滞，瘀血内结，渐而成癥。治当补肾温阳，活血消癥。方中：茴香、胡椒、砂仁均为辛温之品，能温经祛寒，行气止痛；麻雀肉性味甘温，温肾壮阳，补益精血，乃补肝肾、益精血之良品；肉桂辛甘大热，补肾壮阳，散寒止痛；红花性温味辛，活血通经，散瘀消癥。本方药食相配，共奏温肾祛寒、理气活血、散结消癥之功效。

（5）备选方：

化积兔肉煲（枸杞子 15g，三棱 6g，莪术 5g，黑木耳 30g，香菇 40g，兔肉 250g，料酒、盐、胡椒、味精等适量。先将黑木耳、香菇用温水泡发，洗净；兔肉切块，放锅中煮沸，去浮沫；三棱、莪术用纱布包扎；枸杞子温水浸泡 15min。然后在砂锅中放入药包、兔肉块、黑木耳、香菇、料酒、盐、胡椒等，用中火煲 1h，捞去药包，加入枸杞子再煲 15min，味精调味即可。佐餐，随量服食）。

桂浆粥（肉桂 2~3g，粳米 50~100g，红糖适量。将肉桂入药罐，加水煎煮，去渣取汁待用；粳米淘洗干净，加水适量，先用武火煮沸，再用文火煎熬，待粥将成时，调入肉桂汁及红糖，稍煮一沸即可。或用肉桂末 1~2g 调入粥内同煮。每日 1 剂，分 2 次早、晚温热食用。一般以 3~5 剂为 1 个疗程）。

木耳丸加桃仁（木耳 240g，桃仁 120g，大豆 240g，大枣 600g，蜂蜜 1500g 左右。先将木耳捣末，大豆炒熟捣末，大枣煮熟去皮、核研泥，桃仁捣泥，一并装盆混合均匀备用；再将蜂蜜放入锅中，先用武火煮沸，然后改为文火慢熬，炼至“滴水成珠”；然后将熬炼好的蜂蜜倒入盛装药粉的盆内，边倒蜂蜜边用粗竹筷调药粉，使药和蜜在盆内和成团状，再搓成鸡蛋大小的蜜丸即可。每日 1 丸，常服）。

（6）推荐食材：山药、酒萸肉、熟地黄、黑芝麻、猪腰、牡蛎、生蚝、甲鱼、大骨汤、桂圆、枸杞、莲子、银耳等。

6. 湿热瘀阻证

（1）证候：下腹积块，小腹或胀或痛，带下量多色黄，月经量多，经期延长，经色暗、有血块、质黏稠，经行小腹疼痛；身热口渴，心烦不宁，大便秘结，小便黄赤。舌暗红，边见瘀点或瘀斑，苔黄腻，脉弦滑数。

（2）证候分析：湿热之邪与余血搏结，瘀阻冲任、胞宫、胞脉，日久成癥。湿热下注，损伤带脉，则带下量多色黄；邪热留恋伤津，则身热口渴，心烦，便结。舌暗红，边见瘀点或瘀斑，苔黄腻，脉弦滑数，皆为湿热瘀结之征。

（3）治法：清利湿热，化瘀消癥。

（4）主方：丹桃紫草粥。

原料：丹参 30g，薏苡仁 60g，赤芍 15g，紫草根 20g，大黄 6g，甘草 6g，白糖适量。

制作：将薏苡仁洗净后，浸泡 12h 以上备用；丹参、赤芍、紫草根、大黄、甘草洗净，一并入药罐，加水煎煮，去渣取汁，再将煎取的药汁与泡胀的薏苡仁同置砂锅内，加水适量，文火煮粥，待粥成时加白糖稍煮即可。

用法：每日 1 剂，分 2 次温热服食，连服 15~20 剂为 1 个疗程。

方义：湿热之邪与余血相搏结，瘀阻胞宫冲任，久结为癥。治当清热利湿、凉血解毒、化瘀消癥。方中：丹参活血调经、祛瘀止痛；赤芍清热凉血、活血祛瘀；紫草根凉血活血；大黄逐瘀通经、泻热利湿；薏苡仁性寒清热、利水渗湿；甘草甘平，调和药性，和中护胃；白糖清热，调味。诸品相伍，共奏清热利湿、化瘀消癥之功，是治疗湿热有瘀阻之子宫肌瘤的有效药膳方。

（5）备选方：

大血藤炖河蟹［大血藤 30g，河蟹 2 只（每只约 350g），米酒 50g，葱、姜、调料适量。将大血藤、河蟹洗净，放入陶瓷罐中，加水 1 碗半，用文火炖熟后，加米酒、葱、姜及调料，再炖片刻即成。趁热食蟹饮汤，每日 1 剂，佐餐服食］。

苡仁瓜瓣桃仁汤（薏苡仁 15g，冬瓜子 30g，桃仁 10g，牡丹皮 6g。将薏苡仁、冬瓜子、桃仁、牡丹皮洗净，一同放入药罐中，加水浸泡 20min 后，置于炉上，先用武火煮沸，再用文火煎煮 20min 左右，过滤取药汁；罐中再加水适量，反复煎煮 1 次，去渣取汁，2 次药汁合并即可。每日 1 剂，分 2 次于早、晚服用）。

（6）推荐食材：苍术、厚朴、茯苓、薏苡仁、莲子、赤小豆、鲫鱼、鸭肉、莲藕等。

【施膳中应注意的问题】

少食肥腻、甜腻、辛辣、生冷的食物。水果类要尽量少食榴梿、杧果、菠萝、荔枝、龙眼等热带水果以及甜度较高的水果，均偏湿热；肉类尽量少食用鸡、鹅、牛、羊、狗肉等偏补的食物，尤其是偏温补类的，多食易生湿热；包括海鲜类，如鱼、虾、蟹、贝壳类的食物多数偏寒凉，易生寒湿，加重痰湿。伴体虚的患者即使要吃补品，也应该根据体质，配合活血化瘀、燥湿化痰、消癥散结的药物和适当的补肾健脾的药，既可补益又可消散，攻补兼施，这样才能"养正除积"。

第四节　子　宫　脱　垂

【概念】

妇女子宫下脱，甚则脱出阴户之外，或阴道壁膨出，统称阴挺，又称"阴脱"。根据突出形态的不同而有"阴痔""葫芦颓"等名称；因多由分娩损伤所致，故又有"产肠不收"之称。

子宫脱垂是指子宫从正常位置沿阴道下降，宫颈外口达坐骨棘水平以下，甚至子宫全部脱出于阴道口外。

【病因病机】

本病主要病机为气虚下陷与肾虚不固致胞络受损，带脉提摄无力，而子宫脱出。

1. 气虚

素体虚弱，中气不足；或分娩损伤，冲任不固；或产后过劳，耗气伤中；或长期咳嗽、便秘，致脾气虚弱，中气下陷，固摄无权，故阴挺下脱。

2. 肾虚

先天不足，或年老体虚，或房劳多产，致胞络损伤，系胞无力，亦令下脱。

【临床表现】

一度患者一般无不适。二度以上患者常有不同程度的腰骶部疼痛或下坠感；站立过久、劳累后或腹压增加时症状明显，卧床休息后减轻。三度常伴有排尿排便困难，或便秘，或遗尿，或有残余尿及张力性尿失禁，易并发膀胱炎；脱出的子宫即使休息后也不能自行回缩，通常需用手推送才能将其还纳至阴道内。脱出在外的子宫及阴道黏膜长期与衣裤摩擦可导致宫颈、阴道壁溃疡，甚至出血；继发感染时，有脓血分泌物渗出。子宫脱垂一般不影响月经；轻度子宫脱垂不影响患者的受孕、妊娠及分娩。

体征二度、三度子宫脱垂患者的宫颈及阴道黏膜多明显肥厚，宫颈肥大，不少患者宫颈明显延长。

【诊断】

1. 病史

多有滞产、第二产程延长、难产、助产术史，以及长期腹压增加、体弱、营养不良、产后过早从事体力劳动等。

2. 临床表现

常有不同程度的腰腹部疼痛或下坠感，重度子宫脱垂者，常伴有排尿、排便困难，或便秘，或遗尿，或存在残余尿及张力性尿失禁，易并发膀胱炎。

3. 妇科检查

（1）病人向下屏气，增加腹压时可检查宫体或子宫颈位置。子宫颈外口达坐骨棘水平以下或露于阴道口

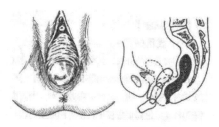

图 14-1　子宫脱垂示意图

（图 14-1），子宫脱垂常伴有直肠、膀胱脱垂，阴道黏膜多增厚，宫颈肥大并延长。

（2）确定是否伴有膀胱膨出、直肠膨出及肠疝。

（3）观察脱出物表面有无水肿、糜烂及溃疡等情况。

（4）观察会阴有无陈旧性裂伤。

（5）病人屏气或咳嗽，检查有无尿液自尿道口流出，如有尿液流出，再用示、中两指上推阴道前壁压迫尿道两侧后重复上述检查，压迫后咳嗽无尿液溢出则表示有张力性尿失禁存在。

4. 临床分度

根据检查时患者平卧用力向下屏气时子宫下降的程度，我国将子宫脱垂分为 3 度。

一度：轻型：子宫颈外口距处女膜缘小于 4cm，但未达处女膜缘；重型：宫颈外口已达处女膜缘，在阴道口可见到宫颈。

二度：轻型：子宫颈已脱出阴道口，但宫体仍在阴道内；重型：宫颈及部分宫体已脱出阴道口。

三度：子宫颈及宫体全部脱出至阴道口外。

【辨证施膳】

1. 中气下陷证

（1）证候：子宫下移或脱出于阴道口外，劳则加剧；小腹下坠，少气懒言，四肢乏力，面色少华，小便频数，或带下量多，

色白质稀。舌淡，苔薄，脉虚细。

（2）证候分析：脾虚气弱，中气下陷，提摄无力，故子宫脱垂，小腹下坠；脾主肌肉、四肢，脾虚中阳不振，则四肢乏力，少气懒言，面色少华；下元气虚，膀胱失约，故小便频数；湿浊下注，则带下量多，质清稀。舌淡，苔薄，脉虚细，均为气虚之象。

（3）治法：补益中气，升阳举陷。

（4）主方：党参怀山猪肚汤。

原料：猪肚 250g，党参 20g，怀山药 20g，黄芪 5g，枸杞子 5g，姜片 10g，盐 6g。

制作：猪肚洗净，党参、怀山药、黄芪、枸杞子洗净，锅中注入水烧开，放入猪肚氽烫。所有材料和姜片放入砂煲内，加清水没过材料，用大火煲沸，改小火煲 3 个小时，调入盐即可。

用法：不拘时服。

方义：党参、怀山药、黄芪均是补气健脾的佳品，猪肚能健脾益气、升提内脏。本品对中气不足而下陷的内脏下垂大有补益作用。

（5）备选方：黄芪猪肝汤（原料：猪肝 500g，黄芪 60g，精盐少许。制作：将猪肝洗净；黄芪洗净，切片，用纱布包好。砂锅置火上，加适量水，放入黄芪包、猪肝，共煮成汤，熟后去黄芪包，将猪肝切片，加精盐少许调味，即可吃肝饮汤。用法：不拘时服）。

莲子枸杞炖猪肚（原料：猪肚 1 个，莲子 100g，枸杞 20g，适量葱花、食用油、食盐及清水。制作：先把猪肚、莲子、枸杞洗净备用，再把猪肚焯水切成细条状，再把莲子泡发洗净去掉莲子心，把猪肚、莲子加清水和几滴油炖煮熟，之后加枸杞煮沸，加食盐调味，最后出锅之前撒上葱花点缀即可。用法：不拘时服）。

（6）推荐食材：乌鸡、羊肉、猪肚、莲子、玉米、猪肝、红枣等。

2. 肾气亏虚证

（1）证候：子宫下移或脱出于阴道口外，劳则加剧；小腹下坠，腰膝酸软，头晕耳鸣，小便频数，入夜尤甚。舌淡，苔薄，脉沉弱。

（2）证候分析：胞络者系于肾，肾虚则冲任不固，胞络损伤，提摄无力，故子宫脱垂，腰膝酸软，小腹下坠；肾虚膀胱气化失司，故小便频数，夜间尤甚；肾精不足，髓海失养，故头晕耳鸣。舌淡，苔薄，脉沉弱，均为肾虚之象。

（3）治法：补肾固脱，益气升提。

（4）主方：鳝鱼汤。

原料：鳝鱼2条，黄酒、葱、生姜、精盐、味精各适量。

制作：先将鳝鱼剖开去骨、内脏、尾、头，切丝。放入锅内，再加酒、葱、生姜、精盐和清水适量，用武火烧沸。撇去浮沫，再转用文火煮约30min，加入味精即成。

用法：佐餐食用。

方义：鳝鱼具有补肾、强筋、健骨、补益气血的作用，从食疗的角度，鳝鱼是入肾经，因此对于肾气亏虚之子宫脱垂有着明显的作用。

（5）备选方：

菟丝子茯苓粥（原料：小米100g，茯苓20g，菟丝子15g，莲子15g。制作：将原料洗净备用，将茯苓研细末，将原料一同放入砂锅，大火煮开，小火慢炖40min即可。用法：不拘时服）。

甲鱼枸杞百合汤（原料：百合 15g，枸杞 3g，甲鱼 1 只，鸡肉 100g，生姜 2 片，盐、料酒各适量。制作：百合、枸杞洗净，用清水浸泡；鸡肉切成块，甲鱼洗净，除去内脏、切块，用热水烫洗。将百合、甲鱼及鸡肉一同放入炖盅，再将枸杞、生姜、盐、料酒放入，加水适量，炖至甲鱼烂熟即可。用法：不拘时服）。

（6）推荐食材：鳝鱼、黑芝麻、黑枣、黑枸杞、桑椹、甲鱼等。

【施膳中应注意的问题】

1. 适当运动

患者应在专业医生指导下进行凯格尔运动，以加强盆底肌肉支持力，恢复受损筋膜。

2. 合理减肥

由于肥胖是导致子宫脱垂的原因之一，因此，肥胖或者体重超标的患者应合理减肥。

3. 避免腹压增加

子宫脱垂患者在日常生活中应尽量避免增加腹压的行为，如提重物、抱孩子、干重活等，同时积极治疗咳嗽、哮喘、便秘等可能导致腹压增加的原发疾病。

4. 养成良好生活习惯

子宫脱垂患者应该建立合理的生活制度，保证睡眠的充足，避免熬夜，避免过度劳累，同时注意合理膳食，多吃富含维生素、蛋白质及微量元素等营养物质的食物，如新鲜水果、蔬菜、豆类、肉类等，保证机体营养物质摄入充足。

第五节 脏 躁

【概念】

指以神情抑郁、烦躁不宁、悲伤欲哭等为主要表现的心神疾病。病名出自《金匮要略·妇人杂病脉证并治》，原文为："妇人脏躁，喜悲伤欲哭，象如神灵所作，数欠伸，甘麦大枣汤主之。"以中青年妇女较为多见，常因精神刺激而诱发，临床表现多种多样，但同一患者每次发作多为同样几种症状的重复。如果治疗得当，并注意精神调养，绝大多数能够治愈，预后良好。但如果失治误治，变生他症，病情加重，难以愈合。部分患者由于常受到精神刺激，病情反复或波动。

本病相当于西医的癔病、神经官能症。

【病因病机】

本病的发生与禀赋不足、产后血虚、劳倦过度、情志过极等有关。病位在心，病理基础在于素体阴血亏虚，五脏失养。情志过极伤心，心失所养，神失所藏，则心神失常，症见心神不宁、喜怒无常。

【临床表现】

妇女精神忧郁，烦躁不宁，无故悲泣，哭笑无常，喜怒无定，呵欠频作，不能自控。

【诊断】

1. 以心情抑郁、情绪不宁、善太息、胁肋胀满疼痛为主要临床表现，或有易怒易哭。

2. 有愤怒、忧愁、焦虑、恐惧、悲哀等情志内伤的病史。

3. 多发于中青年女性，无其他病证的症状及体征。

抑郁量表、焦虑量表测定有助于郁证的诊断及鉴别诊断。

【辨证施膳】

临床表现为心神失养证。

(1) 证候：精神恍惚，心神不宁，多疑易惊，悲忧善哭，喜怒无常，时时欠伸，或手舞足蹈，喊叫骂詈。舌质淡，脉弦。

(2) 证候分析：心主神明，赖营血以濡养，若忧思积虑，情志所伤，使心气暗耗，营血不足，以致心神失养而见诸症。

(3) 治法：甘润缓急，养心安神。

(4) 主方：甘麦大枣汤。

原料：甘草 9g，浮小麦 15g，大枣 10 枚。

制作：上 3 味，以水 6L，煮取 3L。

用法：温分 3 服。

方义：方中浮小麦养心阴，益心气，安心神，除烦热；甘草补益心气，和中缓急；大枣甘平质润，益气和中，润燥缓急。三药合用，甘润平补，养心调肝，使心气充，阴液足，肝气和，则脏躁诸症自可解除。

(5) 备选方：

酸枣仁粥（酸枣仁 15g，大米 100g。先将酸枣仁炒黄，研末备用；大米洗净煮粥，待粥熟时，调入准备好的酸枣仁末，继续煮至粥熟即可，空腹服用）。

糯米百合红糖粥（百合 50g，糯米 100g，红糖适中。糯米入锅，加适量清水，大火煮沸发涨时下百合，煮至粥熟下红糖即可）。

红枣枸杞煮鸡蛋（红枣 25 枚，枸杞子 30g，鸡蛋 2 个。将上述材料加适量水一起煮，鸡蛋熟后剥去蛋壳，再放入原汁中煮

20min，吃蛋饮汤）。

远志莲子粥（远志 30g，莲子 15g，大米 50g。先去除远志的皮及芯，莲子去心，均研为末，备用；大米洗净煮粥，待粥熟时放入准备好的药末，再煮 2 沸即可食用）。

栗子桂圆粥（栗子 15 枚，红枣 5~10 颗，桂圆肉 15g，大米 50g。栗子去壳取肉，切碎，与桂圆肉、红枣肉、大米一起煮粥，粥熟后即可食用）。

龙眼莲子粥（龙眼肉、莲子各 15g，红枣 15 枚，大米 50g。莲子去心，红枣、大米洗净，将莲子、红枣、大米一起入锅，加适量清水煮粥，待粥将熟时，加入龙眼肉，继续煮至粥熟即可食用）。

(6) 施膳中应注意的问题：本病的发生与素体脏虚、阴液不足有关，平素宜服滋阴润燥之品，忌服辛辣刺激之物，以免灼伤阴液，导致阴虚火旺，热扰心神。

第七章 乳房疾病

第一节 乳 痈

【概念】

乳痈是发生在乳房部最常见的急性化脓性疾病。其临床特点是乳房结块，红肿热痛，溃后脓出稠厚，伴恶寒发热等全身症状。好发于产后 1 个月以内的哺乳妇女，尤以初产妇为多见。发生于哺乳期的称"外吹乳痈"，占到全部乳痈病例的 90% 以上；发生于怀孕期（妊娠期）的称"内吹乳痈"；不论男女老幼，在非哺乳期和非妊娠期发生的称为"不乳儿乳痈"，临床少见。乳痈之名首见于晋代皇甫谧的《针灸甲乙经·卷十二·妇人杂病》："乳痈有热，三里主之。"古代文献中有称"妒乳""吹乳""乳毒"等。

本病相当于西医学的急性化脓性乳腺炎。

【病因病机】

西医学认为，本病多因产后乳汁瘀积，或乳头破损，细菌沿淋巴管、乳管侵入乳房，继发感染而成。其致病菌多为金黄色葡萄球菌。

中医学认为，外吹乳痈总因肝郁胃热，或夹风热毒邪侵袭，引起乳汁瘀积，乳络闭阻，气血瘀滞，热盛肉腐而成脓。内吹乳痈多由妊娠期胎气上冲，结于阳明胃络而成，色红者多热，色白者气郁而兼胎旺。

1. 肝胃蕴热

乳头属肝，乳房属胃。新产伤血，肝失所养，若忿怒郁闷，肝气不舒，则肝之疏泄失畅，乳汁分泌或排出失调，或饮食不节，胃中积热，或肝气犯胃，肝胃失和，郁热阻滞乳络，均可导致乳汁瘀积，气血瘀滞，热盛肉腐。

2. 乳汁瘀积

因乳头破碎，怕痛拒哺，或乳头内陷等先天畸形，妨碍乳汁排出，或乳汁多而少饮，或初产妇乳络不畅，或断乳不当，均可引起乳汁瘀滞不得出，宿乳蓄积，化热酿脓。

3. 外邪侵袭

新产体虚，腠理疏松，哺乳露胸，感受风邪，或乳头破碎，外邪乘隙而入，或乳儿含乳而睡，口中热气从乳窍吹入，导致邪热蕴结于肝胃之经，闭阻乳络，热盛肉腐。

【临床表现】

本病多见于产后未满月的哺乳期妇女，尤其是初产妇。

初起乳房局部肿胀疼痛，乳汁排出不畅，或有结块。伴恶寒发热，头痛骨楚，或胸闷不舒，纳少泛恶，大便干结等。成脓期乳房结块逐渐增大，疼痛加重，或焮红灼热，同侧腋窝淋巴结肿大压痛。伴壮热不退，口渴喜饮，便秘溲赤。7~10d 成脓。

若初起大量使用抗生素或过用寒凉中药，导致乳房局部结块质硬，迁延数月难消。部分僵块也可再次染毒酿脓。若邪热鸱张则可发展为乳发、乳疽，甚至出现热毒内攻脏腑的危象；若脓出肿痛不减，身热不退，可能形成袋脓，或脓液旁侵形成传囊乳痈；若乳汁从疮口溢出，或疮口脓水淋漓，久难收口，则为乳漏。均为乳痈之变证。

【诊断】

本病多发于产后尚未满月的哺乳妇女，尤以乳头破碎或乳汁郁滞者多见。

郁乳期：病人感觉患侧乳房肿胀疼痛，并出现硬块（或无硬块），多在乳房外下象限，乳汁排出不畅；同时伴有发热、寒战、头痛骨楚、食欲不振等全身症状。经治疗后，若 2~3d 内寒热消退、肿消痛减，病将痊愈。

成脓期：上述症状加重，硬块逐渐增大，继而皮肤发红灼热，疼痛呈搏动性，有压痛，患侧腋窝淋巴结肿大，并有高热不退，此为化脓的征象。若硬块中央渐软，按之有波动感者，表明脓肿已熟。但深部脓肿波动感不明显，需进行穿刺才能确定。

溃脓期：自然破溃或切开排脓后，一般肿消痛减，寒热渐退，逐渐向愈。若脓流不畅，肿热不消，疼痛不减，身热不退，可能形成袋脓，或脓液波及其他乳囊（腺叶），形成"传囊乳痈"，亦可形成败血症。若有乳汁从疮口溢出，久治不愈，则可形成乳漏。

辅助检查：血常规检查，白细胞总数高于 $10×10^9$/L，中性粒细胞高于 75%；C 反应蛋白（CRP）升高、脓液培养等检查有助于明确病情。B 超检查有助于确定脓肿形成与否和脓肿的位置、数目和范围。

【辨证施膳】

1. 肝胃郁热证

（1）证候：乳房肿胀疼痛，结块或有或无，皮色不变或微红，排乳不畅；伴恶寒发热，头痛骨楚，胸闷呕恶，纳谷不馨，大便干结等。舌质红，苔薄白或薄黄，脉浮数或弦数。

（2）证候分析：情志内伤，肝气郁结，郁久化热，加之产后恣食厚味，胃内积热，以致肝胃蕴热，气血凝滞，乳络阻塞，不通则痛，故乳房肿胀疼痛有块；毒热内蕴，故患侧乳房皮肤微红；邪热内盛，正邪相争，营卫失和，故恶寒发热，头痛骨楚；胃经热盛，故口渴、便秘、舌红苔薄黄。弦脉属肝，数脉主热。

（3）治法：疏肝清胃，通乳消肿。

（4）主方：公英地丁蜂房汤。

材料：蜂房 8g，蒲公英 40g，地丁草 15g，白糖适量。

制作：上方中加水 400ml，煎煮，去渣取汁，加适量白糖，溶解。

用法：分次温服，每天 2 剂。

方义：蜂房性平味甘，解毒祛风止痛，治疗热毒引起的痈疽，乳痈初起；蒲公英清热解毒，消痈散结；地丁草味苦、辛，性寒，清热解毒、消痈散结。

（5）备选方：仙人掌炖肉（《贵阳市秘方验方》）（原料：仙人掌 40g，牛肉适量。制作：仙人掌去刺，切细，牛肉切块，二者加水同炖至肉烂服用。用法：每日 1~2 次，7d 为 1 个疗程。）

（6）推荐食材：海藻、昆布、青皮、南瓜、仙人掌、益母草、核桃枝梢等。

2. 热毒炽盛证

（1）证候：乳房肿痛加重，结块增大，皮肤焮红灼热，继之结块中软应指，或脓出不畅，红肿热痛不消；伴壮热不退，口渴喜饮，便秘溲赤。舌质红，苔黄腻，脉洪数。

（2）证候分析：肝胃蕴热，热毒炽盛，乳络阻塞，气血凝滞，故乳房肿块逐渐增大，局部焮热、疼痛、灼热；热盛则肉腐成脓，故肿块中央变软，按之有应指感；火热津伤则引水自救，故渴喜饮冷；肠热津亏，故大便干燥。舌红，苔黄腻，脉洪数均为热象。

(3) 治法：清热解毒，托里透脓。

(4) 主方：清热赤豆粥。

材料：蒲公英 30g，金银花 30g，赤小豆 15g，粳米 50g。

制作：蒲公英、银花两味中药置于砂锅加水 500ml，煎煮 30min，除去药渣，将赤小豆，粳米放入砂锅，并煮 2h。

用法：每日 1 剂，分 2 次温热服食。

方义：蒲公英清热解毒，消痈散结；金银花清热解毒，散痈消肿；赤小豆清热解毒消痈、通乳汁；粳米味甘、性平，健脾益气。

(5) 备选方：茯苓大枣汤（《疾病的食疗与验方》）（原料：连皮茯苓 20g，龟甲 10g，红枣 10 枚，蜂蜜 1 勺。制作：茯苓洗净后以冷水两大碗浸泡 1h，连同浸液与整甲同入锅，文火煮 30min，加入泡发洗净的红枣，同煮至红枣酥烂，加蜂蜜煮沸。用法：每日 2 次，饮汤食枣，7d 为 1 个疗程）。

(6) 推荐食材：金银花、蒲公英、茯苓、甲鱼、大枣、赤小豆、薏苡仁等。

3. 正虚邪滞证

(1) 证候：溃后乳房肿痛减轻，脓液清稀，淋漓不尽，日久不愈，或乳汁从疮口溢出；伴面色少华，神疲乏力，或低热不退，纳谷不馨。舌质淡，苔薄，脉细。

(2) 证候分析：脓成破溃后，脓毒尽泄，肿痛消减；但若素体本虚，溃后脓毒虽泄，气血俱虚，故收口缓慢；气血虚弱可见面色少华、全身乏力、头晕目眩。舌淡，苔薄，脉弱无力为气血不足之象。

（3）治法：益气和营，托毒生肌。

（4）主方：芪术乳鸽汤。

材料：乳鸽 1 只，黄芪 15g，白术 15g。

制作：将乳鸽去除内脏、爪尾、头颈，切块放入砂锅内。把以上 2 味药入纱布袋，一并放入砂锅，再加入葱、姜、黄酒、盐等调味品，兑入清汤没过碗内诸物为度，炖煮 2h。

用法：待乳鸽烂熟，拣去药袋，分顿食用。

方义：乳鸽性味平，滋阴补血；黄芪生津养血，补气升阳；白术健脾益气。

（5）备选方：海带排骨冻（《膳食保健》）（原料：小排骨 500g，猪肉皮 150g，水发海带 150g，蒜泥少许，胡荽少许。制作：肉皮用沸水氽 2min，取出切小丁。与小排骨同用武火煮沸，去浮沫，入黄酒，改用文火煮至骨拆肉烂，加入切碎的海带、酱油、盐、白糖，再煮沸 3min 离火，加入其他调料。待凉，置冰箱结冻。用法：每日 2~3 次，7d 为 1 个疗程）。

（6）推荐食材：何首乌、人参、当归、黄芪、羊肉、海带、排骨等。

【施膳中应注意的问题】

1. 避免摄入过多的油脂，新产妇不要无节制地进补高蛋白、高脂肪的食物，以免哺乳初期分泌过多的乳汁，而宝宝又吃不完，很容易导致乳腺阻塞，引发乳腺炎。

2. 宜吃清淡而富于营养的食物，如番茄、青菜、丝瓜、黄瓜、茼蒿、鲜藕、荸荠、赤小豆汤、绿豆汤等，水果中宜吃橘子、金橘饼等。

3. 乳腺炎患者可以吃葡萄、猕猴桃、柠檬、草莓、柑橘、无花果等，不仅含有多重维生素，而且含有抗癌和防止致癌物质亚硝基胺合成的物质。还有一些蔬菜与主食合理搭配有利于身体健康，如番茄、胡萝卜、菜花、南瓜、大蒜、洋葱、芦笋、黄瓜、丝瓜、萝卜和一些绿叶蔬菜等。

4. 患者宜食具有化痰软坚散结功能的食物，如海带、海藻、紫菜、牡蛎、芦笋、鲜猕猴桃等均有助于乳腺炎的治疗。

5. 饮食调养可给予益气养血、理气散结之品，巩固疗效，促进康复，如山药粉、糯米、薏苡仁、菠菜、丝瓜、海带、泥鳅、鲫鱼、大枣、橘子、山楂等。

6. 银耳、黑木耳、香菇、猴头菇等菌类食物对乳腺炎患者也有很重要的作用，可以多吃这些天然的生物反应调节剂，能增强人体免疫能力，增强身体的抵抗力，有较强的防癌作用。

7. 乳腺炎患者多吃鱼，如黄鱼、甲鱼、泥鳅、带鱼、章鱼、鱿鱼、海参、牡蛎以及海带、海蒿子等，因为它们含有丰富的微量元素，有保护乳腺、抑制癌症生长的作用。

8. 乳腺炎患者应适当减少脂肪的摄入量，如少食肥肉、乳酪、奶油等，忌食辛辣之品，如辣椒、胡椒、大蒜、蒜薹、大葱、洋葱、芥末、韭菜及老南瓜、醇酒美味等，以免助火生痰。

第二节　乳　癖

【概念】

乳癖是乳腺组织的既非炎症也非肿瘤的良性增生性疾病。其临床特点是单侧或双侧乳房疼痛并出现肿块，乳痛和肿块与月经周期及情志变化密切相关。乳房肿块大小不等，形态不一，边界不清，质地不硬，活动度好。本病好发于 25~45 岁的中青年妇女，其发病率约占乳房疾病的 75%，是临床上最常见的乳房疾病。历代文献中有"乳癖""乳中结核""乳痞"等病名。明代龚居中在《外科活人定本·卷之二》中指出"乳癖，此症生于正乳之上，乃厥阴，阳明经之所属也……何谓之癖，若硬而不痛，如顽核之类"，首次将乳癖定义为乳房肿块。《医宗金鉴·外科心法要诀·胸乳部》称之为乳中结核，并阐述了其辨证论治，曰："初起气实者宜清肝解郁汤，气虚者宜香贝养荣汤。若郁结伤脾，食少不寐者，服归脾汤，外俱用木香饼灸法消之甚效。"

本病相当于西医学的乳腺增生病。有研究发现，本病有一定的癌变倾向，尤其是有乳癌家族史的患者更应引起重视。

【病因病机】

西医认为主要是由内分泌失调、体内雌激素与孕激素比例失衡所致。

中医学认为本病的发生与肝气不舒、冲任失调有关。

1. 由于情志不遂，久郁伤肝，或受到精神刺激，急躁易怒，导致肝气郁结，气机阻滞于乳房，经脉阻塞不通，不通则痛，引起乳房疼痛；肝气郁久化热，热灼津液为痰，气滞、痰凝、血瘀，即可形成乳房肿块。

2. 因肝肾不足，冲任失调，使气血瘀滞；或脾肾阳虚，痰湿内结，经脉阻塞而致乳房结块、疼痛、月经不调。

【临床表现】

乳房疼痛以胀痛为主，可有刺痛或牵拉痛。疼痛常在月经前加剧，经后疼痛减轻，或疼痛随情绪波动而变化，痛甚者不可触碰，行走或活动时也有乳痛。乳房肿块可发生于单侧或双侧，大多位于乳房的外上象限，也可见于其他象限。肿块的质地中等或硬韧，表面光滑或呈颗粒状，活动度好，大多伴有压痛。

【诊断】

1. 好发年龄

多在 25~45 岁。城市妇女的发病率高于农村妇女。社会经济地位高或受教育程度高、月经初潮年龄早、低孕产状况、初次怀孕年龄大、未哺乳和绝经迟的妇女为本病的高发人群。

2. 症状

乳房疼痛以胀痛为主，可有刺痛或牵拉痛。疼痛常在月经前加剧，经后疼痛减轻，或疼痛随情绪波动而变化，痛甚者不可触碰，行走或活动时也有乳痛。乳痛主要以乳房肿块处为甚，常涉及胸胁部或肩背部。有些患者还可伴有乳头疼痛和作痒，乳痛重者影响工作或生活。

3. 体格检查

乳房肿块可发生于单侧或双侧，大多位于乳房的外上象限，也可见于其他象限。肿块的质地中等或硬韧，表面光滑或呈颗粒状，活动度好，大多伴有压痛。肿块的大小不一，直径一般在 1~2cm，大者可超过 3cm。

肿块的形态常可分为以下数种类型：

(1) 片块型肿块呈厚薄不等的片块状、圆盘状或长圆形，数目不一，质地中等或有韧性，边界清，活动度良好。

(2) 结节型肿块呈扁平或串珠状结节，形态不规则，边界欠清，质地中等或偏硬，活动度好。亦可见肿块呈米粒或砂粒样结节。

(3) 混合型有结节、条索、片块、砂粒样等多种形态肿块混合存在者。

(4) 弥漫型肿块分布超过乳房 3 个象限以上者。乳房肿块可于经前期增大变硬，经后稍见缩小变软。个别患者可伴有乳头溢液，呈白色或黄绿色，或呈浆液状。

乳房疼痛和乳房肿块可同时出现，也可先后出现，或以乳痛为主，或以乳房肿块为主。患者常伴有月经失调、心烦易怒等症状。

4. 辅助检查

乳房超声检查、钼靶 X 线摄片有助于诊断和鉴别诊断。对于肿块较硬或较大者，可考虑做组织病理学检查。

【辨证施膳】

1. 肝郁痰凝证

(1) 证候：多见于青壮年妇女，乳房肿块，质韧不坚，胀痛或刺痛，症状随喜怒消长；伴有胸闷胁胀，善郁易怒，失眠多梦，心烦口苦。苔薄黄，脉弦滑。

(2) 证候分析：情志不畅，肝郁气滞，脾失健运，痰浊内生，气血瘀滞，肝郁痰凝瘀血阻于乳络，故致乳房肿块，伴疼痛；肝郁不舒，故胸闷胁胀，善郁易怒，失眠多梦。弦脉主肝病，细涩为脾虚痰瘀郁阻之象。

(3) 治法：疏肝解郁，化痰散结。

(4) 主方：消癖羹。

原料：嫩玉米粒 50g，鲜橘皮丝 10g，鲜丝瓜络 30g，橘核 15g。

制作：将上述原料加水适量，熬 2h，起锅前 10min 加入淀粉芡 150ml、冰糖 30g。

用法：搅匀常服。

方义：嫩玉米粒性平味甘，入肝、肾、膀胱经，平肝健脾；鲜橘皮丝理气健胃；鲜丝瓜络活血通络；橘核性甘味平，软坚散结，行气止痛。全方共奏疏肝解郁、化痰散结之功。

（5）备选方：佛手露（《全国中草药处方集》）（原料：佛手 120g，五加皮 30g，木瓜 12g，青皮 12g，栀子 15g，陈皮 15g，良姜 9g，砂仁 9g，肉桂 9g，木香 6g，当归 18g，白酒 10L，冰糖 2500g。制作：前 11 味共切末，装入绢布袋内，扎口，侵入酒中，以文火煮之，去药袋，入冰糖融化。用法：每次服 50ml，每日 3 次，7d 为 1 个疗程）。

（6）推荐食材：麦芽、青皮、香橼、佛手、木香、木瓜、五加皮等。

2. 冲任失调证

（1）证候：多见于中年妇女，乳房肿块月经前加重，经后减缓，乳房疼痛较轻或无疼痛；伴有腰酸乏力，神疲倦怠，月经失调，量少色淡，或闭经。舌淡，苔白，脉沉细。

（2）证候分析：冲任失调，上则乳房痰浊凝结，故乳房肿块伴胀痛；下则经水逆乱，故月经周期紊乱，量少色淡，甚或闭经；脾失健运，气血亏虚，故神疲乏力，头晕；冲为血海，隶属肝肾，冲任失调，肝气不舒，故经前加重，经水一行，肝气得舒，故经后缓减；肝肾不足，故腰酸乏力。舌淡，脉沉细为冲任失调之象。

（3）治法：调摄冲任，和营散结。

（4）主方：消癖汤。

原料：夏枯草 15g，陈皮 15g，当归 12g，丝瓜络 10g，香附 10g。

制作：上述材料加水适量，大火烧开后，再小火熬 30min 即可。服用时加蜂蜜适量。

用法：坚持常饮服。

方义：夏枯草味辛苦、性寒，散结消肿；陈皮理气健脾，调中，燥湿化痰；当归补血活血；丝瓜络活血通络；香附疏肝解郁，理气宽中。全方共用以达调摄冲任、和营散结之功。

（5）备选方：和地甲汤（《食疗本草学》）（原料：甲鱼1只，枸杞子30g，山药30g，女贞子15g，熟地黄15g。制作：上药加水，文火炖至甲鱼熟透，去药渣。用法：食肉饮汤，每日2次，7d为1个疗程）。

（6）推荐食材：枸杞子、山药、女贞子、熟地黄、鳖甲、五加皮、桑椹等。

【施膳中应注意的问题】

1. 慎吃高盐、油炸的食品，特别是快餐食品，它们会影响内分泌，加重病情。

2. 控制肉食比例，肉食含更高的热量和胆固醇，会刺激人体荷尔蒙的分泌，不利于病情。

3. 减少辛辣刺激性食物的摄入。避免酒、咖啡等刺激性饮料的饮用，戒烟也是必要的。

4. 可摄入正常饮食量的豆制品，可饮用玫瑰花茶。

第三节　乳　　核

【概念】

乳核是指乳腺小叶内纤维组织和腺上皮的良性肿瘤。其临床特点是好发于20~25岁青年妇女，乳中结核，形如丸卵，边界清楚，表面光滑，推之活动。历代文献将本病归属"乳癖""乳中结核"等范畴。

本病相当于西医学的乳腺纤维腺瘤。

【病因病机】

中医认为本病多因情志内伤，肝气郁结；或忧思伤脾，运化失司，痰湿内生，气滞痰凝；或冲任失调，气滞血瘀痰凝，积聚于乳房胃络而成。

西医认为其发病与卵巢内分泌失调有关，主要是由于黄体素减少而雌激素分泌过多，刺激乳腺组织过度增生所致。

【临床表现】

乳房肿块常单个发生，或可见多个在单侧或双侧乳房内同时或先后出现。肿块形状呈圆形或椭圆形，大小不一，边界清楚，质地坚实，表面光滑，与周围组织无粘连，活动度大，触诊常有滑脱感。肿块一般无疼痛感，少数可有轻微胀痛，但与月经无关。

【诊断】

1. 好发年龄

多发于 20~25 岁女性，其次是 15~20 岁和 25~30 岁女性。

2. 症状

肿块常单个发生，或可见多个在单侧或双侧乳房内同时或先后出现。肿块一般无疼痛感，少数可有轻微胀痛，但与月经无关。一般生长缓慢，妊娠期可迅速增大，应排除恶变可能。

3. 体征

肿块形状呈圆形或椭圆形，大小不一，边界清楚，质地坚实，表面光滑，与周围组织无粘连，活动度大，触诊常有滑脱感。

4. 辅助检查

超声检查可见肿块边界清楚和完整，有一层光滑的包膜，内部回声分布均匀，后方回声多数增强。钼靶 X 线摄片可见边缘整齐的圆形或椭圆形致密肿块影，边缘清楚，四周可见透亮带，偶见规整粗大的钙化点。

【辨证施膳】

1. 肝气郁结证

（1）证候：肿块较小，发展缓慢，不红不热，不觉疼痛，推之可移；伴胸闷、喜叹息。苔薄白，脉弦。

（2）证候分析：情志内伤，肝气郁结，脾失健运，气滞痰凝，互结乳络，形成乳房肿块；痰瘀凝结，故肿块质地坚实；肝气郁结，故烦闷急躁，脉弦。

（3）治法：疏肝解郁，化痰散结。

（4）主方：海带豆腐汤。

原料：海带 150g，豆腐 100g。

制作：准备海带和豆腐，切碎之后，在热油锅内加入适量的葱花爆锅，再把这两种材料入锅内翻炒几下，加适量水煮沸即做成海带豆腐汤。

用法：少量频服。

方义：海带是一种营养丰富并且具有抗癌作用的食物，而豆腐的营养物质就更丰富了，其中含有的大豆异黄酮在女性体内还具有双向调节作用。

（5）备选方：疏肝逍遥汤（《食疗本草》）（原料：当归 3g，白芍 5g，柴胡 5g，茯苓 15g，薄荷 3g，白术 5g。制作：上述 6 味药加水 220ml 煎至 150ml。用法：去渣服汤；每日 2 次，7d 为 1 个疗程）。

（6）推荐食材：青皮、玫瑰花、苹果、椰子、猕猴桃、乌梅、银耳、青菜、胡萝卜、真菌类食物等。

2. 血瘀痰凝证

（1）证候：肿块较大，坚硬木实，重坠不适；伴胸胁牵痛，烦闷急躁，或月经不调、痛经等症。舌质暗红，苔薄腻，脉弦滑或弦细。

（2）证候分析：情志内伤，肝气郁结，致胸胁牵痛，烦闷急躁；或忧思伤脾，运化失司，痰浊内生，冲任失调，气滞血瘀痰凝，故肿块质地坚实；肝气郁结，故烦闷急躁。舌质暗红，苔薄腻，脉弦滑或弦细，为血瘀痰凝之征。

（3）治法：疏肝解郁，化痰散结。

（4）主方：肉片汤。

原料：猪肉 50g，刀豆 50g，木瓜 100g，薄荷 15g，桃仁 15g，海藻 15g。

制作：先将猪肉洗净，切成薄片，放入碗中，加精盐、湿淀粉适量，抓揉均匀，备用。将刀豆、木瓜洗净，木瓜切成片，与刀豆、薄荷、桃仁、海藻同放入砂锅，加适量水，煎煮 30min，用洁净纱布过滤，取汁后同入砂锅，视滤液量可加适量清水，大火煮沸，加入肉片，拌匀，烹入黄酒适量，再煮至沸，加葱花、姜末适量，并加少许精盐，拌匀即成。

用法：可当汤佐餐，随意食用，当日吃完。

方义：猪肉补肾滋阴，强壮骨骼；刀豆味甘性温，归脾、胃、肾经，温中下气，益肾补元。木瓜舒筋活络，和胃化湿；薄荷疏肝行气；桃仁归心、肝、大肠经，活血祛瘀；海藻消痰软坚。全方合用以达疏肝解郁、化痰散结之功。

（5）备选方：散结海带煲（《百病食疗书》）（原料：泡发海带 150g，猪排骨 250g，生姜 10g，大蒜 10g，盐、糖、生抽、料酒等适量。制作：猪排骨切块、过水，用少量生姜、大蒜、盐、糖、生抽、料酒拌匀，腌制半小时；海带泡发；热锅倒油，爆香大蒜，倒入排骨翻炒至变色出香味，加入海带，翻炒 1min 后加入适量水，大火煮开转小火煮 15~20min，调味即可。用法：每日 2 次，7d 为 1 个疗程)。

(6) 推荐食材：胡萝卜、荠菜、空心菜、芹菜、猕猴桃、陈皮、玫瑰花、佛手等。

【施膳中应注意的问题】

饮食应高蛋白低脂肪，乳腺纤维瘤的女性应多食高蛋白低脂肪的饮食，如奶制品、鱼类、豆类、鸡蛋等；多食含维生素丰富的食品，患病者应该多补充维生素；少吃含雌激素多的食品。

第四节　乳　　岩

【概念】

乳岩是指发生在乳房部的恶性肿瘤，包括西医学的乳腺癌、乳腺肉瘤、恶性叶状肿瘤等。本节主要论述乳腺癌。其临床特点是乳房肿块质地坚硬，凹凸不平，边界不清，推之不移，按之不痛，或乳头溢血，晚期可见溃烂凸如泛莲或菜花。是女性最常见的恶性肿瘤之一。乳岩在中医文献中又称为"石痈""妒乳""乳中结核"等。最早描述本病的记载见于《肘后备急方·治痈疽妒乳诸毒肿方》。《外科正宗·乳痈论》的论述较为全面，指出乳岩的病因乃"忧郁伤肝，思虑伤脾，积想在心，所愿不得志者，致经络痞涩"。

【病因病机】

西医学认为，乳腺癌发生的高危因素包括乳腺癌家族史、月经初潮早、高龄初产、未经产、闭经晚、绝经后肥胖、高水平的电离辐射、良性乳腺疾病等。发病机制与病毒（尤其是 B 型 RNA 病毒）及未生育或哺乳、甲状腺疾病和内分泌失调、雌二醇和雌酮异常增加及雌三醇缺乏有关。同时认为雌二醇又是致癌物质，而雌三醇对机体有保护、防癌作用，故在机体免疫监视功能低下、脏腑功能障碍、在癌基因作用下而致乳腺细胞损害，从而发展为乳腺组织异常增生，终致癌变。从以上分析我们可以发现两个发病条件，一个是内分泌失调，一个免疫功能低下。

中医学认为本病的发生有以下几个方面：

1. 情志失调

女子以肝为先天，肝主疏泄，性喜条达而恶抑郁，肝属木，克脾土。情志不畅，所愿不遂，肝失条达，气机不畅，气郁则瘀；肝郁克犯脾土，运化失职则痰浊内生，肝脾两伤，经络阻塞，痰瘀互结于乳房而发病。

2. 饮食失节

久嗜厚味炙煿则湿热蕴结脾胃，化生痰浊，随气流窜，结于乳中，阻塞经络，气血不行，日久成岩。

3. 冲任不调

冲为血海，任主胞胎，冲任之脉隶属于肝肾。冲任失调则气血失和，月经不行，气郁血瘀，阻塞经络，结于乳中而成乳岩。乳岩多发于绝经期前后，故与冲任失调有密切关系。

此外，在经气虚弱的情况下，感受毒邪之气，阻塞经络，气滞血瘀，日久停痰结瘀，亦可导致乳岩。

总之，乳岩的发病是情志失调、饮食失节、冲任不调或先天禀赋不足引起机体阴阳平衡失调、脏腑失和所致。

【临床表现】

乳腺癌可分为一般类型乳腺癌及特殊类型乳腺癌。

1. 一般类型

乳腺癌常为乳房内触及无痛性肿块，边界不清，质地坚硬，表面不光滑，不易推动，常与皮肤粘连而呈现酒窝征，个别可伴乳头血性或水样溢液。后期随着癌肿逐渐增大，产生不同程度疼痛，皮肤可呈橘皮样水肿、变色；病变周围可出现散在的小肿块，状如堆栗；乳头内缩或抬高，偶可见到皮肤溃疡。晚期出现乳房肿块溃烂，疮口边缘不整齐，中央凹陷似岩穴，有时外翻似菜花，时渗紫红色血水，恶臭难闻。癌肿转移至腋下及锁骨上时，可触及散在、质硬无痛的瘰核，以后渐大，互相粘连，融合成团。逐渐出现形体消瘦、面色苍白、憔悴等恶病质貌。

2. 特殊类型乳腺癌

(1) 炎性癌：临床少见，多发于青年妇女，半数发生在妊娠或哺乳期。起病急骤，乳房迅速增大，皮肤肿胀，色红或紫红，发热，但无明显的肿块。转移甚广，对侧乳房往往不久即被侵及，并很早出现腋窝部、锁骨上淋巴结肿大。本病恶性程度极高，病程较短，常于 1 年内死亡。

(2) 湿疹样癌：临床较少见，其发病占女性乳腺癌的 0.7%~3%。早期临床表现似慢性湿疮，乳头和乳晕的皮肤发红，轻度糜烂，有浆液渗出，有时覆盖着黄褐色的鳞屑状痂皮。病变的皮肤甚硬，与周围分界清楚。多数患者感到奇痒，或有轻微灼痛。中期为数年后病变蔓延到乳晕以外皮肤，色紫而硬，乳头凹陷。后期表现为溃后易于出血，逐渐乳头蚀落，疮口凹陷，边缘坚硬，乳房内也可出现坚硬的肿块。

【诊断】

1. 好发于 40~60 岁妇女，绝经期妇女发病率相对较高。

2. 乳癌多见于乳房的外上象限，其次是乳头、乳晕和内上象限。早期为患侧乳房出现无痛性单发的小肿块，质硬，表面不光滑，与周围组织分界不清，在乳房内不易被推动。一般由病人在无意中发现。随着肿块逐渐生长和增大，肿块表面皮肤出现凹陷，乳头内缩或抬高，皮肤呈"橘皮样"改变，这些都是乳癌的重要体征。

3. 乳癌发展至晚期，肿块固定于胸壁，不易推动，皮面出现多个坚硬的小结或小索，甚至彼此融合，弥漫成片；如伸延至背部和对侧胸壁，则可紧缩胸壁，限制呼吸，称铠甲状癌。有时皮肤可破溃形成溃疡，中央凹陷似弹坑，有时外翻似菜花，时流紫红血水，恶臭难闻。

4. 乳癌淋巴转移最初多见于腋窝，肿大淋巴结先为散在，数目少，质硬，无痛，可被推动，以后数目渐多，粘连成团。晚期可发生广泛淋巴结转移（锁骨上或对侧腋窝），常伴有远处转移。若癌细胞堵住腋窝主要淋巴管，可引起该侧上肢淋巴水肿。癌细胞远处转移至肺及胸膜时，常引起咳嗽、胸痛和呼吸困难。转移至椎骨则发生背痛，肝转移可引起肝肿大和黄疸。

5. 辅助检查：超声检查、钼靶 X 线摄片和磁共振等影像学检查是诊断乳腺癌的重要参考依据。典型的乳腺癌影像在超声检查可见实质性占位病变，形状不规则，边缘不齐，光点不均匀，血流丰富；钼靶摄片可见病变部位致密的肿块影，形态不规则，边缘呈现毛刺状或结节状，密度不均匀，或有不规则簇状钙化影；磁共振检查除观察肿块形态外，造影剂的使用更增加了影像诊断的准确性。病理检查是乳腺癌的最终确诊的依据。

【辨证施膳】

1. 肝郁痰凝证

（1）证候：乳房部肿块皮色不变，质硬而边界不清；情志抑郁，或性情急躁，胸闷胁胀，或伴经前乳房作胀或少腹作胀。苔薄，脉弦。

（2）证候分析：肝郁气滞，脾失健运，痰湿内生，以致气郁痰湿交阻乳络，故乳房肿块，皮色不变，质地坚硬，边界不清；肝失疏泄，故性情急躁；肝郁气滞，故胸闷胁胀。舌淡、苔薄、脉弦均为肝郁气滞之象。

（3）治法：疏肝解郁，化痰散结。

（4）主方：海带忍冬牛肉煲。

原料：海带 50g，忍冬藤 20g，土茯苓 20g，牛肉 200g。

制作：牛肉切成块，海带水发、洗净并切丝，忍冬藤、土茯苓用布包后扎口，一并放入砂锅，加水、姜块、葱卷、料酒，先用大火煮沸，捞去浮沫、姜、葱，加盐、胡椒、咖喱粉（少许），用小火炖 2h，再加味精调味即可。

用法：少量频服。

方义：海带软坚散结，其含昆布素、碘及甘露醇，有利水消肿作用；忍冬藤有清热解毒、消炎杀菌的作用；牛肉含蛋白质、钾、氨基酸、钙、磷等微量元素及维生素 B_1、维生素 E、锌、硒、维生素 B_2 和铁等营养成分，能健脾和中，可以消积而不伤正。

（5）备选方：五香槟榔（《中医食疗方全录》）（原料：槟榔 20g，陈皮 10g，丁香 10g，豆蔻 10g，砂仁 10g。制作：上药同放锅内，加水适量，小火煎至药汁涸干，停火待冷，再将槟榔切成碎块。用法：佐餐食用）。

（6）推荐食材：佛手、昆布、陈皮、莱菔子、桔梗、砂仁、麦芽、丁香、砂仁、豆蔻等。

2. 冲任失调证

（1）证候：乳房结块坚硬；经期紊乱，素有经前期乳房胀痛，或婚后从未生育，或有多次流产史。舌淡，苔薄，脉弦细。

（2）证候分析：冲任失调，脏腑及乳腺生理功能紊乱，气滞、痰瘀互结于乳房，故乳房肿块坚硬；冲任失调，气血瘀滞，积聚于胞宫，故月经不调，婚后未能生育。舌淡，苔薄，脉沉细为肝肾不足、冲任失调之象。

（3）治法：调摄冲任，理气散结。

（4）主方：补骨脂粥。

原料：补骨脂15g，薏苡仁30g，粳米30g。

制作：将补骨脂炒香后打成粉末。将薏苡仁、粳米煮粥，待水沸时下补骨脂，煮至粥熟即成。

用法：代中餐主食用或作加餐用。

方义：补骨脂补肾壮阳，温脾止泻。补骨脂所含补骨脂素有很强的抑制乳腺癌细胞生长的作用。补骨脂素能破坏癌细胞的线粒体，阻断癌细胞的营养供应，并能抑制癌细胞核酸和蛋白质的合成，降低酶的活性，多途径抑制癌细胞的生长。补骨脂是补肾阳的中药，有增强免疫功能的作用。薏苡仁味甘、淡，性凉，归脾、胃、肺经，利水渗湿、健脾止泻。粳米补气健脾。全方共达调摄冲任、理气散结之功。

（5）备选方：干贝豆腐汤（《百病食疗大全》）（原料：银耳10g，干贝50g，豆腐500g，鸡蓉150g，蛋清4个，猪肥膘100g，鸡清汤750ml，盐、味精、青菜汁、菱粉少许。制作：干贝洗干净后用清水浸泡3个小时以上；豆腐切成块状薄片，葱切成小段，姜切成丝备用；然后放入豆腐、泡好的干贝及泡干贝的水；大火烧开后改中火继续煮 15min，用盐调味；出锅前撒入香菜碎即可。用法：每日 2 次，7d 为 1 个疗程)。

(6) 推荐食材：桑椹、蓝莓、番茄、蘑菇、西兰花、大蒜、苦瓜、海藻、覆盆子、扁豆、全麦等。

3. 正虚毒盛证

(1) 证候：乳房肿块扩大，溃后愈坚，渗流血水，不痛或剧痛；精神萎靡，面色晦暗或苍白，饮食少进，心悸失眠。舌紫或有瘀斑，苔黄，脉弱无力。

(2) 证候分析：瘀滞化火蕴毒，火毒蕴结，瘀阻乳络，热盛肉腐，故癌肿破溃，血水淋漓，臭秽不堪，色紫剧痛；脾胃失运，故饮食不佳，身体渐瘦。苔黄，脉弱为瘀滞化火之象。

(3) 治法：调补气血，清热解毒。

(4) 主方：紫草绿豆汤。

原料：紫草 30g，绿豆 60g，黄芪 30g，白术 10g，党参 15g，白糖少许，清水适量。

制作：先将紫草加水煎汤，煮沸 10min 后滤去头汁，再加水煎沸 15min，滤取二汁。将头汁、二汁混合，放入绿豆、黄芪、党参、白术同煎煮，待绿豆熟烂时，加白糖少许调味。

用法：饮汤吃绿豆，汤液分次饮用，绿豆作点心服用，每日 1 剂。

方义：紫草清热凉血，活血解毒；绿豆清热解毒；黄芪补气升阳，固表止汗，生津养血，托毒排脓，敛疮生肌；白术补气健脾。全方共达调补气血、清热解毒之功。

(5) 备选方：海带忍冬牛肉煲（《中华食疗大全》）[原料：海带 50g，忍冬藤 20g，土茯苓 20g，牛肉 200g。制作：牛肉切成块，海带水发、洗净并切丝，忍冬藤、土茯苓用布包后扎口，一并放入砂锅，加水、姜块、葱卷、料酒，先用大火煮沸，捞去浮沫、姜、葱，加盐、胡椒、咖喱粉（少许），用小火炖 2h，再加味精调味即可。用法：饮汤食海带、牛肉]。

（6）推荐食材：紫花地丁、黄芪、白术、杞果、甘蓝、菠菜、卷心菜、猴头菇、豆浆等。

4. 气血两虚证

（1）证候：多见于癌肿晚期或手术、放化疗后，病人形体消瘦，面色萎黄或白，头晕目眩，神倦乏力，少气懒言；术后切口皮瓣坏死糜烂，时流渗液，皮肤灰白，腐肉色暗不鲜。舌质淡，苔薄白，脉沉细。

（2）证候分析：久病正虚，正不胜邪，热毒内盛，热盛肉腐，故乳房肿块破溃外翻如菜花，不断渗流血水；毒邪瘀阻乳络，不通则痛，故疼痛难忍；气血亏虚，机体失去温煦与濡养，故面色苍白，身体瘦弱；心失所养，故动则气促；脾虚不运，故饮食不思。舌淡，脉沉细无力均为气血不足之象。

（3）治法：补益气血，宁心安神。

（4）主方：山药炖老鸭。

原料：鸭子 1 只，鸡内金 12g，怀山药 20g，党参 15g，橘叶 25g。

制作：宰杀鸭子，去毛、爪及内杂，洗净切块，入沸水中焯，洗去浮沫。将山药、党参、橘叶、鸡内金一并用纱布包好扎紧。砂锅加水，放入鸭块、料酒、姜块、胡椒、药包、盐和葱段等，用大火煮沸，改小火炖 2h，加味精调味，即可食用。

用法：少量频服。

方义：山药、党参益气健脾，运中化湿；鸡内金导滞和胃，消聚化积；橘叶疏肝理气，专消乳癖；鸭肉含人体必需氨基酸、蛋白质，能滋阴补虚、利水化浊。

（5）备选方：海藻黄芪汤（《抗癌益寿食物与食疗妙方》）（原料：海藻 40g，黄芪 20g。制作：二味洗净，加水适量，煎汁。用法：每日 1 剂，分 3 次服，喝汤吃海藻）。

（6）推荐食材：人参、黄芪、花生仁、猪脚、桂圆肉、红枣、枸杞子、乳鸽、海藻、皂角刺、老母鸡、龟肉等。

【施膳中应注意的问题】

1. 平衡膳食：食物多样化；多吃蔬菜、水果；常吃奶类、豆类或其制品；经常吃鱼、家禽、蛋。

2. 合理营养：饮食清淡为宜，烹调时多用蒸、炖，不吃腌、熏、烧烤食物。

3. 少吃刺激性食物：如烟、酒、咖啡、可可、浓茶、咖喱、辛辣、粗硬、煎炸、霉变、腌制食物。

4. 远离激素类食物：如燕窝、雪蛤、蜂王浆、羊胎素。

5. 坚持低脂肪饮食：脂肪饮食可以改变内分泌环境，加强或延长雌激素对乳腺上皮细胞的刺激，从而增加患乳腺癌的危险性。

6. 供给易消化吸收的蛋白质食物，补充手术所致的体能消耗，提高机体抵抗力。以鱼类为主，还有如牛奶、鸡蛋、豆制品等。

7. 多吃富含维生素 A、C 的蔬菜和水果，促进组织再生及伤口愈合，其中猕猴桃、西红柿、橘类水果等作用最为显著。

8. 宜多吃具有增强免疫力、防止复发的食物，包括食用菌类（银耳、香菇、猴头菇）、灵芝、海藻类、枣类、洋葱、核桃等。

第八章 术后康复

第一节 人流术后康复

【概念】

中医学中并无人流术相关概念，综合其临床表现及症状体征可归纳为祖国医学中的"堕胎""小产"等。

人工流产指因意外妊娠、疾病等原因而采用人工方法终止妊娠，是避孕失败的补救方法。人工流产对妇女的生殖健康有一定的影响。终止早期妊娠的人工流产方法包括手术流产和药物流产。

手术流产是采用手术方法终止妊娠，包括负压吸引术和钳刮术。

药物流产是用药物而非手术终止早孕的一种避孕失败的补救措施。目前临床应用的药物为米非司酮和米索前列醇，米非司酮是一种类固醇类的抗孕激素制剂，具有抗孕激素及抗糖皮质激素作用。米索前列醇是前列腺素类似物，具有子宫兴奋和宫颈软化作用。两者配伍应用终止早孕完全流产率达90%以上。

【病因病机】

多因手术流产伤及冲任胞宫，或宫腔内组织物残留，瘀阻胞宫；或素体气血不足，复因流产失血耗气，冲任失固。

【临床表现】

可见阴道流血不止，或淋漓不尽，或色紫暗如败酱；兼见小腹疼痛，头昏乏力、纳食欠佳。舌紫暗或淡白，苔薄，脉细或涩。

【诊断】

详细询问病史，患者既往均有人工流产病史；兼见阴道流血或多或少，小腹疼痛等不适。

【辨证施膳】

1. 瘀阻胞宫证

（1）证候：阴道流血时多时少，或淋沥不净，色紫暗，有血块，小腹阵发性疼痛，腰膝酸胀，头昏乏力，恶心欲呕，纳食欠佳，口渴不欲饮，大便秘结。舌紫暗，脉细涩。

（2）证候分析：本证多因人流术后瘀血排出不畅，致使宫腔残留，阴道流血淋漓不尽。气行则血行，气滞则血瘀，故本证大多气滞在前，血瘀在后。肝主疏泄，具有条达气机、调节情志的功能，情志不遂，导致疏泄失常，气机郁滞，可见小腹胀痛，腰膝酸胀，舌紫暗，脉细涩。

（3）治法：活血化瘀，固冲止血。

（4）主方：黑豆益母草汤。

原料：黑豆 50g，益母草 30g，红糖 30~50g，米酒 2 汤匙。

制作：将益母草洗净，切成寸段，入瓦煲加水 500~800ml，煎沸 30min 以上，去渣留汤。黑豆淘洗干净，倒入益母草汁中，继续煎煮至黑豆熟烂时，调入红糖和米酒即可。食黑豆饮汤。

用法：不拘时服。

方义：黑豆属于一种营养含量较高的食物，含有锌、钙、铁等多种微量元素，能促进血液循环，还能一定程度地促进食欲益母草是妇科常见的饮片药，性苦、微寒，入血分，有活血化瘀、解毒消肿、利水消肿的作用，临床应用中最常用在产后恶露不尽。二者合用，加之红糖与米酒的化瘀作用，常用于人流术后瘀阻胞宫时的食疗常用方。

(5) 备选方：

豆腐红糖汤（《保健药膳》）（原料：鲜豆腐 500g，红糖 30g。制作：将豆腐切成小条块，水煮后加入红糖即可。用法：不拘时服）。

桂圆鸡蛋汤〔原料：鲜桂圆肉 50g（干 25g），鸡蛋 2 个，红糖适量。制作：取洁净桂圆肉置于光波陶瓷煲中，加入适量水置于光波炉内小火炖煮 30min，后取出再加入打碎调匀的鸡蛋，放入光波炉内高火加热 1min 即成。用法：佐餐服食〕。

(6) 推荐食材：生姜、山楂、黑木耳、葛根粉、三七、洋葱、茄子、当归等。

2. 气血两虚证

(1) 证候：阴道流血量多，或淋沥不净，色淡红，小腹坠胀，或伴腰酸下坠，神疲乏力，纳食欠佳，头晕心慌，汗出较多，夜寐欠佳。舌淡红，边有齿痕，脉细无力。

(2) 证候分析：本证多因人流术后阴道流血量多或流血时间太长，导致气血两伤。气虚则形神失养，故见神疲乏力；血虚不能充盈脉络，故见舌色淡，脉细；气血亏虚不能上荣头面，则见头晕心慌。

(3) 治法：益气养血，固冲止血。

(4) 主方：归芪蒸鸡。

原料：母鸡 1 只，炙黄芪 100g，当归 20g，料酒 10g，味精 1g，胡椒粉 3g，盐 3g，葱 10g，生姜 10g，清汤 150g。

制作：先将归、芪用布包好，母鸡去毛杂，洗净，放入沸水锅内氽透，取出，放入凉水内冲洗干净，沥净水分，纳归、芪于鸡腹中，放盆内，摆上葱、姜，加清汤、料酒、胡椒粉等，用湿棉纸将盆口封严，上笼蒸约 2h 取出，去棉纸及葱、姜、归、芪等，用味精、食盐调味，即可服食。

用法：佐餐服用。

方义：人工流产对身体有一定的伤害，失血过多，需要及时补充。当归味甘、辛，性温，归肝、心、脾经，具有补血活血、调经止痛的作用；黄芪味甘，性微温，归脾、肺经，可益气养血。二者合用适合人流后体虚者使用，对身体恢复很有好处。

(5) 备选方：

虫草炖鸭（原料：冬虫夏草少许，老雄鸭 1 只，米酒、生姜、葱白、胡椒粉、盐、清汤各适量。制作：鸭去除毛和内脏，清洗干净，用开水过一下，捞出沥干，切块。冬虫夏草用温水洗净，和切好的鸭肉、生姜、葱白一起放锅内。加入清汤、盐、胡椒粉、米酒，在小火上炖约 3h，拣去生姜、葱白即成。用法：不拘时服）。

鸡蛋枣汤（原料：鸡蛋 2 个，红枣 60g，红糖、水适量。制作：将红枣洗净，拍开去核；把老姜切成薄片；再把红枣、姜片、鸡蛋同放锅中，加适量清水煮至鸡蛋熟；将鸡蛋去壳放入锅中，再煮约 15min 即可。用法：不拘时服）。

(6) 推荐食材：乌鸡、羊肉、玉米、羊肝、猪肝、红枣等。

【施膳中应注意的问题】

1. 可以多吃高蛋白类的食物补充身体的营养，半个月之内蛋白质足量供给，多食用鸡肉、蛋类、奶类、豆类、豆制品，可食用参芪母鸡、豆浆、大米粥等。

2. 应积极补充维生素，多吃新鲜的蔬菜、水果，促进胃肠道的蠕动。

3. 在正常饮食的基础上，适当限制脂肪摄入，每日脂肪控制在 100g 左右，其中植物油限制在 25g 以内。

4. 避免食用刺激性食物和大温大热的肉类，如羊肉、狗肉、海产品、胡椒、姜等，期间禁止饮酒，这些食物会刺激性器官充血。

5. 在人流手术后除注意饮食外，还需要适当的活动，禁止同房和盆浴 1 个月，定期彩超复查子宫的恢复情况。

第二节　盆腔术后康复

【概念】

中医学中并无盆腔术相关概念，综合其临床表现及症状体征可归纳为祖国医学中的"妇人腹痛""带下病""癥瘕"等。

盆腔术后康复即盆腔手术后的康复治疗。盆腔手术包括盆腔内器官肿瘤异物的切除手术、盆腔内器官异常的修复手术等。

【病因病机】

多因盆腔手术伤及体内正气，或盆腔内生包块，瘀阻经脉；或素体气血不足，复因手术失血耗气。

【临床表现】

可见术后切口恢复较慢，兼见切口疼痛、头昏乏力、心慌气短、纳食欠佳、夜寐较差、二便失常。舌紫暗或淡白，苔薄，脉细或涩。

【诊断】

详细询问病史，患者既往均有盆腔手术史，兼见切口疼痛、头昏乏力、心慌气短、纳食欠佳等不适。

【辨证施膳】

1. 瘀阻经脉证

（1）证候：盆腔手术史后，小腹胀痛，腰膝酸胀，头昏乏力，恶心欲呕，纳食欠佳，口渴不欲饮，大便秘结。舌紫暗，脉细涩。

（2）证候分析：本证多因盆腔术后瘀血排出不畅，瘀阻经脉；或者气虚无力推动血液运行，致使经脉瘀阻。气行则血行，气滞则血瘀，故本证大多气滞在前，血瘀在后。肝主疏泄，具有条达气机、调节情志的功能，情志不遂，导致疏泄失常，气机郁滞，可见小腹胀痛，腰膝酸胀，舌紫暗，脉细涩。

（3）治法：活血化瘀，扶助正气。

（4）主方：丹参红花陈皮饮。

原料：丹参 10g，红花 5g，陈皮 5g。

制作：丹参、红花、陈皮洗净备用；先将丹参、陈皮放入锅中，加水适量，大火煮开，转小火煮 5min 后关火；再放入红花，加盖闷 5min 后可食用。

用法：代茶饮用。

方义：丹参具有活血祛瘀、安神宁心、排脓止痛的功效；红花可以活血通经、祛瘀止痛；陈皮可行气散结。三者配伍同用，对盆腔手术后瘀阻经脉有很好的疗效。

（5）备选方：

薏仁黄芩酒（原料：薏苡仁 15g，防风 9g，升麻 6g，秦艽 9g，黄芩 6g，地骨皮 3g，枳壳 3g，羌活 6g，牛膝 15g，五加皮 9g，独活 6g，牛蒡子 6g，肉桂 6g，火麻仁 12g，生地 15g，白酒

1L。制作：所有药材捣碎，装入细白纱布袋，扎口；药袋浸入白酒中，酒坛加盖密封，置阴凉处；每日摇动数下，15d后开封，去药袋，滤取液，入瓶。用法：佐餐服用）。

香附豆腐泥鳅汤（原料：泥鳅300g，豆腐200g，香附10g，红枣15g，薄荷叶2g，盐、味精、高汤适量。制作：将泥鳅处理干净，备用；豆腐切小块；红枣洗净；香附洗净，煎汁备用。锅上火倒入高汤，加入泥鳅、豆腐、红枣煲至熟，倒入香附药汁，煮开后，调入盐、味精，放入薄荷叶即可。用法：不拘时服）。

（6）推荐食材：生姜、山楂、黑木耳、葛根粉、三七、洋葱、茄子、豆腐、当归、薏苡仁、黄酒等。

2. 气血两虚证

（1）证候：盆腔手术史后，小腹坠胀，或伴腰酸下坠，神疲乏力，纳食欠佳，头晕心慌，汗出较多，夜寐欠佳。舌淡红，边有齿痕，脉细无力。

（2）证候分析：本证多因患者素体虚弱或者盆腔手术失血过多导致气血两伤。气虚则形神失养，故见神疲乏力；血虚不能充盈脉络，故见舌色淡，脉细；气血亏虚不能上荣头面，则见头晕心慌。

（3）治法：益气养血，扶助正气。

（4）主方：生津补血汤。

原料：黄芪30g，熟地黄25g，太子参5g，天门冬10g，麦门冬10g，土茯苓5g，生姜4片，牛蛙300g。

制作：将牛蛙宰杀洗净切块，所有药物洗净。将所有药材先放入煲中加清水煲20min，再将牛蛙放入煮熟，调入盐即可使用。

用法：佐餐服用。

方义：黄芪、太子参益气生血，熟地黄滋阴补血，天门冬、麦冬等滋阴养胃，土茯苓排毒消痈，生姜温胃养血。七药合用共奏生血补血之效，加之牛蛙蛋白质含量丰富，同时服用对盆腔手术后患者有很好的疗养作用。

(5) 备选方：

山药炖猪血（原料：猪血 100g，鲜山药适量，盐、味精各适量。制作：鲜山药洗净，去皮，切片。猪血切片，放开水锅中氽一下捞出。猪血与山药片同放另一锅内，加入油、盐和适量水烧开，改用小火炖 15~30min，加入盐、味精即可。用法：佐餐服用）。

芪枣黄鳝汤（原料：鳝鱼 500g，猪骨或瘦肉 300g，黄芪 75g，红枣 10g，姜片 10g，料酒 10ml。制作：鳝鱼宰杀，洗净切段，氽水；黄芪、红枣均洗净；起锅爆香姜片，加少许料酒，放入鳝鱼，炒片刻取出；黄芪、红枣、鳝鱼入瓦煲内，加适量水，火煮沸后改小火煲 1.5h，加盐、味精调味即可。用法：佐餐服用）。

(6) 推荐食材：牛奶、鸡蛋、瘦肉、苹果、香蕉、羊肉、红枣等。

【施膳中应注意的问题】

1. 注意个人卫生，勤换内裤及卫生巾，避免受凉，不宜过度劳累。

2. 患者应多喝水，促进机体内体液循环。

3. 多吃清淡的食物，如鸡蛋、豆腐、豆类、菠菜等；不吃生冷和刺激性的食物。

4. 定期复查：盆腔手术以后要定期进行复查，由于盆腔的肿物性质不同，复发的概率也有所不同。

5. 其他方面：患者手术后 1 个月要避免性生活，同时不要进行盆浴。

主要参考文献

[1]朱棣.普济方[M].上海:上海古籍出版社,1991.

[2]张明.百病食疗大全[M].天津:天津科学技术出版社,2014.

[3]何清湖,潘远根.中医药膳学[M].北京:中国中医药出版社,2015.

[4]谢幸,孔北华,段涛.妇产科学[M].9版.北京:人民卫生出版社,2018.

[5]吴剑坤,于雅婷.1000种养生药膳[M].南京:江苏凤凰科学出版社,2020.

[6]冯晓玲,张婷婷.中医妇科学[M].5版.北京:中国中医药出版社,2021.

[7]孟晓媛,刘继东,段阿里,等.《黄帝内经》养生理论的内涵与当代价值[J].中华中医药杂志,2022(2):989-991.

[8]郭斌,牛小杰,柯龙珠,等.浅谈《黄帝内经》中的饮食养生[J].现代妇女(下旬),2014(7):322.

[9]李佳琦,林燕.《黄帝内经》以"和"为本的饮食养生之道[J].中国中医药现代远程教育,2020,18(21):46-48.

[10]魏琴,何林熹,杨翠花,等.《黄帝内经》寒热理论探要[J].湖南中医杂志,2016,32(5):158-160.

[11]娄菲菲,方超,潘利敏,等.肾络通对高糖培养足细胞VEGF和Flt-1的影响[J].中国中医基础医学杂志,2017,23(8):1074-

1077.

[12]薛小虎,徐丽芳.《黄帝内经》四时养生理论研究[J].世界最新医学信息文摘,2017,17(92):101.

[13]毛丽,刘兴隆.浅论麦芽回乳[J].中国民族民间医药,2017,26(3):23-24.

[14]赵鸿汉,田辉.回乳验方——绝乳汤介绍[J].光明中医,2009,24(7):1374.

[15]林国兴.中医药膳治疗产后缺乳的基础理论研究[D].南昌:江西中医药大学,2021.DOI:10.27180/d.cnki.gjxzc.2021.000507.

[16]蔡蕊.回乳饮的临床回乳疗效观察[D].北京:北京中医药大学,2018.

[17]黄蕾,吴朝娇,王怀浩,等.产后缺乳的药膳食疗调养[C]//中国中西医结合学会营养学专业委员会.第十届全国中西医结合营养学术会议论文资料汇编.[出版者不详],2019:582-587.DOI:10.26914/c.cnkihy.2019.001487.

[18]孙锐.引起产后缺乳的相关因素与中医食疗药膳[C]//中华护理学会.全国中医、中西医护理学术交流暨专题讲座会议论文汇编.[出版者不详],2008:184-187.